JAN 2 6 2016
3 1994 01537 0643
SANTA ANA PUBLIC LIBRARY

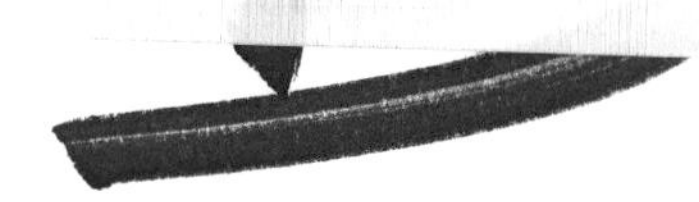

D0842771

LA ZONA MEDITERRÁNEA

Dr. Barry Sears
y la colaboración del cocinero
Íñigo Pérez Urrechu

La Zona Mediterránea

Descubre el poder de la dieta más sana
del mundo para perder peso y ganar salud
y longevidad

SP 613.25 SEA
Sears, Barry
La zona Mediterranea

$20.95
CENTRAL 31994015370643

EDICIONES URANO

Argentina - Chile - Colombia - España
Estados Unidos - México - Perú - Uruguay - Venezuela

Título original: *The Mediterranean Zone*
Editor original: Zink Ink, Ballantine Books, an imprint of Random House, a división of Random House LLC, a Penguin Random House Company, Nueva York
Traducción: Alicia Sánchez Millet

Recetas adaptadas para esta edición: Íñigo Pérez Urrechu

1.ª edición Mayo 2015

Ningún libro puede sustituir el diagnóstico y los consejos de un médico cualificado. Rogamos consulte con su médico antes de tomar una decisión que pueda afectar a su salud o suponer cambios extremos en su dieta, especialmente si padece algún problema de salud o tiene algún síntoma que pueda requerir tratamiento.

Reservados todos los derechos. Queda rigurosamente prohibida, sin la autorización escrita de los titulares del *copyright*, bajo las sanciones establecidas en las leyes, la reproducción parcial o total de esta obra por cualquier medio o procedimiento, incluidos la reprografía y el tratamiento informático, así como la distribución de ejemplares mediante alquiler o préstamo público.

Copyright © 2014 by Dr. Barry Sears
All Rights Reserved
© de la traducción 2015 *by* Alicia Sánchez Millet
© de las recetas 2015 *by* Íñigo Pérez Urrechu
© 2015 *by* Ediciones Urano, S.A.U.
Aribau, 142, pral. – 08036 Barcelona
www.edicionesurano.com

ISBN: 978-84-7953-911-5
E-ISBN: 978-84-9944-872-5

Depósito legal: B-10.129-2015

Fotocomposición: Montserrat Gómez Lao
Impreso por: Romanyà-Valls, S.A. – Verdaguer, 1 – 08786 Capellades (Barcelona)

Impreso en España – *Printed in Spain*

A Hipócrates, que tenía razón cuando dijo:
«Que tu alimento sea tu medicina».

Índice

TERCERA PARTE: LA INDUSTRIALIZACIÓN DE LOS ALIMENTOS

CUARTA PARTE: EL FUTURO DE LA MEDICINA

Prefacio

La dieta mediterránea ha sido declarada Patrimonio Cultural Inmaterial de la Humanidad por la Unesco. La Clínica Mayo la recomienda como medio para combatir las enfermedades cardiovasculares y el Alzheimer. El *New English Journal of Medicine* se ha ocupado numerosas veces de las propiedades medicinales de la dieta mediterránea. Las revistas de salud y belleza alaban constantemente su eficacia.

Sin embargo, en realidad, nadie puede describirla. ¿Cuántas calorías diarias necesitas para mantener tu peso con una dieta mediterránea? Nadie lo sabe. ¿Cuántas proteínas diarias son necesarias en una dieta mediterránea? Nadie lo sabe. ¿Cuál es la proporción correcta de hidratos de carbono en la dieta mediterránea? Nadie lo sabe. ¿Por qué funciona? Nadie lo sabe.

Actualmente, en Estados Unidos, debido al desconocimiento general sobre el tema, cualquiera puede pasar por experto en nutrición. Mucha palabrería, mucho bombo y platillo, pero muy poca comprensión de lo que hay detrás de las palabras. La nutrición es algo muy complejo, pero la complejidad no sube los contadores de visitas de las páginas web ni vende revistas. Lo que realmente atrae la atención de la gente son las soluciones sencillas (en particular, las que conciernen a la eliminación de los alimentos «malos») que escuchamos en la televisión pero que tienen muy poca base científica.

La dieta mediterránea no se puede reducir a unas normas simples como «no comas carne roja» o «bebe vino tinto». Y por esa razón, muchas personas creen que si se toman un vaso de vino con un plato de pasta significa que ya están haciendo la dieta mediterránea.

Si puedes descubrir la verdadera naturaleza de la dieta mediterránea e identificar los factores que hacen que funcione, podrás empezar a notar los efectos sobre tu salud hoy mismo. Y si entiendes cómo actúa esta dieta tradicional, podrás perfeccionarla y subirla de nivel para conseguir todavía más ventajas para tu salud, incluida la más codiciada por la mayoría de los estadounidenses: controlar eficazmente su peso.

La Zona Mediterránea supone la evolución de la dieta mediterránea hacia un programa dietético unificado que no sólo aporte la estructura necesaria para obtener los máximos beneficios para la salud, sino que también ofrezca reglas sencillas que faciliten su uso en nuestra vida diaria. La Zona Mediterránea, asimismo, representa un regreso al pasado para traer el patrimonio cultural de la dieta mediterránea al siglo XXI. De hecho, el prefacio de este libro bien podía haberlo escrito Hipócrates hace 2.500 años cuando dijo: «Que tu alimento sea tu medicina y que tu medicina sea tu alimento». Pero para entender realmente esta filosofía es necesario comprender los últimos avances en biología molecular (los factores de transcripción de los genes, la epigenética, etc.) que explican por qué la dieta mediterránea tiene tanto efecto sobre nuestra salud.

Aunque las bases de la Zona Mediterránea sean sólidas, a la mayoría de las personas sólo les interesan dos cosas, la primera es en qué puede beneficiarles personalmente, y la segunda, con qué facilidad la pueden incorporar en sus ajetreadas vidas. Así que vamos a ir al grano: los beneficios incluyen una larguísima letanía de factores que pueden cambiar tu vida, entre los que se incluyen librarte de enfermedades cardiovasculares, de la diabetes y de otras lacras de nuestros días; la espectacular reducción del riesgo de desarrollar Alzheimer y otras enfermedades asociadas al envejecimiento, una piel más sana y el control permanente del peso. En cuanto a la facilidad para aplicarla, en este libro desgloso un programa que es tan sencillo que lo único que necesitas es tener una mano, un ojo y un reloj. Si tienes estas tres cosas, podrás cosechar las ventajas de la Zona Mediterránea de por vida.

Introducción: la Zona 20 años después

Cuando en 1995 escribí mi primer libro, *La Zona*, omití la palabra *dieta* del título intencionadamente. De hecho, escribí el libro para que los cardiólogos supieran el poder que tienen los alimentos para alterar las respuestas hormonales, especialmente, las hormonas implicadas en la inflamación. El libro era una llamada de atención a la comunidad médica sobre el hecho de que la dieta baja en grasas y rica en hidratos de carbono que recomendaban los profesionales de la medicina a los estadounidenses, conduciría a las epidemias de obesidad y diabetes provocadas por la inflamación. No el tipo de inflamación que provoca un microbio o una herida, sino la que provoca lo que comemos.

El tema principal del libro era un grupo de hormonas poco conocido denominadas eicosanoides. Aunque al ganador del Premio Nobel de 1982 le fuera otorgada dicha distinción por haber descubierto la importancia de estas hormonas en la inflamación, aparte de unos pocos académicos de la medicina, en el año 1995 prácticamente nadie sabía nada de ellas.

Sabía que conseguir que el libro captara la atención del público era todo un reto, y mi editor estaba de acuerdo conmigo. Así que a ninguno de los dos nos sorprendió que el volumen de ventas inicial fuera modesto y que pronto decayera. Yo estaba seguro de que el verdadero mensaje no estaba siendo transmitido y que los medios lo veían como un libro más sobre otra dieta de moda. De manera que, sin decirle nada a mi esposa, me puse a buscar una agencia de publicidad que pudiera ayudarme a reposicionar su mensaje.

Puesto que crecí en Los Ángeles, suponía que si se hacía publicidad para anunciar películas, también se podría hacer lo mismo con los libros; incluso para libros técnicos sobre la inflamación producida por la dieta. (Digamos que era un ingenuo.) Así que me fui a la mejor agencia de publicidad de Hollywood y pregunté si alguna vez habían hecho publicidad de un libro. La respuesta fue «No», pero no estaban dispuestos a perder un cliente, de modo que el agente de Michael Keaton se convirtió en el jefe del recién creado departamento de publicidad para libros, y yo en su primer cliente.

Les dije que la única forma de evaluar la eficacia de su trabajo sería que hubiera algún aumento por pequeño que fuera en las ventas (lo cual no iba a ser muy difícil). Al principio la respuesta se hizo esperar; cuando sólo me quedaba aproximadamente un mes antes de que se me acabara el dinero, vislumbré un rayo de esperanza cuando Dennis Prager, un conocido locutor de radio de Los Ángeles, me invitó a su programa porque los dos compartíamos el mismo agente publicitario. Aunque a él le había gustado mi libro me dijo que si durante los primeros quince minutos no había ninguna llamada, tendría que pasar a otro tema. Le contesté que me contentaba con tener la oportunidad de hablar del libro. A las tres horas las líneas telefónicas seguían colapsadas de llamadas y yo todavía estaba en el programa. A la semana siguiente, el libro encabezó la lista de los superventas en Los Ángeles y un mes más tarde la del *New York Times*. Esto confirma el viejo refrán que dice: «Entre elegir ser bueno o tener suerte, quédate siempre con tener suerte».

Como cabía esperar, con este éxito mis tres palabras más temidas, que eran *dieta de moda,* fueron asociadas inmediatamente a mi libro. Aunque la palabra *dieta* procede del griego y significa «forma de vida», su significado ha ido degenerando hasta convertirse en «corto período de hambre y privaciones para intentar tener buen aspecto en traje de baño». Una *moda* es un fenómeno pasajero que carece de una base sólida y que pronto desaparece. Junta estas dos palabras y tienes el término *dieta de moda*. Algunas dietas de moda son sencillamente absurdas, como la Dieta del Bebedor. Otras dietas, por desgracia, consiguen mucha credibilidad, como la dieta baja en grasas, rica en hidratos de carbono (cereales y almidones) que aconsejaba el USDA (Ministerio de Agricultura de los Estados Unidos) a principios de la década de 1990. Esta moda contó inicialmente con el apoyo del gobierno y de los médicos, pero ahora ha quedado demostrado a las claras que esta política condujo a que se disparara la obesidad en Estados Unidos.

Por eso desarrollé el concepto de la Zona, no como una dieta o un plan de adelgazamiento, sino como un mapa de carretera dietético para conseguir y mantener un equilibrio hormonal constante que permitiera a nuestro cuerpo funcionar a pleno rendimiento. En realidad, la Zona es un estado fisiológico que se puede medir en nuestro cuerpo, es un estado metabólico que, una vez lo has conseguido, actúa rápidamente y reduce de forma espectacular el riesgo de obesidad, diabetes, enfermedades cardiovasculares y muchas otras dolencias crónicas. Para llegar a la Zona y permanecer en ella, hace falta cambiar de estilo de vida para siempre, pero es un cambio que nos ayudará a tener mejor aspecto, sentirnos mejor y vivir más sanos durante muchos años.

Varios años después de la publicación de *La Zona*, como todo político que se precie, me dediqué a relacionarme para intentar explicar el misterioso mundo de las hormonas y la inflamación. Ahora, casi veinte años después, el que una vez fue el concepto radical de la Zona, casi parece haber pasado de moda, porque hoy la mayoría de los libros sobre dietas dan por hecho que las hormonas son las responsables del aumento de peso: el exceso de insulina engorda y te impide adelgazar. Asimismo, en la mayoría de los libros sobre dietas se advierte que si comes demasiados hidratos de carbono blancos (pan, pasta y pizza) engordarás.

Pero actualmente sigue habiendo muy pocos libros que digan que la inflamación es la causa subyacente de que suceda esto, y por qué es tan importante controlarla.

La razón por la que el concepto de la Zona pasó de haber sido etiquetado como dieta de moda a ser una tendencia nutricional generalmente aceptada es la ciencia. Cuando publiqué *La Zona*, una de las pocas personas que compró el libro fue David Ludwig, por aquel entonces un joven profesor auxiliar de la Facultad de Medicina de Harvard. (Ahora es profesor titular en Harvard y destacado investigador en el estudio de la obesidad.) En realidad, cuando David leyó el libro lo hizo con escepticismo académico, le interesaba conocer la pseudociencia sobre la que se basaba otra de las dietas de moda. Tras haber leído el libro y haber visto sus fundamentos científicos (era el primer libro sobre una dieta con referencias científicas), me invitó a que diera un seminario a sus colegas de la sección de endocrinología del Hospital Infantil Boston en Harvard.

Y así lo hice, y al final del mismo les pregunté si habían observado alguna falacia obvia en alguno de mis conceptos. La respuesta fue negativa, pues todo el mundo parecía estar de acuerdo en que lo que había dicho era teóricamente razonable. David sintió curiosidad por lo que había explicado y decidió probar mi concepto de la Zona mediante un estudio de alimentación controlada. Utilizó los fondos internos del Hospital Infantil, porque sus primeros intentos de conseguir ayuda económica del gobierno para esta idea «radical» fracasaron.

Como no podía haber sido de otro modo, David y su equipo comprobaron que mis predicciones sobre la capacidad de la Dieta de la Zona (y concretamente, de una sola comida preparada según los principios de la Zona) para alterar la respuesta hormonal eran ciertas. Desde entonces, todos los estudios serios que se han realizado han confirmado mi hipótesis de hace veinte años sobre el poder de los alimentos para controlar las respuestas hormonales y reducir la inflamación.

¿He cambiado de opinión respecto a la Zona con el paso de los años? Pues bien, sí y no. *La Zona* fue el primer libro que hablaba de las dietas antiinflamatorias y sobre la forma en que la respuesta hormonal a la dieta podía aumentar o reducir los niveles de inflamación en el cuerpo. La Dieta de la Zona es una plantilla dietética para equilibrar los alimentos que pones en tu plato, a fin de que puedas conseguir el control hormonal, inflamatorio y genético óptimo durante toda tu vida (lo contrario a «estar a dieta» y tener siempre que pasar hambre y sentir cansancio para perder unos cuantos kilos). No ha cambiado nada en mi forma de pensar respecto a ese concepto básico. Pero las nuevas investigaciones siguen demostrando lo importante que es hacer algo ahora para controlar la inflamación y el efecto que tienen ciertos alimentos para acentuar ese proceso.

Los avances en biología molecular y genética han ampliado enormemente nuestra comprensión sobre la importancia de la dieta para activar y desactivar nuestros genes. Concretamente, implica enfoques nuevos sobre la respuesta de la parte más primitiva de nuestro sistema inmunitario a ciertos nutrientes. Pero lo más importante es la forma en que nuestra dieta puede seguir alterando la expresión de nuestros genes durante varias generaciones a través de los nuevos conocimientos que nos aporta la «epigenética». La epigenética es como la nube en el mundo informático, controla la expresión de nuestros genes y está muy influenciada por nuestro entorno, y en particular por nuestra dieta. Pero lo más importante es que explica cómo los marcadores químicos pueden quedar almacenados en nuestros genes, amplificarse y transmitirse a la siguiente generación.

La idea de la Zona sigue estando en la vanguardia de la ciencia de la nutrición porque los nuevos descubrimientos refuerzan mi concepto básico. En mi libro, *En la Zona con Omega 3 RX* que se publicó en 2002, hablo por primera vez de tomar ácidos grasos omega-3 altamente concentrados para controlar la inflamación. En *La Zona Mediterránea* amplío mi concepto básico de Zona describiendo el poder de los polifenoles —las sustancias químicas responsables del color de las frutas y verduras— para potenciar el control metabólico de nuestros genes y para retrasar el proceso de envejecimiento.

El título de este libro, *La Zona Mediterránea*, podría dar a entender que es para contentar a los que simplemente quieren oír que comer pasta con un poco más de queso parmesano, beber un poco más de vino tinto, añadir aceite de oliva a las comidas o tomarse un capuchino con un trozo de chocolate negro es la esencia de este programa dietético. De hecho, lo que caracteriza a las dietas de prácticamente todo el Mediterráneo no es la pasta, sino coloridos hidratos de carbono ricos en polifenoles. Por fin contamos con los suficientes conocimientos científicos como para estar seguros de que son los vistosos polifenoles los que hacen que la dieta mediterránea sea única para retrasar el envejecimiento, no la pasta blanca.

Este libro está dividido en cuatro partes. La primera expone todos los conocimientos prácticos, ya que nos indica cómo dominar la Zona Mediterránea. La segunda trata de la ciencia de los polifenoles. La tercera explica que la industrialización de la comida ha conducido a una epidemia de inflamación en Estados Unidos, que ahora se está expandiendo a todo el mundo debido a la globalización. Por último, la cuarta parte describe el futuro, que hace que los conceptos de la Zona Mediterránea sean más importantes que nunca para invertir nuestra crisis de salud actual.

Espero que después de leer este libro, el lector piense que la constante evolución de mi concepto de la Zona es más pertinente en la actualidad que cuando lo presenté hace casi veinte años. Y la Zona Mediterránea, ¡es incluso más deliciosa!

Un vistazo a la Zona

La Zona no es un lugar misterioso o un ingenioso reclamo publicitario. Es un estado fisiológico real en tu cuerpo que se puede detectar en los análisis clínicos que se hacen habitualmente en la Facultad de Medicina de Harvard. Si estás en la Zona significa que tienes una habilidad óptima para controlar la inflamación. La inflamación es la razón por la que engordas, enfermas y envejeces antes. Al reducir la inflamación eliminamos el exceso de grasa corporal, volvemos al bienestar y retrasamos el envejecimiento.

La única forma de llegar a la Zona y mantenernos en ella toda la vida es a través de la dieta. La Dieta de la Zona no es más que una plantilla para llenar nuestro plato equilibradamente, de manera que podamos obtener la mejor respuesta hormonal para controlar el grado de inflamación en nuestro cuerpo durante las 4-5 horas siguientes a la comida. Lo único que necesitas es una mano, un ojo y un reloj para utilizar esta plantilla durante toda tu vida y reducir extraordinariamente el riesgo de padecer obesidad y otros de los graves problemas de salud que nos afectan hoy en día.

La plantilla de la Dieta de la Zona es fácil. En cada comida debes dividir tu plato en tres raciones iguales. (Para eso necesitas el ojo.) Un tercio del plato lo ocupará proteína baja en grasa que no será ni más larga ni más gruesa que tu mano (eso es porque cada mano tiene un tamaño). No tiene por qué ser proteína de origen animal, pero debe ser un alimento rico en proteínas. Para los veganos sería tofu firme o productos de soja que imitan la carne. Para los ovolactovegetarianos, también se pueden incluir productos lácteos y proteína de huevo, además de las fuentes de proteína veganas. Para los omnívoros, las fuentes de proteínas son aún más amplias.

Para empezar a controlar la inflamación durante toda la vida, basta con que te adaptes a las cantidades que vienen a continuación para empezar a crear el plato que supondrá una comida antiinflamatoria cada vez que comas.

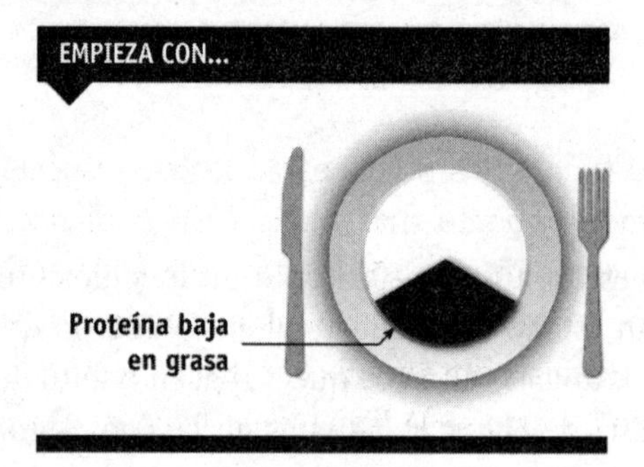

A continuación llena los otros dos tercios del plato con hidratos de carbono de colores, principalmente verduras que no tengan almidón y pequeñas dosis de fruta para equilibrar la proteína como se muestra a continuación. Esto equivale al volumen de 2 puños completos.

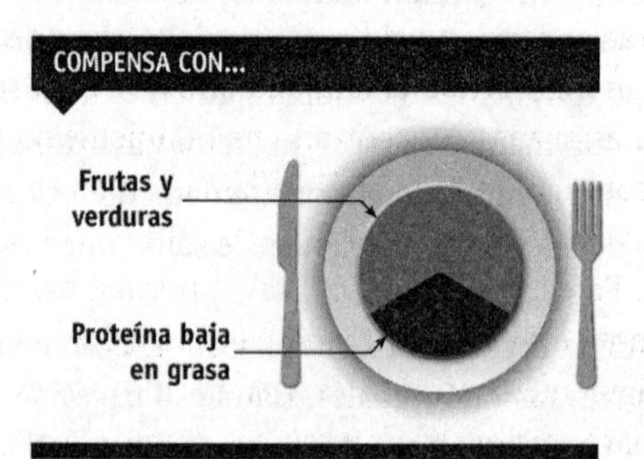

Si eliges hidratos de carbono blancos (pasta, pan, arroz y patatas) sólo debes llenar 1/3 y dejar el otro vacío. Esto equivale al volumen de un puño. El último tercio lo seguimos llenando con proteína baja en grasa.

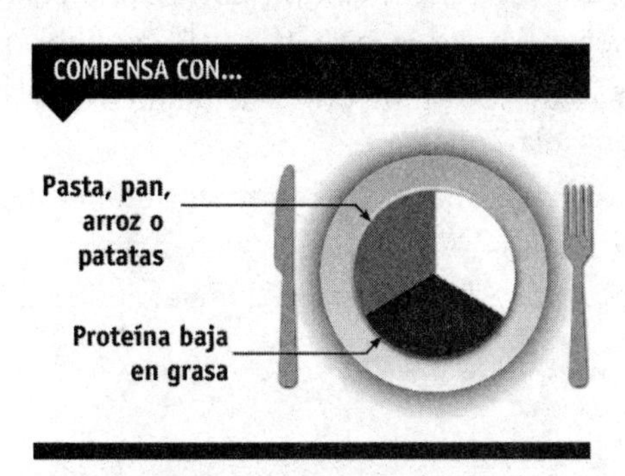

Aquí tienes dos consejos prácticos en lo que respecta a los hidratos de carbono. Primero, cuanto más blancos (pan blanco, pasta blanca, arroz blanco y patatas blancas) añadas a tu plato, más inflamación vas a generar. Segundo, cuantas más verduras consumas y menos cereales y almidones tomes (idealmente ninguno), mejores serán los resultados. En términos científicos, a esto se le llama bajar la carga glucémica de la comida. Por último, añade una pizca de grasa a tu plato (una cucharada sopera). La grasa a la que me estoy refiriendo es básicamente grasa monoinsaturada, baja en omega-6 y en grasas saturadas, como podrían ser el aceite de oliva, el aguacate o los frutos secos.

Ahora bien, ¿para qué necesitas el reloj? Si has compensado bien tu plato, no tendrás hambre hasta transcurridas 4-5 horas de tu última comida, no tendrás hambre porque habrás estabilizado tus niveles de azúcar en sangre. Gracias a esos niveles estables de azúcar en sangre, también te mantendrás más despierto mentalmente durante el mismo período. La falta de apetito y estar más concentrado mentalmente son dos indicadores de que has conseguido reducir la inflamación en tu cuerpo durante ese tiempo.

Eso es todo. Parece bastante fácil, salvo porque has de hacerlo cada cinco horas durante el resto de tu vida para mantener el equilibrio hormonal y el subsiguiente control de la inflamación. No es un precio muy alto para vivir más y mejor. Y si un día has comido mal (algo que todos hacemos), no te preocupes, puesto que estás tan sólo a una comida de volver a la Zona.

Puesto que el concepto de la Zona es simplemente una plantilla para compensar bien tu plato, es compatible con cualquier filosofía dietética, desde la dieta vegana hasta la paleolítica. El equilibrio en tu plato no cambia, sólo los ingredientes que utilizas para rellenar la plantilla de la Zona. Bienvenidos a la Zona.

PRIMERA PARTE

Domina la Zona Mediterránea

1

Lo que se avecina

La medicina no es tan complicada como nos han hecho creer. Por el contrario, la nutrición no es tan simple como se nos ha dicho. Pero ambas están estrechamente ligadas a través de la inflamación.

Muchas veces consideramos que la inflamación es perjudicial, y sin embargo es nuestra principal defensa en la interminable lucha que libramos contra los microbios. Sin inflamación nunca se curarían nuestras heridas.

De hecho, la inflamación es un proceso que se compone de dos etapas. La fase inicial es una respuesta proinflamatoria agresiva que es capaz de activar genes inflamatorios, que de lo contrario permanecerían asintomáticos, para combatir una herida o un ataque microbiano. Esto empieza con la activación de la parte más primitiva de nuestro sistema inmunitario, que hace que los leucocitos de la sangre, normalmente benignos, se conviertan en potentes máquinas destructoras para detener los daños ocasionados por la herida o por la invasión microbiana. En la segunda fase tienen lugar toda una serie de respuestas antiinflamatorias protectoras de naturaleza diversa, para desactivar estos mecanismos bélicos moleculares y devolverle el equilibrio a nuestro cuerpo. Las hormonas son las que determinan la activación y desactivación de los genes inflamatorios de nuestro cuerpo.

Afortunadamente, con la dieta podemos controlar las hormonas esenciales en este proceso. Por desgracia, la dieta también puede alterar el equilibrio de dichas hormonas. Si estas dos poderosas fases de la inflamación están en equilibrio, gozamos de bienestar. Si perdemos ese equilibrio, empieza un lento e incesante descenso hacia la enfermedad crónica y el envejecimiento prematuro.

Aunque la inflamación es un sistema claramente definido de revisiones y compensaciones que ha evolucionado en el transcurso de millones de años, también puede volverse en nuestra contra por la dieta. Por desgracia para nosotros, se ha producido un cambio fundamental en el equilibrio de estos dos poderosos procesos inflamatorios opuestos debido a la industrialización de los alimentos que ha tenido lugar en los últimos cincuenta años, y gracias a los avances en la biología molecular hemos podido darnos cuenta de las consecuencias metabólicas y genéticas de este cambio de dieta. Lo observamos en el incremento de la obesidad, en el desarrollo de enfermedades crónicas a una edad cada vez más temprana y en la aceleración del envejecimiento —en particular, el del cerebro— sin que aparentemente podamos hacer nada para evitarlo. Pero ¿y si la obesidad, las enfermedades crónicas y el envejecimiento tuvieran un origen común que hubiéramos pasado por alto?

He dedicado la mayor parte de mi carrera como investigador a buscar las conexiones entre la dieta y la inflamación. Es una historia compleja que sigue evolucionando muy rápidamente. Pero cuando tratamos de simplificar en exceso una historia compleja, la primera víctima suele ser lo que hay de cierto en ella. Aquí no hay sólo un culpable, sino que son las complejas interacciones que se producen en los diversos cambios que han tenido lugar en la dieta estadounidense las que han roto el equilibrio cuidadosamente confeccionado de nuestras respuestas inflamatorias. Lo peor de todo es que estas alteraciones de nuestros genes inflamatorios parecen tener la capacidad de transmitirse e intensificarse de una generación a otra.

Se está preparando un tsunami de la más temida enfermedad de la vejez: el Alzheimer. Se ha ido haciendo fuerte durante más de cincuenta años, primero empezó como la crisis de la obesidad, seguida por la epidemia de diabetes, y ahora está empezando su próxima manifestación como el aumento del Alzheimer.

La progresión de la inflamación al Alzheimer se muestra en el siguiente diagrama de flujo.

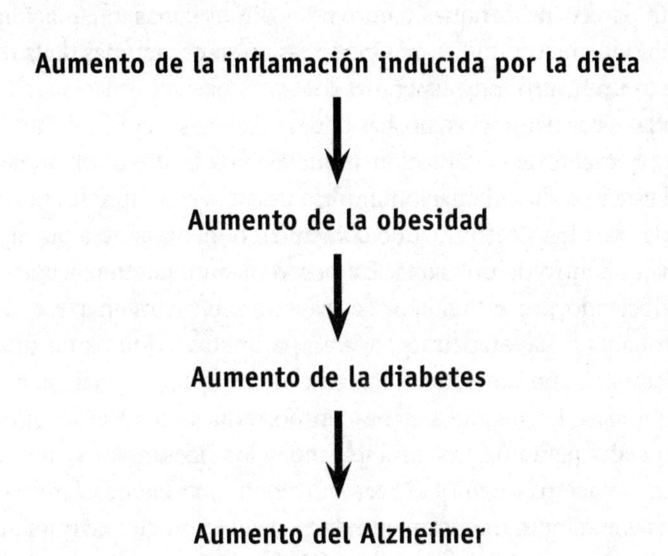

Una buena imagen para visualizar este diagrama sería la de una fuente de champán: se necesitan unos quince o veinte años para que una patología alcance un estado crítico y sus efectos empiecen a derramarse al siguiente «cuenco» y precipitar otro estado crónico más destructivo que el anterior. Nuestra epidemia de obesidad empezó a dispararse hacia mediados de la década de los setenta, pero fue debida a la inflamación producida por la dieta que se generó a principios de los sesenta como consecuencia de la expansión de la industria alimentaria. El índice de diabetes se mantuvo relativamente constante hasta 1995, que fue cuando se produjo un espectacular aumento. Ahora estamos en la cúspide de un nuevo aumento epidémico: el del Alzheimer.

En la actualidad, todavía no hay ningún tratamiento para detener la progresión del Alzheimer, menos aún para curarlo. De hecho, lo único que sabemos sobre el Alzheimer es que parece que implica un proceso inflamatorio. Los índices de mortalidad de las principales enfermedades del siglo XXI (enfermedades cardiovasculares, cáncer y enfermedades cerebrovasculares) han disminuido en la última década, pero en ese mismo período el índice de mortalidad por Alzheimer ha aumentado un 68% y se ha convertido en la sexta causa de muerte en Estados Unidos.

Esto parece indicar que cuanto más vivimos y más inflamación sufrimos debido a nuestra dieta, más personas seremos víctimas de la demencia. No es un futuro muy esperanzador.

Todas estas patologías, la obesidad, la diabetes y el Alzheimer, tienen el mismo origen: la inflamación inducida por la dieta. Mantener bajo control este tipo de inflamación implica mantener siempre las hormonas, generadas por los alimentos que comemos, ni demasiado altas ni demasiado bajas dentro de una zona. Esto es lo mismo que tomar un medicamento recetado por el médico. La clave está en mantener ese fármaco dentro de una zona terapéutica. Si a un paciente le administras una dosis demasiado baja, no funcionará. Si te excedes un poco en la misma, puede ser perjudicial. Lo mismo sucede con hormonas como la insulina, que son esenciales para nuestro metabolismo, y los eicosanoides, que controlan la inflamación, salvo que estas hormonas son cientos de veces más potentes que ningún medicamento. Éste era el mensaje que transmitía en *La Zona* hace veinte años, y que a día de hoy sigue siendo el mismo. Resumiendo, si quieres vivir más y mejor, debes controlar la inflamación inducida por la dieta durante toda tu vida.

La Zona no es un lugar misterioso. Lo que te indica que estás en la Zona son los rigurosos marcadores clínicos, y prácticamente casi cualquier investigador médico estaría de acuerdo en que para vivir más y mejor es necesario conseguir las metas clínicas que definen la Zona. La Zona nunca ha sido un destino inalcanzable. Sin embargo, la única forma de llegar al mismo es a través de la dieta.

La Zona Mediterránea habla de cómo hemos llegado a esta crisis de salud y explica la forma en que podemos superarla: siguiendo una dieta antiinflamatoria que nos permita retomar el control de la expresión de los antiguos genes inflamatorios. Si no lo hacemos, podemos empezar a prepararnos para la Guerra Mundial A (con «A» de Alzheimer).

Ésta es la razón por la que la atención que se le está concediendo actualmente a las tradicionales dietas mediterráneas nos ofrece la oportunidad de retomar las riendas de nuestro futuro. Los avances en la biología molecular y en la genética nos permiten comprender por qué ciertos alimentos de la dieta mediterránea pueden hacer que la Dieta de la Zona clásica sea más eficaz en el control de la inflamación. Concretamente, es la función de un grupo de sustancias químicas de carácter único, conocido como polifenoles —las sustancias que dan color a las frutas y las verduras—, la que nos ofrece la mayor esperanza para dominar los interruptores genéticos que controlan la inflamación y el metabolismo. Los alimentos que contienen niveles altos de polifenoles han supuesto la base de la dieta mediterránea durante más de dos mil años y forman parte de los componentes de la Zona Mediterránea, que puede ser nuestra mejor medicina para tratar la obesidad, las enfermedades crónicas y el envejecimiento (especialmente, el del cerebro) en el futuro.

2

La inflamación: la verdadera razón por la que engordamos, enfermamos y envejecemos más rápido

Uno de los grandes misterios de la vida es el funcionamiento del metabolismo. Los alimentos con sus proteínas, hidratos de carbono y grasas (así como vitaminas, minerales y fitoquímicos) entran en nuestra boca, son triturados para que sus componentes más básicos queden listos para la absorción, y luego esos componentes vuelven a unirse como complejas moléculas biológicas necesarias para mantener la vida. El metabolismo no supone sólo una continua fuente de la energía que necesitamos para funcionar, sino que también nos permite renovar constantemente cada célula de nuestro cuerpo, defendernos de las constantes invasiones microbianas, reparar nuestras heridas y por último reproducir la siguiente generación.

La palabra *metabolismo,* cuya raíz es *meta,* procede del griego y significa «cambio». Es una palabra demasiado simple para describir lo que realmente sucede durante el metabolismo. El metabolismo puede crear energía de la materia biológica o construir complejas moléculas biológicas de componentes dietéticos sencillos. Lo que importa es el hecho de que, cuando nuestro metabolismo no funciona correctamente, empezamos a engordar, a desarrollar enfermedades crónicas y a envejecer más deprisa.

Veamos la complejidad de intentar mantener la comunicación constante entre los diez billones de células de nuestro cuerpo. La razón por la que nuestro metabolismo funciona de una manera tan armoniosa es que utiliza un internet biológico, que es infinitamente más complejo de lo que nadie podría llegar a imaginar en el futuro. A diferencia del sencillo flujo de electrones que rige Internet, nuestro internet biológico funciona con hormonas, y como cualquier buen sistema de ingeniería, las hormonas funcionan mejor cuando se mantienen dentro de una zona óptima.

Hay cientos de hormonas conocidas (y todavía muchas más que no conocemos); aun así, la hormona de la que más oímos hablar es la insulina, y en general no se dice nada bueno de ella. Es cierto que es la responsable de que engordemos y no podamos adelgazar. Sin embargo, sin los niveles adecuados de esta hormona la mayor parte de nuestro metabolismo se detendría. La insulina es la que lleva los nutrientes básicos (aminoácidos, glucosa y ácidos grasos) a las células que serán los elementos esenciales para la renovación celular o como energía potencial para la célula. La insulina es la que elimina del torrente sanguíneo los posibles niveles tóxicos de ácidos grasos y glucosa para proteger el resto de nuestros órganos. Es la insulina la que nos protege del exceso de ácidos grasos y glucosa de la sangre almacenándolos en las células adiposas y en el hígado, para liberarlos en el preciso momento en que se necesiten para proporcionar energía. Es la insulina la que controla nuestro apetito. Es la insulina la que activa las enzimas esenciales que necesitamos para crecer y renovarnos. Sin embargo, para que pueda actuar como eje central para que el metabolismo obre sus milagros, debe mantenerse en una zona que no ha de ser ni demasiado alta ni demasiado baja. Si tus niveles de insulina son demasiado bajos, tus células pasarán hambre por falta de nutrientes. Si tienes niveles de insulina demasiado altos, probablemente te espera la obesidad, la enfermedad crónica y el envejecimiento prematuro.

Hay dos formas de incrementar los niveles de insulina. Una de ellas es comer demasiados hidratos de carbono, en particular, cereales y almidones. La otra es comer demasiadas calorías. Los estadounidenses han estado haciendo ambas cosas durante los últimos cuarenta años. No debería sorprendernos que con el aumento de los niveles de insulina en la población, también haya aumentado la incidencia de obesidad y de otras enfermedades crónicas. Pero concentrarnos sólo en la insulina como único agente del hundimiento del actual sistema sanitario estadounidense es como perder el monedero y buscarlo a dos manzanas de donde lo perdiste a la luz de una farola. Aunque haya más luz debajo de la farola, nunca lo encontrarás si no te mueves de allí.

La verdadera causa de nuestra actual crisis de salud no es sólo el consumo de hidratos de carbono, sino el todavía más rápido aumento de la inclusión de los ácidos grasos omega-6 en la dieta. Cuando el *exceso* de ácidos grasos omega-6 interactúa con el *exceso* de insulina, el resultado es la creación de los elementos básicos moleculares necesarios para producir unas hormonas muy inflamatorias conocidas como eicosanoides. El resultado de la combinación de estos dos cambios dietéticos recientes (aumento de la insulina y aumento de los ácidos grasos omega-6) ha sido como echar una cerilla encendida en un bidón de gasolina: ha provocado una explosión de inflamación producida por la dieta.

Cuando pensamos en inflamación solemos asociarla al dolor, cuando tienes un esguince el músculo se hincha y se inflama (duele). Considera esto como inflamación «caliente». La inflamación producida por la dieta a la que me estoy refiriendo podrías considerarla como inflamación «fría», porque no la notas. No obstante, esta inflamación inducida por la dieta, técnicamente denominada inflamación celular, es la que mata. Puesto que no notas la inflamación celular, puedes arrastrarla durante años o incluso décadas, hasta que hay suficiente deterioro orgánico como para generar una enfermedad crónica. Podría ser diabetes, una cardiopatía, cáncer o Alzheimer. El resultado final es que envejeces antes de tiempo. Para empeorar las cosas, la inflamación celular te hace engordar .

La inflamación producida por la dieta interrumpe las señales hormonales en tu internet biológico, lo que ocasiona trastornos metabólicos. La última consecuencia de un metabolismo alterado es el desarrollo de enfermedades crónicas a una edad temprana y el envejecimiento prematuro, especialmente del cerebro.

La bioquímica básica de la acrecentada inflamación inducida por la dieta no ha cambiado desde que escribí *La Zona*, hace veinte años. Mantener este tipo de inflamación en la Zona es mucho más difícil que simplemente controlar la insulina (que ya es bastante difícil). Para controlar la inflamación inducida por la dieta de por vida has de controlar *tanto* la insulina como los niveles de ácidos grasos omega-6. Si reducimos solo los niveles de insulina sin reducir al mismo tiempo los ácidos grasos omega-6, no iremos a la verdadera fuente de nuestros actuales problemas sanitarios.

El aumento de la inflamación debida a la dieta no es más que una parte de nuestra creciente epidemia de enfermedades crónicas. Recuerda que la inflamación es un proceso doble. El segundo componente de nuestra respuesta inflamatoria, la fase de resolución, también ha sido alterado debido al descenso en el consumo de ácidos grasos omega-3 y polifenoles.

Cada una de estas fases (inflamación y resolución) del proceso inflamatorio actúa de manera independiente, pero cuando se desincronizan nos hallamos ante un desastre metabólico grave que acelera casi todas las enfermedades crónicas conocidas.

Veamos todas las tendencias dietéticas y cómo afectan a las diferentes fases de la inflamación.

EL AUMENTO DE NUESTRA RESPUESTA PROINFLAMATORIA

Mayor consumo de ácidos grasos omega-6

Necesitamos *algunos* ácidos grasos omega-6 para conservar una capacidad saludable para combatir a los microbios y curarnos de nuestras heridas. Pero cuando los niveles de ácidos grasos omega-6 de la dieta son demasiado altos, generan un exceso de hormonas proinflamatorias. Hasta hace poco, los niveles de ácidos grasos omega-6 que se encontraban en la dieta humana eran muy bajos. Se calcula que en Estados Unidos el consumo de ácidos grasos omega-6 ha aumentado más del 400% en el último siglo, habiéndose producido el principal aumento en los últimos cincuenta años.

¿De dónde proceden esos ácidos grasos omega-6? Pues de los aceites vegetales como el aceite de maíz, soja, cártamo, girasol y otros. Actualmente son la caloría más barata y dan buen sabor a los alimentos. Por eso, cualquier alimento procesado que puedas comer, como alimentos fritos, bollería (donuts), y prácticamente cualquier cosa que encuentres en los pasillos de los supermercados, es rico en ácidos grasos omega-6.

Además, los ácidos grasos omega-6 se oxidan con facilidad (especialmente, en ausencia de polifenoles), lo que genera radicales libres y otros componentes muy reactivos que pueden oxidar a otros elementos importantes del metabolismo, como las lipoproteínas, proteínas y ADN. Estos productos de la oxidación son mucho más destructivos para tu salud que cualquier otra cantidad de radicales libres procedente de la radiación ultravioleta. Al menos puedes bloquear la formación de radicales libres producida por el sol utilizando una crema de protección solar. Pero la única forma de detener la producción oxidativa procedente de los ácidos grasos omega-6 es no consumiéndolos, o al menos consumiendo una gran cantidad de los antioxidantes más potentes de la naturaleza para combatirlos: los polifenoles.

Mayor consumo de hidratos de carbono de alta carga glucémica

La industrialización de los alimentos es la principal razón del incremento de los hidratos de carbono de alta carga glucémica en nuestra dieta. Los hidratos de carbono de alta carga glucémica son los que penetran en el torrente sanguíneo con la misma rapidez que la glucosa. Estos hidratos de carbono se encuentran en la comida basura, pero no nos olvidemos del pan, la pasta blanca, el arroz blanco y las patatas blancas. Por desgracia, las versiones integrales de estos mismos hidratos de carbono también tienen una elevada carga glucémica. Si aumentas el consumo de cualquiera de estos alimentos en tu dieta, aumentarás la secreción de la hormona insulina.

Cuando existen niveles altos de insulina, la transformación de los ácidos grasos omega-6 en ácido araquidónico (el elemento molecular básico de los eicosanoides inflamatorios) se acelera rápidamente, y acrecienta la inflamación celular como vemos a continuación.

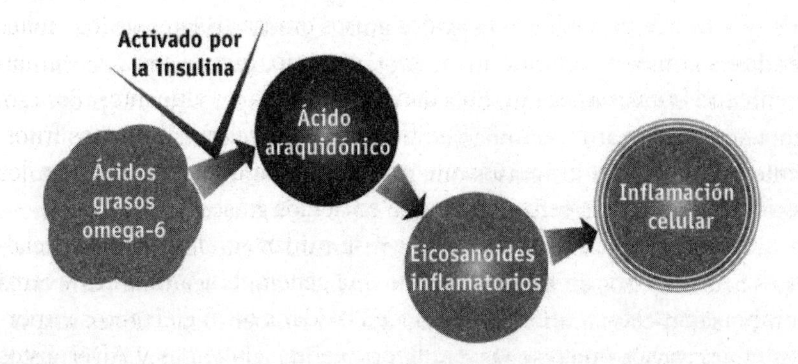

Una de las consecuencias del aumento de la inflamación celular es la resistencia a la insulina, que es la fase inicial de la diabetes. Aunque la insulina todavía pueda unirse a su receptor en la superficie de la célula, peligra la transmisión de la señal al interior de la misma. En vez de ser asimiladas por las células diana, la glucosa y las grasas de la sangre permanecen elevadas. Esto hace que el páncreas se vea obligado a incrementar constantemente la secreción de más y más insulina para que el exceso de glucosa y grasa en la sangre alcance su objetivo. Esto hace que los niveles de insulina se mantengan altos las veinticuatro horas del día. Esos niveles permanentemente elevados de insulina aceleran más si cabe el metabolismo de los ácidos grasos omega-6 en más eicosanoides inflamatorios. El resultado es el rápido avance de la inflamación celular. El aumento de la resistencia a la insulina, provocada por la inflamación inducida por la dieta, es lo que produce las complicaciones metabólicas de la obesidad, no el mero hecho de consumir hidratos de carbono.

REDUZCAMOS NUESTRA RESPUESTA ANTIINFLAMATORIA DE RESOLUCIÓN

Menor consumo de ácidos grasos omega-3

Los seres humanos siempre han tenido dos cartas dietéticas bajo la manga. La primera de estas pólizas de seguro dietéticas es la ingesta adecuada de ácidos grasos omega-3. A diferencia de los ácidos grasos proinflamatorios omega-6, los omega-3 son ácidos grasos antiinflamatorios. Siempre que los ácidos grasos omega-6 y omega-3 estén compensados, mantendremos una respuesta inflamatoria saludable que nos permitirá combatir las invasiones microbianas o las heridas, pero que no provocará un ataque inflamatorio crónico a nuestro propio cuerpo. Lo más importante es que los ácidos grasos omega-3 son necesarios para desactivar o resolver la respuesta inflamatoria que permite a nuestro cuerpo volver a la normalidad. En lo que respecta a tu futuro bienestar, la ausencia de estos ácidos grasos en la dieta es como si le faltara la segunda parte de la combinación clásica uno-dos del boxeo. En primer lugar, tienes una reacción excesiva a una respuesta inflamatoria inicial debido al aumento de los ácidos grasos omega-6, y en segundo, no puedes desactivarla eficazmente debido a la falta de ácidos grasos omega-3.

Se calcula que en la dieta estadounidense se ingiere sólo del 5% al 10% de lo que se consumía hace un siglo. Esto se debe a que el pescado (hasta hace poco) siempre había sido una fuente de proteína barata. Cuanto más pescado graso comes, más ácidos grasos antiinflamatorios omega-3 ingieres, puesto que estos se encuentran en la grasa del pescado. En la primera mitad del siglo XX a los niños se les daba una cucharada de aceite de hígado de bacalao (la cosa más repugnante del mundo) antes de salir de casa. Actualmente, el consumo de pescado graso ha disminuido y el aceite de hígado de bacalao ya no es un producto habitual en los hogares estadounidenses. El resultado es que la proporción de ácidos grasos omega-6 respecto a los omega-3 en los estadounidenses ha subido peligrosamente durante el último siglo, y de nuevo la mayor parte de ese aumento se ha producido durante los últimos cincuenta años.

Menor consumo de polifenoles

Cuando en 1995 escribí *La Zona*, poco se sabía de los polifenoles. Hoy en día sabemos bastante más, incluido el hecho de que son potentes agentes antiinflamatorios, pero sólo si los consumes en grandes cantidades. Una dosis elevada de polifenoles puede activar un interruptor genético maestro que desactiva los genes inflamatorios. Por desgracia, el consumo de hidratos de carbono de colores ricos en polifenoles (frutas y verduras), ha disminuido justo al mismo tiempo que ha aumentado el consumo de hidratos de carbono blancos y ácidos grasos omega-6. Lo que produce más inflamación celular.

La mejor imagen que podemos utilizar para entender la inflamación celular es la de un reactor nuclear. Cuando sacas cualquiera de las barras de control antiinflamatorias (ácidos grasos omega-3 y polifenoles), el centro del reactor (la combinación de los ácidos grasos omega-6 y la insulina alta genera más inflamación celular) empieza a calentarse. Si vuelves a poner las barras de control antiinflamatorio en el reactor, el centro proinflamatorio se enfría. Si sacas todas las barras de control antiinflamatorio, provocarás la fusión del reactor. Esto es lo que ha estado sucediendo en Estados Unidos desde hace medio siglo.

Ahí lo tienes. No hay un único «culpable», como la fructosa, la leche o el trigo (abordaré estas mitologías dietéticas más adelante), sino una combinación de factores que elevan nuestro riesgo de inflamación celular y de padecer continuos trastornos el resto de nuestra vida. Ésta es la razón por la que nuestras actuales epidemias de obesidad y diabetes parecen haber surgido de la nada, y por lo que no sabemos qué hacer para contrarrestarlas.

La función de la inflamación en el aumento de peso, el desarrollo de enfermedades crónicas y el envejecimiento es compleja. Las secciones que vienen a continuación son un resumen general que podrás explorar con más detalle en los apéndices.

Por qué engordamos

Aunque la industria de los libros sobre dietas está volcada en la pérdida de peso, parece que nadie se interesa por explicar por qué engordamos. Describiré el proceso actual con más detalle en los apéndices, pero de momento voy a resumirlo aquí.

Es cierto que tener demasiado alta la insulina engorda e impide la pérdida de peso. Sin embargo, el exceso de insulina no se debe a una falta de fuerza de voluntad, sino a la interrupción de nuestro metabolismo de la grasa a causa de la inflamación celular. En las condiciones ideales, la grasa es extraída de la sangre y almacenada en las células adiposas para ser utilizadas en otro momento (como cuando dormimos) en que sea necesario aportar energía al resto del cuerpo. El nivel de insulina en sangre es el que controla este proceso. Cuando desarrollamos resistencia a la insulina se altera este delicado equilibrio entre la absorción de la grasa y su liberación. La consecuencia es que engordamos más a medida que la grasa del torrente sanguíneo se sigue acumulando con facilidad en las células adiposas pero no puede ser utilizada con facilidad por otras células. Los hidratos de carbono por sí solos no engordan; lo que engorda es la inflamación inducida por la dieta a la que éstos contribuyen al combinarse con el exceso de ácidos grasos omega-6.

Por qué enfermamos

Muchas personas padecen enfermedades crónicas que podrían considerarse trastornos metabólicos, como pueden ser la diabetes y las enfermedades cardiovasculares. Otras enfermedades crónicas, como los trastornos autoinmunes (artritis, lupus, esclerosis múltiple, asma, alergias, etc.), son consecuencia de un aumento de la inflamación celular, y muchos trastornos neurológicos (TDAH [trastorno por déficit de atención e hiperactividad], depresión, Parkinson, Alzheimer, etc.) y el cáncer podrían considerarse como una combinación de ambos.

Cuanto más aumenta la inflamación celular, la señalización hormonal necesaria para que el metabolismo permanezca estable queda interrumpida. El aumento de la inflamación celular también activa la parte más primitiva del sistema inmunitario hasta dejarla en modo de ataque continuo. Al final esto conduce a disfunciones orgánicas y a lo que denominamos enfermedades crónicas.

Por qué aumenta el índice de envejecimiento (especialmente en el cerebro)

Cuanto más interfiere la inflamación celular con la capacidad de nuestro cuerpo para indicar las disfunciones metabólicas, los órganos empiezan a perder eficiencia. Entonces es cuando empiezan a aparecer los signos del envejecimiento: aumento de la grasa corporal, pérdida de masa muscular, fatiga, arrugas, etc. Nada tiene de extraño que la práctica de la medicina «antiedad» suela depender del aumento de ciertos niveles hormonales en el cuerpo. No obstante, esto no soluciona el problema principal subyacente, que es la perturbación de la señalización hormonal provocada por la inflamación celular. Resolvamos ese problema siguiendo una dieta antiinflamatoria, y haremos mucho más para reducir el verdadero índice de envejecimiento en el interior de nuestras células que con ningún otro suplemento hormonal.

Algo aún más ominoso para nuestro futuro es la probabilidad de desarrollar demencia, en particular, Alzheimer. Se calcula que en Estados Unidos un tercio de la población mayor de 65 años morirá a causa de algún tipo de demencia. El Alzheimer por sí solo ya es la quinta causa de muerte en personas mayores de 65 años. A los 85, aproximadamente el 50% de los estadounidenses padecerán algún tipo de Alzheimer. Si tienes diabetes, doblas el riesgo de desarrollarlo. Por eso muchos neurólogos están empezando a llamar al Alzheimer diabetes de tipo 3. Lo que están diciendo es que tanto la diabetes como el Alzheimer son enfermedades inflamatorias. En la diabetes, el páncreas está inflamado. En el Alzheimer, es el cerebro. Cuanto más temprano se desarrolle la diabetes de tipo 2 y más dure esa condición, mayores serán las probabilidades de desarrollar Alzheimer. Esto significa que puede que en muy poco tiempo suframos un tsunami neurológico. El tratamiento de la demencia ya se ha convertido en uno de los más costosos del sistema sanitario estadounidense, y esto seguirá en aumento a medida que envejezca la generación actual.

No es un futuro muy alentador para Estados Unidos (ni para el resto del mundo). Los humanos nos hemos vuelto más gordos, estamos más enfermos y tenemos más demencia, todo ello debido sobre todo a la inflamación inducida por la dieta. Afortunadamente, el capítulo siguiente aporta un mapa de carretera dietético para empezar a invertir estas consecuencias.

3

Domina la Dieta de la Zona para toda la vida

Si tu meta es adelgazar y mejorar tu salud, la única forma de conseguirlo es reduciendo la inflamación inducida por la dieta. La Zona Mediterránea es tu mapa de carretera.

Llegar a la Zona implica reducir la inflamación gracias a mantener la insulina, los eicosanoides y otras hormonas generadas por la alimentación dentro de unos niveles terapéuticos durante veinticuatro horas; por consiguiente, siempre te estarás encaminando hacia una salud óptima gracias al equilibrio hormonal. Aunque parezca difícil, en realidad no lo es. Para entrar en la Zona necesitas tres cosas, que probablemente siempre llevas encima dondequiera que vayas: mano, ojo y reloj. Si dispones de estos instrumentos, te resultará extraordinariamente fácil vivir siempre en la Zona, en perfecto equilibrio y con un riesgo muy bajo de engordar, padecer diabetes o Alzheimer, y otras enfermedades modernas.

Cada comida (incluyendo el desayuno) empieza con un plato. Ahora utiliza el ojo para dividirlo en tres partes iguales. Un tercio lo llenarás con proteína baja en grasa, como pollo o pescado, o proteína vegetariana, como tofu firme o sustitutos cárnicos hechos de soja. Sólo debes asegurarte de que la ración que te pones no supere ni la longitud ni el grosor de tu mano. Esto supone unos 100 gramos de proteína baja en grasa para una mujer tipo y unos 150 gramos para un hombre tipo. Ésta es la recomendación estándar entre la mayoría de los dietistas. Estoy de acuerdo con ellos en que nunca deberíamos superar esa cantidad de proteína en una comida.

Luego llena el resto de tu plato con hidratos de carbono de colores, bajos en carga glucémica, como verdura y frutas. Los colores fuertes indican que son ricos en polifenoles, que ayudan a controlar la inflamación inducida por la dieta. Las verduras sin almidón (brócoli, pimientos, cebollas, espárragos, etc.) son las mejores fuentes de hidratos de carbono, ya que tienen una carga glucémica muy baja. Esto significa que, aunque ocupen mucho espacio en tu plato, cuando los comes no provocan una gran secreción de insulina. Las frutas tienen una carga glucémica más alta, y los cereales integrales tienen una carga muy alta. Los hidratos de carbono blancos (pan, pasta, arroz y patatas) deben reducirse en tu plato de la Zona y/o comerse de forma esporádica por su excesiva carga glucémica y carencia de polifenoles.

Por último, añade un poco de grasa (una cucharada sopera) que sea baja en ácidos grasos omega-6 y en grasas saturadas. Para la mayoría de las personas, la mejor opción es el aceite de oliva virgen extra.

Hasta aquí lo que se consigue teniendo mano y ojo. Pero ¿para qué necesitamos el reloj? Si has conseguido el perfecto equilibrio de proteínas, hidratos de carbono y grasa para una comida en particular, en las 4-5 horas siguientes no tendrás hambre y mantendrás toda tu agudeza mental y estabilidad emocional porque habrás estabilizado tus niveles de glucosa.

Las razones por las que esta plantilla dietética te conduce a la Zona son las siguientes:

1. Tu control hormonal se basa en el equilibrio entre las proteínas y la carga glucémica en cada comida.

Este control hormonal no es acumulable, pues dura sólo 4-5 horas. Lo mejor de la Zona Mediterránea es que una comida bien equilibrada te llevará a la Zona y empezará a reducir la inflamación de inmediato, sin que importe cuál pueda haber sido tu pasado nutricional. Pero incluso con una comida en la Zona perfectamente compensada, los cambios hormonales sólo durarán 4-5 horas. Esto significa que estarás tan compensado hormonalmente como lo haya sido tu última comida.

Para mejorar tu salud y pérdida de peso, deberás prestar atención para que las proteínas estén compensadas con la carga glucémica en cada comida. Técnicamente, carga glucémica es el total de las cantidades individuales de cada uno de los hidratos de carbono que hay en el plato multiplicado por sus respuestas glucémicas individuales (índice glucémico). La carga glucémica es un indicativo de la rapidez con la que subirán tus niveles de glucosa en sangre después de una comida. Cuanto más baja sea la carga de una comida, menos insulina producirás en las próximas cinco horas. Si comes muchos cereales (aunque sean integrales) y almidones, la glucosa en sangre subirá rápidamente después de la ingesta; lo mismo sucederá con tu nivel de insulina, puesto que ésta se segrega para reducir la entrada súbita de glucosa en sangre. Si sustituyes los cereales por fruta (no por zumos de fruta), legumbres y especialmente verduras sin almidón, los niveles de glucosa en sangre no suben tan deprisa, y la respuesta de la insulina es más moderada.

Cuanto más deprisa suben los niveles de glucosa en sangre, mayor es la secreción de insulina para reducirlos. La insulina 1) es la responsable del almacenamiento del exceso de glucosa tanto en el hígado como en los músculos (en forma de glucógeno), 2) convierte el exceso de glucosa en ácidos grasos en el hígado que posteriormente son liberados en el torrente sanguíneo, y 3) ayuda a convertir el exceso de glucosa en glicerol y facilita el transporte de los ácidos grasos hacia las células adiposas, que a su vez facilitan la transferencia del exceso de ácidos grasos desde la sangre hasta el tejido adiposo, donde éstos serán puestos a buen recaudo.

La razón por la que nuestro cuerpo produce insulina tan rápidamente como respuesta a los niveles altos de glucosa en sangre es que la glucosa, en exceso, es tóxica. Al mezclarse con las proteínas de la sangre se produce una reacción que genera productos finales de la glicosilación avanzada (AGE). Estas proteínas «edulcoradas» pueden unirse a receptores específicos (llamados RAGE o receptores para productos finales de la glicosilación avanzada) en las células que inician respuestas inflamatorias. Una de las consecuencias del aumento de la inflamación es el desarrollo de la resistencia a la insulina, estado cuya consecuencia es la cronificación de los niveles de insulina altos. Ésta es la verdadera razón por la que la insulina nos engorda y nos impide adelgazar.

Y también es la razón por la que es tan importante que reduzcas la carga glucémica de tus comidas. Las proteínas de tu plato están para saciarte y estimular la liberación de hormonas que estabilicen los niveles de azúcar en tu sangre. El secreto del éxito de la Dieta de la Zona es que nunca tienes hambre (porque aumenta la sensación de saciedad) y nunca estás cansado (porque los niveles de glucosa en sangre están estabilizados).

2. El verdadero peligro de la actual dieta estadounidense es la combinación mortal de exceso de ácidos grasos omega-6 con los niveles altos de insulina.

El consumo continuado de ácidos grasos omega-6 (básicamente de aceites vegetales como el de soja, maíz, girasol y cártamo) junto con los hidratos de carbono de alta carga glucémica (hidratos de carbono refinados, hidratos de carbono integrales y almidones blancos como la patata y el arroz) es el preludio para el aumento de la inflamación inducida por la dieta, al potenciar la síntesis de ácido araquidónico (que es el conductor de la inflamación celular). El ácido araquidónico (AA) es el conductor de la inflamación celular porque es el elemento molecular básico de los poderosos eicosanoides proinflamatorios. Considera el AA como grasa tóxica, mucho más peligrosa para tu salud que ninguna grasa trans o grasa saturada. En la yema de los huevos y en las vísceras es donde se halla la mayor concentración de AA. Sin embargo, el AA puede proceder de los ácidos grasos omega-6 (principalmente de los aceites vegetales) y de una dieta con alta carga glucémica. El aumento de la secreción de insulina (inducido por la absorción rápida de glucosa en sangre) aceleraría la conversión de los ácidos grasos omega-6 en AA. Es como echar una cerilla encendida en un bidón de gasolina. Es una combinación letal que provoca una explosión de inflamación celular. ¿Por qué letal? La inflamación celular acelera el desarrollo de las enfermedades crónicas y el envejecimiento, porque altera los patrones de señalización hormonal en todas las células. He aquí la verdadera causa del aumento de peso, de las enfermedades y del envejecimiento prematuro.

3. El exceso de ácidos grasos omega-6 también aumenta la oxidación en todo el cuerpo, salvo que incluyas dosis adecuadas de polifenoles en tu dieta.

Tienes un cuerpo caliente —unos 37º C— que está expuesto veinticuatro horas al día a dosis altas de oxígeno. Como sabrás si has almacenado fruta fuera de la nevera, el calor más el oxígeno produce descomposición. Cuando les sucede esto a los lípidos, decimos que se han puesto rancios, y eso es exactamente lo que les sucede a los ácidos grasos omega-6 que consumes, se vuelven rancios dentro del cuerpo. Estas grasas oxidadas no sólo causan inflamación, sino que aceleran las enfermedades cardiovasculares al crear partículas oxidadas de LDL (el colesterol *verdaderamente* malo).

Ésta es exactamente la razón por la que la Zona Mediterránea es tan eficaz para combatir las enfermedades. Los polifenoles, que son potentes antioxidantes (mucho más que la vitamina E o C), se encuentran en grandes cantidades en los hidratos de carbono de colores (frutas y verduras), que son los más importantes de la dieta mediterránea y de la Zona Mediterránea. Por supuesto, lo más razonable es tomar menos ácidos grasos omega-6 y más polifenoles.

4. La ausencia de los niveles adecuados de ácidos grasos omega-3 y de polifenoles dificulta el control sobre la inflamación inducida por la dieta.

A diferencia de los ácidos grasos omega-6, los ácidos grasos omega-3 de cadena larga que hay en el pescado y en los aceites de pescado son antiinflamatorios. Los polifenoles en dosis suficientemente altas también lo son. Si no tomas las dosis adecuadas de ambos en tu dieta, tu capacidad para desactivar la inflamación corre serio peligro.

Controla estos cambios dietéticos de forma independiente —dosis correcta de proteínas e hidratos de carbono de baja carga glucémica, bastantes menos ácidos grasos omega-6 y más polifenoles y ácidos grasos omega-3—, y estarás siempre en la Zona donde podrás controlar de por vida la inflamación celular inducida por la dieta. Al reducir la inflamación, también perderás el exceso de grasa corporal, reducirás la probabilidad de padecer enfermedades crónicas y retrasarás el envejecimiento. Tu cuerpo se aficionará a transformar las calorías de los alimentos en energía química. Puesto que estarás reduciendo la inflamación celular, las señales hormonales que le dicen al cerebro que deje de comer serán más eficaces y no tendrás hambre.

Si no tienes apetito, consumes menos calorías. Si consumes menos calorías sin pasar hambre ni sentir cansancio, perderás la grasa que te sobra, retrasarás el desarrollo de enfermedades crónicas y vivirás más tiempo. Éste es el secreto de la Zona Mediterránea.

Si quieres algo más técnico, estas sencillas reglas se resumen en una distribución de calorías de un 40% de hidratos de carbono de baja carga glucémica (principalmente verduras sin almidón), un 30% de proteína baja en grasa (como pollo, pescado o tofu u otros productos de soja sustitutos de los cárnicos) y un 30% de grasa (principalmente monoinsaturada y baja en ácidos grasos omega-6 y grasas saturadas).

Prefiero mantener la ingesta total de hidratos de carbono en aproximadamente un 40% de calorías porque el cerebro se alimenta literalmente de glucosa. El cerebro supone únicamente el 2% de la masa corporal total, pero utiliza el 20% de la glucosa de la sangre. Necesita unos 130 gramos de glucosa al día, que es la razón por la que la Zona Mediterránea aporta entre 100 y 150 gramos de hidratos de carbono diarios, repartidos en tres comidas y uno o dos tentempiés. Aunque pueda parecernos mucho, en realidad supone aproximadamente una reducción del 50% al 67% del total de hidratos de carbono que consumen a diario la mayoría de los estadounidenses.

Pero hemos de repartir dichos hidratos de carbono a lo largo del día. Consumir más de 30 o 40 gramos en cualquiera de las comidas generará un exceso de insulina. Si no consigues estar 4-5 horas sin tener apetito o si te parece que te has estancado en un peso, antes de tomar menos hidratos de carbono en tu dieta empieza por reducir la carga glucémica de tus comidas. Elimina los cereales y almidones. Si eso no basta para obtener el resultado deseado, empieza a eliminar de tu dieta frutas y legumbres (hidratos de carbono con carga glucémica moderada). Así te quedarás con verduras de baja carga glucémica y sin almidón como tu principal fuente de hidratos de carbono. Te va a costar mucho comer suficiente cantidad de verduras sin almidón para provocar una secreción excesiva de la insulina, pero mantendrás el nivel de glucosa adecuado para el cerebro.

Un error bastante frecuente sobre la Zona es que es una dieta rica en proteína. Eso no es cierto. Veamos la cantidad de gramos de macronutrientes (hidratos de carbono, proteína y grasa) que consumirían una mujer u hombre tipo con la Zona Mediterránea.

Macronutriente	***1.200 calorías al día***	***1.500 calorías al día***
Hidrato de carbono	120 g/día	150 g/día
Proteína	90 g/ día	112 g/ día
Grasa	40 g/día	50 g/día

Quizás lo primero que pienses sea: «Me voy a morir de hambre con 1.200 o 1.500 calorías al día». Te aseguro que no. Esto es lo que yo denomino la Paradoja de la Zona: consumirás menos calorías, tendrás menos apetito y más energía. Además, seguirás tomando la dosis típica de proteínas que comen la mayoría de los estadounidenses. Aunque consumas menos hidratos de carbono (sólo que con más colores y menos almidón), éstos siguen siendo la principal fuente de calorías de la Dieta de la Zona. Puesto que siempre consumes más gramos de hidratos de carbono que de proteínas, no se puede decir que la Zona sea alta en proteínas y baja en hidratos de carbono, salvo que mi concepto de alto y bajo difiera bastante de lo que pone en el diccionario. Probablemente, la mejor forma de describir la Zona sea como una dieta moderada en proteínas y baja en carga glucémica.

Vamos a hacer los cálculos de cuántos gramos de proteína consume una mujer o un hombre, en la Dieta de la Zona, lo que demostrará que no se trata de una dieta hiperproteica.

Pongamos el ejemplo de una mujer de unos 65 kilos que realiza ejercicio físico moderado y quiere seguir la Dieta de la Zona. En su caso, las calorías diarias recomendadas serían de 1.200 kilocalorías (12 bloques - véase Apéndice H para establecer su cálculo). Por tanto, teniendo en cuenta que la Dieta de la Zona recomienda que el 30% de las calorías totales diarias provenga de las proteínas que nos aportan 4 kilocalorías por gramo de proteína neta, estaríamos hablando de que su consumo de proteínas netas diarias sería de 1,38 gramos por kilo de peso.

En el caso de un hombre de 82 kilos que realiza ejercicio físico moderado, la recomendación de la Dieta de la Zona sería consumir 1.500 kilocalorías diarias (15 bloques - véase Apéndice H para establecer su cálculo). Siguiendo el mismo razonamiento que en el caso anterior, su aporte de proteínas netas diarias sería 1,37 gramos por kilo peso.

Las recomendaciones de la OMS, para dietas de 2.500 kilocalorías, son de 1,44 gramos por kilo de peso. Es decir, la Dieta de la Zona, no supera las recomendaciones de proteínas por kilo de peso que establece la OMS como saludables.

Igual estás pensando que comer unos 100 gramos de proteínas netas al día es poquísimo. No lo es si piensas que 30 gramos de pollo o ternera aportan 7 gramos de proteína neta, que es la proteína que nuestro cuerpo aprovecha (véase tabla de equivalencia de alimentos en el Apéndice J). Por tanto, en una comida principal en la Zona estarás comiendo unos

100 gramos de pollo o ternera si eres mujer y unos 150 gramos si eres hombre. Vuelvo a leer tu mente y creo que estás pensando que ahora mismo comes más proteína en la comida o en la cena, así que esto es muy poco. Pero piensa que en la Zona comerás proteína en cada una de las 5 comidas, por lo que tus necesidades proteicas están perfectamente cubiertas y tu equilibrio hormonal será perfecto.

Comer más de 150 gramos de proteína como pollo o ternera en una comida (35 gramos de proteína neta) no es una buena práctica porque estarás sobrecargando a tu hígado y riñón para que la metabolice, perjudicando tu salud a medio-largo plazo.

¿Puedes llegar a adelgazar demasiado con la Zona Mediterránea? Cuando empieces a verte los músculos del vientre, has de pensar en añadir un poco más de grasa monoinsaturada (aceite de oliva virgen extra o almendras) a tu dieta. (Así que además de necesitar un reloj, también necesitarás un espejo para ver si se te está haciendo la tableta de chocolate.) Esto es lo que yo hago con los atletas de élite (como los ganadores de veinticinco medallas de oro en las últimas cinco Olimpiadas) que siguen la Zona. Su objetivo es conseguir el máximo rendimiento, no aparecer en las portadas de revistas como *Men's Fitness*, y el rendimiento atlético depende de tener cierta cantidad de grasa corporal. La grasa proporciona el combustible de alto octanaje que necesitamos para conseguir la energía química necesaria para un rendimiento óptimo.

El equilibrio de los macronutrientes de la Zona no es algo rígido, sino que se representa mediante una curva acampanada.

¿Por qué? Porque genéticamente no somos todos iguales. No obstante, cuantos más hidratos de carbono tomamos (aunque sea añadiendo los de carga glucémica moderada, como las frutas), más aumenta nuestra secreción de insulina. Si a eso le añadimos grandes dosis de ácidos grasos omega-6 en la dieta, crearás más eicosanoides inflamatorios y más inflamación celular. Esto nos hace engordar rápidamente, enfermar y envejecer antes. Si te decantas demasiado en la otra dirección y tomas demasiadas proteínas y pocos hidratos de carbono (como la dieta de Atkins), provocarás el aumento de la secreción de cortisol, que es una hormona del estrés. Esa hormona también nos hace engordar, enfermar y envejecer antes.

Por consiguiente, es esencial que sigas experimentando con el equilibrio entre los alimentos que pones en tu plato hasta que logres mantenerte en la Zona. ¿Cómo sabes cuándo has llegado? Utiliza el reloj. Si puedes estar

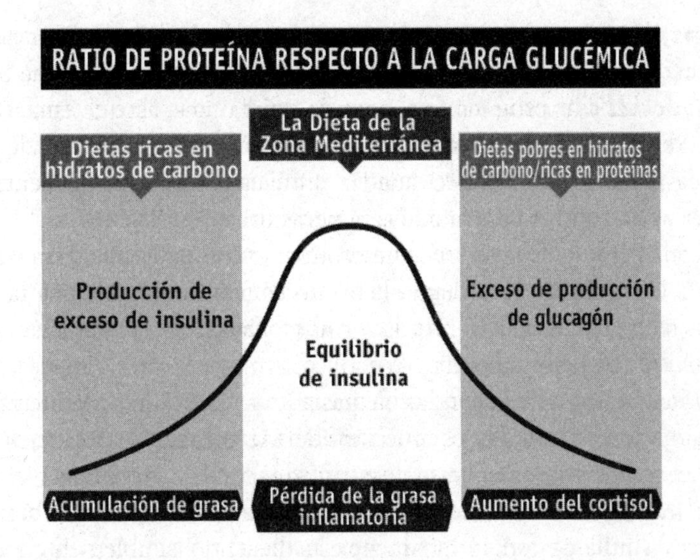

4-5 horas entre comidas sin tener hambre o perder claridad mental, significa que tu última comida te llevó a la Zona. El secreto es mantenerte en la Zona toda la vida. Cuanto mejor juegues a este juego de equilibrio hormonal utilizando la Zona Mediterránea, tu vida será más fácil y de más calidad.

El equilibrio entre proteínas, hidratos de carbono y grasa de la Zona Mediterránea sigue reafirmándose gracias a las constantes investigaciones que se han publicado en los últimos quince años. Las recomendaciones dietéticas para tratar la obesidad y la diabetes del Centro Joslin para la Diabetes de la Facultad de Medicina de Harvard son esencialmente las de la Zona Mediterránea. Algunas de las investigaciones más recientes proceden del estudio EPIC que se publicó en 2013, donde se analizaron las dietas de unos veintidós mil griegos, demostraron que los que seguían una dieta baja en carga glucémica con un 40% de calorías tenían menor riesgo de desarrollar diabetes. Un artículo de 2010, publicado en el *British Journal of Nutrition* calculaba que la composición de la dieta de nuestros antepasados paleolíticos se componía de aproximadamente un 40% de hidratos de carbono bajos en carga glucémica, un 30% de proteína y un 30% de grasa. Según parece, la salud en el pasado, presente y futuro depende del equilibrio entre los macronutrientes. Cuando aumentas el consumo de uno de los macronutrientes, disminuye otro. Alejarse de un macronutriente básico de la Zona provoca grandes cambios hormonales que pueden alterar nuestro metabolismo.

No obstante, la investigación más importante es la que demuestra la eficacia de la Dieta de la Zona para reducir la inflamación celular. La publicación de dicha investigación despeja cualquier duda sobre el tema. La Facultad de Medicina de Harvard demostró, en 2004, que la Dieta de la Zona era nueve veces más eficaz en reducir la inflamación en comparación con una dieta de control basada en las recomendaciones dietéticas del USDA, aunque la pérdida de peso fue la misma con ambas. La Facultad de Medicina de la Universidad Tufts llegó a la misma conclusión al comparar la Zona con las recomendaciones dietéticas ya mencionadas, en el tratamiento de los pacientes de diabetes. En 2006, se publicó otro estudio en el *American Journal of Clinical Nutrition* que indicaba que la Zona reducía espectacularmente la inflamación celular, a la vez que mejoraba la resistencia en el ejercicio físico y el estado de ánimo, cuando se comparó con la dieta Atkins.

El verdadero objetivo de cualquier programa nutricional debería ser reducir la inflamación inducida por la dieta, no simplemente perder peso. Sólo podemos empezar a invertir las enfermedades crónicas y a retrasar el envejecimiento cuando conseguimos reducir la inflamación celular. Por desgracia, la pérdida de peso no es un buen indicador. Esto se debe a que cuando perdemos peso se produce una pérdida de líquidos, de masa muscular y de exceso de grasa. Perder agua y músculo no va a tener ningún efecto positivo en nuestra salud. Sin embargo, perder el exceso de grasa corporal sí lo tiene porque reduce la inflamación. En este aspecto, la Zona está por encima de todas las demás.

¿QUÉ PODEMOS ESPERAR SI SEGUIMOS LA ZONA MEDITERRÁNEA?

La fuerza de la ciencia es que nos ayuda a predecir el futuro. Si lanzas una piedra al aire, puedes estar seguro de que regresará a la tierra. Por eso la gravedad es una ciencia tan sólida. Asimismo, las predicciones sobre nutrición han de hacerse realidad si la ciencia que las respalda es auténtica.

Esto es lo que puedes esperar si sigues la Zona Mediterránea durante un mes.

1. A los 2 ó 3 días tu apetito habrá disminuido considerablemente porque tu nivel de glucosa en sangre entre comida y comida per-

manecerá estable. Con la estabilización de los niveles de glucosa en sangre, mejora la agudeza mental y la estabilidad emocional.

2. A los 3 ó 4 días notarás una notable mejoría en tu energía física, pues será más fácil acceder a la grasa que tienes almacenada en tu cuerpo, para la producción de la energía química que necesitas para moverte.
3. Al cabo de una semana no habrás perdido mucho peso (es difícil perder más de medio kilo de grasa por semana), pero la ropa te sentará mejor porque el peso que pierdes es principalmente grasa, en concreto grasa visceral de la zona media de tu cuerpo. Por eso la ropa te sienta mejor.
4. A las dos semanas te será mucho más fácil manejar el estrés, puesto que habrás reducido tus niveles de cortisol.
5. Al mes verás cambios significativos en tus análisis de sangre, que serán indicativos de tu buena salud y del retraso del envejecimiento.

Si te gusta la lista de beneficios y deseas mantenerlos, sigue la Zona Mediterránea durante toda tu vida. Si tienes una mano, un ojo y un reloj, es fácil.

LOS MARCADORES CLÍNICOS DE LA ZONA

Al final, la nutrición debe ser considerada una ciencia. ¿Cuáles son pues algunos de los marcadores clínicos que nos indicarán si estamos en la Zona? Aunque hablaré de estos marcadores con más detalle en el Apéndice E, aquí tienes un resumen.

Marcador sanguíneo	*Qué se mide*
Ratio de AA/EPA	La inflamación celular
Hemoglobina glicosilada (HbA_1c)	El azúcar en sangre
Ratio de TG/HDL	La resistencia del hígado a la insulina

Dos de estas pruebas (HbA_1c y TG/HDL) son habituales en los análisis de sangre anuales. El ratio de AA/EPA es una prueba más especializada que se utiliza rutinariamente en la investigación médica, pero no en las pruebas habituales que te realiza tu médico. Véase el Apéndice F para conocer donde puedes hacerte esta prueba con una sola gota de sangre extraída con una lanceta (parecida a la utilizada para medir la glucosa). Cuando obtengas estas cifras, podrás saber si estás en la Zona, cerca de la Zona o deberás esforzarte bastante para conseguir llegar a ella, utilizando la siguiente tabla.

Parámetro	***En la Zona***	***Cerca de la Zona***	***Te falta mucho***
Ratio de AA/EPA	1,5-3	6	>10
Hemoglobina glicosilada (HbA$_1$c)	5%	5,5%	>6%
Ratio de TG/HDL	<1	2	>3

Esto no es una prueba en la que baste con marcar algunas casillas correctas para aprobar, o los tres marcadores están bien, o no puedes considerarte sano por muy bien que te quede el traje de baño. Estar en la Zona sigue siendo la mejor medicina si tu meta es reducir la inflamación celular, invertir el proceso de alguna enfermedad crónica y gozar de una mejor calidad de vida. La Zona Mediterránea es la forma más sencilla de llegar a la Zona.

¿Qué porcentaje de estadounidenses podrían estar en la Zona actualmente según estos marcadores? En el mejor de los casos, sería menos del 1%. Quizás el 4% de la población estadounidense se acerque a la Zona, y definitivamente más del 95% no están en la Zona porque comen de una forma que aumenta sus posibilidades de padecer enfermedades crónicas y muerte prematura. ¿Todavía nos extraña que no podamos hacer frente a los costes sanitarios?

No me importa qué dieta hagas siempre y cuando nunca tengas hambre durante 4-5 horas después de cada una de tus comidas y tus marcadores sanguíneos indiquen que estás en la Zona. No obstante, si sigues unos sencillos consejos dietéticos, es muy probable que notes los efectos de haber mejorado tu control hormonal en tu primera comida, y al cabo de un mes esos marcadores sanguíneos que definen la Zona empezarán a cambiar para mejor. Quédate en la Zona toda tu vida y tendrás la mejor de las oportunidades de vivir más y más sano.

4

La dieta mediterránea: hechos y ficciones

Hoy en día se habla mucho de la dieta mediterránea. La Unesco, o sección cultural de las Naciones Unidas, considera que la dieta mediterránea es uno de los grandes tesoros de la civilización. Pero ¿qué dieta mediterránea? Hay dieciséis países a orillas del Mediterráneo. He estado en la mayoría de ellos durante bastante tiempo y puedo asegurar que no hay una dieta mediterránea única. En España se come muy diferente que en Italia, y lo que se consume en Italia es diferente de lo que se come en Grecia, por no hablar de los otros trece países de la región.

Si preguntamos a la mayoría de los estadounidenses cuál es su definición de dieta mediterránea, la respuesta más habitual es comer pasta (y pizza), beber vino tinto, utilizar un poco de aceite de oliva, el café expreso y añadir un poco de parmesano a las comidas. Sin embargo, esa versión norteamericana nada tiene que ver con la verdadera dieta mediterránea.

El distintivo de casi todas las dietas de las regiones que bordean el Mediterráneo no es la pasta, sino las frutas y verduras (hidratos de carbono de colores ricos en polifenoles). Por fin contamos con los medios científicos necesarios para afirmar que lo que hace única a la dieta mediterránea es la alta cantidad de polifenoles.

No existe una composición calórica definitiva para la dieta mediterránea. Lo único que pueden hacer los investigadores es calcular la fidelidad de sus individuos al consumo de los grupos de alimentos que creen que deberían formar parte de dicha dieta. Estos grupos de alimentos incluyen categorías distintas, como verduras, frutas y frutos secos, legumbres, aceite de oliva, pescado, cereales (pan, pasta, arroz, etc.), vino tinto, no comer demasiados productos cárnicos o lácteos. Según esta definición se podría decir que aproximadamente un 60% de las calorías de la dieta mediterránea son hidratos de carbono, un 15% proteínas y aproximadamente un 35% grasa; esto equipararía la dieta mediterránea a la actual dieta estadounidense en cuanto a la composición de macronutrientes. Entonces, ¿por qué es aparentemente mucho más saludable? Por los polifenoles.

Si observamos con atención los grupos de alimentos mediterráneos, suelen estar dentro de una de estas dos grandes categorías: los ricos en polifenoles (fruta, verdura, vino), que se comen en abundancia, y la carne roja, pollo y huevos que no son grandes fuentes de polifenoles y que se comen en mucha menor cantidad. Además, está claro que la grasa de la dieta mediterránea suele ser rica en grasas monoinsaturadas (aceite de oliva y frutos secos), moderada en grasas omega-3 (procedente del pescado) y baja en grasas omega-6 y saturadas (del aceite de maíz y la carne roja). Los alimentos ricos en polifenoles, grasas monoinsaturadas y ácidos grasos omega-3 y bajos en omega-6 y grasas saturadas pueden ser la causa de que, a pesar de que la actual dieta estadounidense tenga casi la misma proporción de hidratos de carbono, proteínas y grasa, la dieta mediterránea sea mucho más eficaz para prevenir enfermedades y favorecer la longevidad.

La mayoría de las investigaciones sobre la dieta mediterránea proceden de estudios epidemiológicos, donde se ha observado a grupos grandes de individuos, para comprobar si los que realmente se ceñían a un régimen de ingredientes dietéticos manifestaban alguna mejoría en su salud en comparación con los que no se adherían al mismo. Los que seguían de un modo más riguroso una dieta mediterránea (probablemente los que comían más polifenoles) tenían una menor incidencia de diabetes y enfermedades cardiovasculares. Igualmente importante es el hecho de que la dieta mediterránea también parece que ayuda a conservar en buen estado a la mente y que retrasa el envejecimiento. Puesto que la diabetes, las cardiopatías y la demencia se deben a la inflamación celular, esto bien podría indicar que la dieta mediterránea es realmente antiinflamatoria. No obstante, recordemos que estos beneficios se obtienen comiendo así toda la vida, lo que refuerza el significado de la palabra *dieta,* de origen griego, que significa «forma de vida».

Por desgracia, aunque la longevidad y el menor riesgo de desarrollar enfermedades sean algunos de los beneficios de la dieta mediterránea tradicional, adelgazar no es uno de ellos. La dieta mediterránea sigue estando cargada de hidratos de carbono y no cumple con los requisitos dietéticos necesarios para estar en la Zona. Si comes demasiados hidratos de carbono (aunque sean ricos en polifenoles), y no están compensados con una proteína baja en grasa, no adelgazarás. Por eso este libro me parece tan necesario. Es la primera vez que a la ciencia de la longevidad en la que se basa la dieta mediterránea se le ha sumado el poder para adelgazar y reducir la inflamación que tiene la Zona.

¿Hay algún estudio de intervención que indique que la dieta mediterránea tiene más beneficios para la salud que una dieta de control, como la recomendada por la Asociación Norteamericana del Corazón? Pues sí. Los resultados del primero de dichos estudios, Estudio de Lyon sobre la Dieta para el Corazón, no entusiasmaron demasiado a la Asociación Norteamericana del Corazón. En este estudio, que empezó en 1988, los investigadores dividieron en dos grupos a más de seiscientos pacientes franceses que habían padecido un infarto de miocardio recientemente. Un grupo siguió las directrices dietéticas de la Asociación Norteamericana para el Corazón, que consistían en grasa poco saturada, dieta baja en colesterol, pero la grasa que consumían era rica en ácidos grasos proinflamatorios omega-6 (a los que la ANC es muy aficionada porque está demostrado que bajan el colesterol). El otro grupo siguió una dieta experimental parecida a la mediterránea, en la que se incluía más pescado, verduras y frutas, y baja en ácidos grasos omega-6. Los investigadores querían que los participantes usaran aceite de oliva, pero como los franceses prefieren la mantequilla al aceite de oliva, les proporcionaron gratuitamente margarina baja en ácidos grasos omega-6, pero enriquecida con ácidos grasos omega-3 y muchas grasas trans para mantener su cohesión. ¡Grasas trans!

Su plan era hacer un seguimiento de los pacientes de ambos grupos durante los cinco años siguientes, pero el estudio fue interrumpido a los tres años y medio. ¿Fue interrumpido porque los que experimentaban con la dieta mediterránea morían como moscas debido a las grasas trans? No, justo lo contrario. Mejoraban notablemente (en particular en lo que a mortalidad se refería) respecto a los participantes que seguían las recomendaciones de la Asociación Norteamericana para el Corazón. ¿En qué proporción? Tuvieron un 70% menos de muertes en general, y eliminaron por completo la muerte súbita cardíaca (la principal causa de muerte cuando se padece un infarto de miocardio).

Cuando los investigadores observaron los marcadores clínicos para encontrar una explicación a estas notables diferencias en el índice de mortandad de ambos grupos, descubrieron que los niveles de colesterol en sangre eran idénticos en los dos grupos, como lo era el del azúcar en sangre y la presión sanguínea. La única diferencia que hallaron fue que el ratio de AA/EPA de los que siguieron la dieta mediterránea era un 30% inferior. Puesto que el ratio de AA/EPA es uno de los marcadores de la inflamación celular que se suele utilizar para definir la Zona, esto puede darnos a entender que las diferencias en la mortalidad podían ser debidas a una disminución de la inflamación celular y no a la disminución de los sospechosos habituales del colesterol y la presión sanguínea.

Otro estudio de intervención publicado hace poco tiempo supuestamente demostraba la superioridad de la dieta tradicional mediterránea en comparación con una dieta baja en grasas para prevenir las cardiopatías. Este estudio estaba bien diseñado pero su ejecución fue deficiente (es el eterno problema de los estudios de intervención de las dietas). Los investigadores dividieron a los participantes en tres grupos. A uno le dieron frutos secos gratuitamente, incluidas nueces y almendras. A otro aceite de oliva virgen extra gratis. Y al otro le pidieron que cambiara su dieta habitual por una baja en grasa. Como cabía esperar, los de los grupos a los que les dieron alimentos gratis los consumieron generosamente. Puesto que los alimentos gratuitos eran ingredientes que pertenecían al régimen alimentario mediterráneo, no es de extrañar que también aumentara su afición por la dieta mediterránea. ¿Y el grupo que se suponía que tenía que cambiar su dieta por otra baja en grasa? No lo hizo. Así que al final, en el estudio se comparó tan sólo a dos grupos de personas que obtenían alimentos gratis ricos en polifenoles con un grupo que prácticamente no había realizado ningún cambio en su dieta. ¡Ay, los estudios controlados! Cuando concluyó dicho estudio, entre las personas que obtuvieron aceite de oliva o frutos secos gratis (alimentos ricos en polifenoles) hubo menor incidencia de infartos cardíacos. Los medios proclamaron que esto probaba que la dieta mediterránea prevenía las enfermedades del corazón, cuando en realidad probaba que las personas que consumieron alimentos gratis ricos en polifenoles parecía que tenían menos ataques al corazón. También probó que es muy difícil cambiar los hábitos dietéticos de una persona, salvo si es porque le dan alimentos gratis.

Otros estudios de intervención más controlados indican que cuando reduces espectacularmente el porcentaje de hidratos de carbono de la dieta mediterránea (generalmente, un 60% del total de las calorías) y al mismo tiempo aumentas el contenido de proteínas de un 15% del total a un 30%, el control del azúcar en sangre y la sensación de saciedad mejoran significativamente. Esto parece indicar que lo que se considera dieta mediterránea todavía puede mejorar mucho.

La pregunta lógica sería ésta: ¿pueden ampliarse las propiedades de la dieta mediterránea (disminución de las enfermedades crónicas, aumento de la longevidad y descenso de la demencia), utilizando la plantilla de la Zona, que equilibra las proteínas, los hidratos de carbono y la grasa, además de aportar el Santo Grial de la pérdida de peso?

La respuesta es rotundamente «sí», como explicaré en el siguiente capítulo.

5

La Zona Mediterránea: la evolución de la dieta mediterránea

Si tomáramos la composición de la Dieta de la Zona que he descrito antes y la presentáramos en forma de gráfico, se parecería a esto:

PIRÁMIDE ALIMENTARIA DE LA ZONA MEDITERRÁNEA
Cereales y almidones (tomar con moderación)
Grasa monoinsaturada
Proteína baja en grasa
Frutas
Verduras

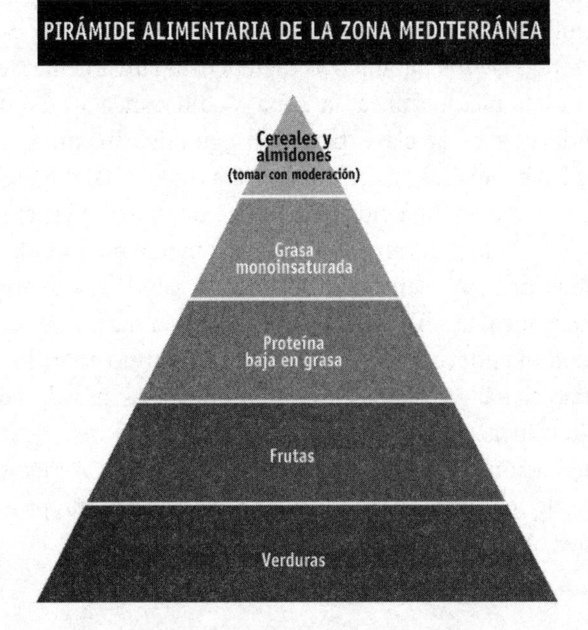

La base de tu dieta son muchas verduras de colores sin almidón con cantidades limitadas de frutas de colores y legumbres. A esto le añades dosis moderadas de proteína baja en grasa (como el pollo o el pescado) y un poco de grasa monoinsaturada, como aceite de oliva virgen extra o unos cuantos frutos secos, todo esto reduciendo el consumo de ácidos grasos omega-6 y grasas saturadas al mínimo. Por último deberás reducir tu consumo de cereales y almidones que son los hidratos de carbono blancos de tu plato. Hasta aquí la Zona Mediterránea se parece a la dieta mediterránea salvo por la reducción de cereales y almidones y por añadir más frutas y verduras de colores a tu plato. Pero esos dos cambios dietéticos aparentemente pequeños tienen grandes implicaciones hormonales. Hacen que una buena dieta (la dieta mediterránea) se convierta en una dieta antiinflamatoria hormonalmente superior (la Zona Mediterránea). Para mejorar los resultados, puedes reducir la cantidad de fruta y aumentar la de los vegetales sin almidones. Esto reducirá significativamente la carga glucémica de la dieta y mejorará aún más su función antiinflamatoria.

La clave de la Zona Mediterránea es mantener el equilibrio hormonal en nuestro cuerpo con los ingredientes que se encuentran en la región mediterránea. Y hemos de seguirla siendo conscientes de que esos alimentos pueden interactuar tanto a nivel hormonal como genético para reducir la inflamación inducida por la dieta.

A diferencia de los parámetros dietéticos relativamente desestructurados de la dieta mediterránea, la Zona Mediterránea aporta una estructura definida que es la clave para conseguir los máximos resultados. Puesto que los beneficios básicos de la dieta tradicional mediterránea son una mente más clara y una vida más larga, ¿qué puedes esperar entonces siguiendo la Zona Mediterránea? Tendrás la mente más lúcida, serás más feliz y vivirás más años en mejor estado de salud, y a diferencia de la dieta mediterránea, también adelgazarás. No está mal.

He hablado en términos generales del equilibrio entre los alimentos que deberían llenar tu plato, pero ¿qué alimentos has de comer en la Zona Mediterránea? Voy a hacer un breve repaso histórico de los cambios en la alimentación que se han producido en la región mediterránea, y esto te dará algunas pistas para conseguir sacar el máximo provecho de la Zona Mediterránea.

A. Ingredientes mediterráneos antes de la era de la agricultura (paleolítico)

Los alimentos basados en las proteínas durante esta era incluían los huevos, el pescado y la carne roja de la caza. Los únicos hidratos de carbono que se consumían eran las frutas y las verduras (aunque el cruce de variedades y la hibridización han cambiado sustancialmente estas plantas desde entonces), y las únicas grasas eran los frutos secos o las vísceras (como el cerebro) de los animales que cazaban. El pescado, los vegetales, las frutas y los frutos secos siguen siendo elementos básicos de la dieta mediterránea, independientemente de cómo la definamos.

B. Los ingredientes mediterráneos anteriores a la era cristiana

Con la llegada de la agricultura se introdujeron nuevos tipos de hidratos de carbono en la dieta mediterránea, incluidos los cereales integrales. Había más variedad de fuentes proteicas, incluidos los lácteos, las legumbres y las aves, así como nuevas fuentes de grasas, como el aceite de oliva, que eran ricos en polifenoles. También se empleaba la biotecnología (es decir, la fermentación) para hacer alimentos como el yogur y el garo (una salsa fermentada hecha con las vísceras del pescado que en los tiempos de los romanos se usaba como el ketchup). Por supuesto, el mayor avance en biotecnología durante este período fue el descubrimiento y el desarrollo del vino, producido mediante la fermentación de los hidratos de carbono de la uva gracias a una levadura. El alcohol producido mediante la fermentación extraía todavía más cantidad de polifenoles de la piel de la uva. Muchos de estos alimentos generados con esta biotecnología (salvo el garo) siguen formando parte de la dieta mediterránea.

C. Ingredientes mediterráneos de la era cristiana

La siguiente incorporación de ingredientes nuevos llegó durante la Edad Media. Aunque la leyenda urbana cuenta que fue Marco Polo quien llevó a Italia la pasta desde China, en dicho país ya existían varios tipos de pasta cruda antes de su viaje. El descubrimiento de las Américas llevó los tomates, las patatas y el chocolate a la dieta mediterránea. El café llegó de Arabia. Aunque los tomates, el chocolate puro y el café sean ricos en polifenoles, las patatas no lo son. No nos olvidemos de la introducción del alcohol refinado gracias a los monjes benedictinos, que aprendieron a destilar el vino para aumentar su contenido de alcohol. Por desgracia, esto eliminó la inmensa mayoría de los polifenoles del vino durante el proceso de destilación.

D. Ingredientes industriales modernos

Las nuevas aportaciones a la dieta mediterránea proceden de las nuevas tecnologías de refinado, que alargan la vida de los alimentos y reducen su coste. Esto incluye los hidratos de carbono carentes de polifenoles, como por ejemplo la pasta blanca, el pan blanco y el arroz blanco, sin olvidarnos del azúcar refinado.

Otra importación americana es el aceite refinado vegetal (principalmente de maíz y soja), rico en ácidos grasos omega-6. Estas grasas eran prácticamente desconocidas en todas las dietas hasta hace un siglo. Por último, las biotecnologías más avanzadas aportaron las grasas trans, derivadas de los aceites vegetales refinados, y el sirope de maíz, que tiene un alto contenido en fructosa y que es más barato que el azúcar refinado. Estos dos últimos ingredientes alimentarios, junto con los hidratos de carbono refinados baratos, se han convertido en el eje de la industria de los alimentos procesados.

No hace falta ser un lumbrera (ni tan siquiera un experto en nutrición) para darnos cuenta enseguida de que cuanto más nos ciñamos a los ingredientes que se usaban en el paleolítico y antes de la era cristiana mediterránea, mejor controlaremos la inflamación inducida por la dieta, y además perderemos peso. En cuanto añadimos a la dieta los ingredientes de la era cristiana y los industriales de la actualidad, nuestras posibilidades de llegar a la Zona disminuyen considerablemente, porque estamos incrementando los niveles de inflamación por la dieta.

Un día en la Zona Mediterránea

La clave para conservar los beneficios para la salud que ofrece la Zona Mediterránea es controlar la inflamación celular. Puesto que los efectos hormonales de una comida duran sólo unas cinco horas, esto significa que comes unas cinco veces al día: tres comidas y dos tentempiés de la Zona Mediterránea. El secreto está en no dejar pasar nunca más de 4-5 horas sin una comida o tentempié equilibrado. Por ejemplo, no deberías dejar pasar más de una hora después de levantarte para consumir una comida de la Zona Mediterránea. El desayuno es la comida más importante del día porque tu cuerpo está vacío debido al ayuno nocturno. Si desayunas a las siete de la mañana, significa que tu siguiente ingesta debería ser alrededor de las doce. Puesto que la mayoría de los estadounidenses cenan a las siete de la tarde, eso son más de cinco horas desde la comida. A media tarde deberías tomar un tentempié de la Zona Mediterránea para mantener tus hormonas en la Zona hasta la hora de cenar. Por último, aunque tú te vayas a dormir, tu cerebro no, y el tentempié de última hora de la noche aporta el toque hormonal que necesitas para no estar deseando la taza de café de la mañana siguiente que hará que te pongas en marcha.

Lo mejor de la Zona Mediterránea es que no hay sentimiento de culpa. Si en una comida te has salido de la Zona, en la siguiente puedes compensar situándote en el lugar donde quieres estar hormonalmente.

	Día 1	Día 2	Día 3
Comida	Bacalao encebollado	Canutillos de salmón	Hamburguesa de salmón y gambas
Tentempié	Vino tinto, jamón y aceitunas	Manzana, queso fresco y nueces	Cerveza, queso manchego y aceitunas
Cena	Crema de calabaza con queso manchego	Ensalada de cigalas con albahaca y queso idiazábal	Filetes de merluza rellenos de cigalas

UNA SEMANA EN LA ZONA MEDITERRÁNEA

La Zona Mediterránea es un sistema infalible para conseguir una salud óptima. Siempre que tu plato contenga dos tercios de verduras de colores (sin almidón) y el tercio restante sea de proteína magra, estarás siguiendo la Zona Mediterránea. Si eliges como fuente de hidratos de carbono pasta o arroz, deberás llenar sólo un tercio del plato con este alimento, y dejar el otro tercio vacío. Igual que en el caso anterior, la proteína magra ocupará un tercio del plato.

Para los que prefieren un régimen más estructurado para empezar, hemos confeccionado a modo de muestra un programa de una semana de comidas fáciles de preparar y ricas en polifenoles y tentempiés inspirados en auténticas recetas mediterráneas.

Día 4	Día 5	Día 6	Día 7
Ragú de pavo con frutos rojos	Tallarines de calamar con espárragos verdes y berberechos	Vieiras sobre crema de coliflor	Sopa fría de espárragos con tartar de huevo duro y salmón
Tosta de jamón	Kiwi con queso fresco	Tosta de mozzarella	Sándwich de atún con mahonesa
Lenguado a la plancha con verduras y puerro frito	Sopa de fresas con queso fresco y piñones	Salteado de setas con patatas gratinadas	Minipizza de anchoas con bonito y aceitunas negras

RECETAS EN LA ZONA DEL COCINERO ÍÑIGO PÉREZ URRECHU

DÍA 1

COMIDA: BACALAO ENCEBOLLADO (3 bloques)

Ingredientes

135 g de bacalao en salazón
2 tazas de cebolla (160 g en crudo)
2 tazas de pimiento verde (150 g en crudo)
2 tazas de tomate (300 g en crudo)
2 dientes de ajo
2 hojas de laurel
3 cucharaditas de aceite de oliva virgen extra
sal
pimienta

Elaboración

Trocear el bacalao y ponerlo en remojo como mínimo la noche anterior, cambiando el agua de vez en cuando (no es necesario si es fresco).

Se pica la cebolla, el tomate y el pimiento.

En una cazuela de barro, se pone una capa de cebolla, pimiento y tomate. Encima colocamos una tanda de trozos de bacalao, que ya tenemos desalados y así se alternan las capas; por último se pone el ajo, la cebolla y el laurel.

Se rocía con el aceite, se tapa y se pone a fuego muy lento hasta que se empiecen a desprender las lascas. (Nota: También se puede cocer en el horno.)

TENTEMPIÉ: VINO TINTO, JAMÓN Y ACEITUNAS (1 bloque)

Ingredientes

1 copa de vino tinto (120 ml)
30 g de jamón serrano
3 aceitunas

CENA: CREMA DE CALABAZA CON QUESO MANCHEGO (4 bloques)

Ingredientes

4 tazas de calabaza (500 g)
1/2 taza de zanahorias en rodajas (60 g)
1/3 de taza de patata (50 g en crudo)
500 ml de caldo de ave
120 g de queso manchego (preferiblemente con un contenido en materia grasa menor (MG) al 30%)
2 cucharadas de vino blanco (10 ml)
1 cucharadita de aceite de oliva virgen extra
sal
cebollino

Elaboración

En un puchero rehogamos la zanahoria y la patata en trocitos, y cuando empiecen a dorarse añadimos la calabaza.

Añadimos el vino blanco, lo dejamos evaporar y añadimos el caldo de ave, dejándolo cocer a fuego suave hasta que las verduras estén blanditas.

Ponemos a punto de sal.

Fuera del fuego incorporamos el queso, lo trituramos y lo pasamos por un chino fino.

Acabado del plato

Servimos en una copa de cristal y decoramos con el cebollino picado.

(Nota: Podemos ponerle unos trocitos de nueces picadas.)

DÍA 2

COMIDA: CANUTILLOS DE SALMÓN (3 bloques)

Ingredientes

60 g de salmón ahumado
50 g de langostinos
2 cucharadas de guacamole
lechuga de colores
1 taza de ajetes frescos
1 pepinillo en vinagre
1 cucharadita de zumo de limón
1cucharadita de aceite de oliva virgen extra
sal

Elaboración

Pasar por la plancha los langostinos y cortarlos muy finitos.

Picar la lechuga tipo juliana junto con el pepinillo.

Mezclar el guacamole con el zumo de limón, añadir la lechuga, el pepinillo y los langostinos.

Extender las láminas de salmón y rellenar con la mezcla.

Colocar encima los ajetes salteados.

Acabado del plato

Podemos mezclar un poco de yogur natural o de limón desnatado con una pizca de mahonesa, añadimos perejil picado y decoramos el plato, salseando los canutillos.

Añadir una pieza de fruta grande para completar el plato (Véase listado de alimentos en el Apéndice J)

TENTEMPIÉ: MANZANA, QUESO FRESCO Y NUECES (1 bloque)

Ingredientes

1 manzana pequeña (90 g)
30 g de queso fresco bajo en grasa (<30% MG)
1 nuez

CENA: ENSALADA DE CIGALAS CON ALBAHACA Y QUESO IDIAZÁBAL (3 bloques)

Ingredientes

90 g de cigalas
lechugas variadas, canónigos, Lollo rosso, hoja de roble
2 tazas de hongos
2 cucharaditas de aceite de albahaca
vinagre de Jerez
3 lascas de queso idiazábal muy finas

Elaboración

Pelamos las cigalas dejando las colas y las reservamos.

Limpiamos las lechugas y las troceamos.

Rehogamos los hongos.

Colocamos las lechugas aliñadas mezcladas con los hongos.

Salteamos las cigalas y las colocamos sobre las lechugas añadiendo el aceite de albahaca sobre las cigalas.

Reducimos el vinagre de Jerez y lo dejamos enfriar.

Añadimos unas gotas del vinagre sobre las cigalas y las lechugas.

Colocamos las lascas de queso por encima.

Acabado del plato

Podemos elegir un plato de pizarra negro para emplatar, ya que los contrastes le darán una alegría importante.

Añadir una copa de vino tinto (120 ml) para completar el plato.

DÍA 3

COMIDA: HAMBURGUESA DE SALMÓN Y GAMBAS (4 bloques)

Ingredientes

80 g de salmón fresco en lomo sin espinas
40 g de colas de gambas peladas
2 cucharadas de cebolleta picada
1 pepinillo en vinagre
1 huevo
1 pan de pita (27 g)
2 cucharadas de cebolleta picada
1 cucharada de perejil picado
lechuga
1 tomate
2/3 de cucharada de mahonesa
2 cucharaditas de aceite de oliva.

Elaboración

Picamos el salmón fresco en trocitos muy pequeños, las colas de gambas, la cebolleta y el pepinillo. Lo metemos en un bol y añadimos el huevo, el perejil y la sal. Lo mezclamos todo.

Hacemos una bolita y la chafamos dándole la forma a la hamburguesa.

Añadimos el aceite a la sartén y hacemos la hamburguesa.

Calentamos el pan de pita y lo abrimos por la mitad.

Acabado del plato

Ponemos la hamburguesa entre los dos panes y añadimos la mahonesa.

Servimos en el plato junto con ensalada variada.

Para completar los hidratos de carbono, añadiremos una pieza de fruta pequeña de postre (véase listado de alimentos en el Apéndice J).

TENTEMPIÉ: CERVEZA, QUESO MANCHEGO Y ACEITUNAS (1 bloque)

Ingredientes

1 cerveza (150 ml)
30 g de queso manchego
(contenido <30% MG)
3 aceitunas

CENA: FILETES DE MERLUZA RELLENOS DE CIGALAS (3 bloques)

Ingredientes

1 cola de merluza de 115 g
3 colas de cigalas (15 g)
1 loncha de jamón ibérico (9 g)
2 tazas de setas de cardo frescas
½ taza de espárragos verdes
(135 g en crudo)
6 cacahuetes picados
2 cucharadas de vinagre de sidra
2 cucharadas de zumo de limón
2 cucharaditas de aceite de oliva
virgen extra
½ copa de vino blanco (60 ml)
sal

Elaboración

Abrimos la colita de merluza en dos partes iguales y la sazonamos.

Salteamos las setas picadas junto con el jamón, también picado, y añadimos el vino blanco, lo dejamos reducir y reservamos.

Colocamos un lomo de merluza en una bandeja y colocamos encima las setas con jamón y sobre ellas las colas de cigalas con un poco de sal, y tapamos con el otro lomo de merluza.

Metemos en el horno, previamente precalentado a 150 grados.

Pasados 15 minutos aproximadamente, sacamos la merluza del horno, espolvoreamos el cacahuete picado y ligeramente pasado por sartén caliente pero sin aceite, sólo para tostar y potenciar su sabor.

Acabado del plato

Añadimos por encima el vinagre de sidra y el zumo de limón. Lo ligamos todo en la bandeja y servimos en un plato, salseando por encima de la merluza.

Para completar los hidratos de carbono, acompañaremos el plato con una copa de vino tinto (120 ml)

DÍA 4

COMIDA: RAGÚ DE PAVO CON FRUTOS ROJOS (3 bloques)

Ingredientes

90 g de pechuga de pavo
1 taza de calabacín (320 g en crudo)
½ taza de zanahorias (60 g en crudo)
½ taza de pimiento rojo (75 g en crudo)
½ taza de pimiento verde (75 g en crudo)
½ taza de fresas (85 g en crudo)
¼ taza de frambuesas (35 g en crudo)
25 ml de vinagre de frambuesa
35 ml de oporto
50 ml de caldo de ave
sal
pimienta
3 cucharaditas de aceite de oliva virgen extra

Elaboración

Cortamos el calabacín, las zanahorias y los pimientos en dados, todo por separado.

Salteamos las verduras también por separado puesto que cada una tiene una cocción diferente, lo dejamos al dente y reservamos.

Cortamos la pechuga de pavo en cuadrados de 2 × 2 cm, lo salpimentamos y salteamos.

Añadimos el vinagre de frambuesa, dejamos que se evapore un poco. Regamos con el oporto, dejamos que se evapore el alcohol y lo mojamos con el caldo de ave.

Agregamos las verduras salteadas y cocinamos todo 2 minutos.

Partimos los frutos rojos por la mitad y los añadimos.

Acabado del plato

Servimos en plato hondo, decoraremos con unas ramitas de romero o tomillo.

TENTEMPIÉ: TOSTA DE JAMÓN (1 bloque)

Ingredientes

1 rebanada de pan de centeno tipo Wasa
30 g de jamón york sin almidón
1 cucharadita de aceite de oliva virgen extra

CENA: LENGUADO A LA PLANCHA CON VERDURAS Y PUERRO FRITO (3 bloques)

Ingredientes

1 lenguado de 135 g
1/2 taza de puerro (85 g en crudo)
2 tazas de calabacín (640 g en crudo)
3/4 taza de espárragos verdes (200 g en crudo)
1/2 taza de zanahorias en rodajas (60 g en crudo)
1/2 taza de cebolleta (40 g en crudo)
3 cucharaditas de aceite de oliva virgen extra
sal, cebollino

Elaboración

Troceamos los espárragos, el calabacín y lo cortamos en bastones aprovechando la parte verde.

Pelamos las zanahorias dejando la parte del tallo.

Cocemos las verduras por separado dejándolas al dente, enfriamos y reservamos.

Limpiamos el puerro dejando sólo la parte blanca y lo cortamos en trozos de unos 5 cm. Lo cortamos en juliana muy fina y lo rehogamos con la cebolleta hasta que esté dorado.

Añadimos sal.

Hacemos el lenguado a la plancha, dándole un punto de jugosidad. (Nota: No cocinar mucho para que no se seque, que el lenguado se pasa con facilidad.)

Acabado del plato

Colocamos las verduras en el plato y sobre ellas, el lenguado.

Por encima colocamos el puerro en juliana y la cebolleta rehogados.

Decoraremos con cebollino picado alrededor del plato

DÍA 5

COMIDA: TALLARINES DE CALAMAR CON ESPÁRRAGOS VERDES Y BERBERECHOS (3 bloques)

Ingredientes

1 calamar de 110 g
Berberechos con cáscara 150 g (netos unos 25 g)
2 tazas de espárragos verdes (540 g en crudo)
1 diente de ajo
50 ml de caldo de pescado
50 ml de vino blanco
cebollino
sal
2 cucharaditas de aceite de oliva virgen extra
1/3 de cucharada de mahonesa

Elaboración

Limpiamos el calamar, lo abrimos por la mitad, lo envolvemos en papel transparente y lo metemos en el congelador. Cuando esté medio congelado, lo cortamos en tiras muy muy finas, a ser posible en cortadora de fiambres.

Cortamos los espárragos en juliana muy fina y reservamos.

Limpiamos los berberechos poniéndolos a remojo en agua y sal. Cambiar cuantas veces sea necesario hasta que el agua salga limpia.

En una sartén doramos el ajo picado, añadimos los berberechos depurados y lo regamos con vino blanco, dejamos evaporar el alcohol y lo mojamos con el caldo de pescado, dejándolos hasta que se abran.

Salteamos los tallarines a fuego vivo en una sartén de base ancha, añadimos sal y reservamos.

Hervimos los espárragos en el jugo de los berberechos durante 1 minuto y lo retiramos.

Acabado del plato

En el centro del plato colocamos un hilo de mahonesa que cruce el plato.

Colocamos los espárragos en el centro del plato.

Encima del hilo de mahonesa se colocan los tallarines y los berberechos alrededor. Le añadimos un hilo de su propio jugo y espolvoreamos con cebollino picado.

Completar el plato con una pieza de fruta pequeña.

TENTEMPIÉ: KIWI CON QUESO FRESCO (1 bloque)

Ingredientes

1 kiwi (100 g en crudo)
30 g de queso fresco bajo en grasa
3 almendras

CENA: SOPA DE FRESAS CON QUESO FRESCO Y PIÑONES (3 bloques)

Ingredientes

1 taza de fresas maduras (170 g en crudo)
½ cucharada de azúcar (8 g)
El zumo de 1 naranja pequeña
90 g de queso fresco tipo Burgos
24 piñones

Elaboración

Separamos 5 fresas. El resto las colocamos en un bol junto con el azúcar y el zumo de naranja y lo ponemos al baño María a fuego muy lento, hasta que suelte todos los jugos, en torno a los 30 minutos.

La fruta ha de estar blanda. Trituramos y colamos por un chino y dejamos enfriar.

Cortamos el queso fresco en daditos y laminamos las fresas que habíamos reservado.

Acabado del plato

En un plato sopero de cristal colocamos los daditos de queso, las fresas laminadas y los piñones. Con una jarrita servimos la sopa de fresas muy fría por encima.

DÍA 6

COMIDA: VIEIRAS SOBRE CREMA DE COLIFLOR (3 bloques)

Ingredientes

135 g de vieiras (peso en crudo, escurrido)
2 tazas de coliflor (330 g en crudo)
1 taza de pimiento asado (150 g en crudo)
1 tomate raf (300 g en crudo)
8 piñones
2 cucharaditas de aceite de oliva virgen extra

Elaboración

Cocer la coliflor y escurrirla muy bien para eliminar el agua.

Picar el pimiento y rehogar.

Mezclar la coliflor aplastándola con el tenedor y mezclarla con los pimientos y los piñones.

Picar el tomate en dados y ponerlo como base, en el molde donde se va a servir, y poner encima la mezcla de la coliflor.

Hacer las vieiras a la plancha y colocarlas encima de la mezcla.

Acabado del plato

Podemos ponerlo en copas de cristal, donde el contraste de los colores y el brillo de cristal dará un toque muy elegante.

Decoraremos con unas ramitas de cebollino.

TENTEMPIÉ: TOSTA DE MOZZARELLA (1 bloque)

Ingredientes

1 rebanada de pan de centeno tipo Wasa
30 g mozzarella
1 cucharadita de aceite de oliva virgen extra

CENA: SALTEADO DE SETAS CON PATATAS GRATINADAS (3 bloques)

Ingredientes

1 taza de boletus
1 taza de setas de cardo
2/3 de taza de patatas (100 g en crudo)
30 g de jamón ibérico
1 huevo
20 g de queso parmesano
perejil
ajo
3 cucharaditas de aceite de oliva virgen extra

Elaboración

Limpiamos bien las setas, los boletus los cortamos en cuadrados y las setas de cardo las cortamos en juliana.

Cortamos el jamón en cuadraditos pequeños. Reservamos.

Picamos el ajo.

Pelamos y cortamos las patatas del mismo tamaño que los boletus.

Salteamos por separado los boletus y las setas, ya que cada uno tiene un punto de cocción diferente.

Una vez salteadas, las juntamos, añadimos sal y reservamos.

En la misma sartén donde hemos salteado las setas, salteamos las patatas a fuego medio, lo dejamos unos 5 minutos y añadimos el jamón y el ajo picadito, lo rehogamos y añadimos las setas y los boletus salteados. Añadimos perejil.

Ponemos en una bandejita toda la masa anterior, le añadimos el queso parmesano rallado y lo ponemos en el horno previamente calentado a 200 grados. Cuando se dore, estará listo para servir.

Añadiremos un huevo una vez esté el plato terminado para que se escalfe con el calor residual. Es un plato elegantísimo y riquísimo.

DÍA 7

COMIDA: SOPA FRÍA DE ESPÁRRAGOS VERDES CON TARTAR DE HUEVO DURO Y SALMÓN (3 bloques)

Ingredientes

1 taza y media de espárragos verdes (400 g en crudo)
1/3 de taza de patata (50 g en crudo)
1/3 de taza de cebolleta (55 g en crudo)
300 ml de caldo de ave
1 huevo
60 g de salmón ahumado
50 ml de vino blanco
1 cucharada de aguacate picado en dados
1/3 de cucharada de mahonesa casera
1 cucharadita de aceite de oliva virgen
cebollino picado

Elaboración

Cocemos el huevo, lo picamos y reservamos.

Cocemos la mitad de los espárragos y los cortamos en cuadraditos una vez fríos.

Picamos el salmón en daditos pequeños a excepción de 1 lámina que reservaremos.

Mezclamos en un bol el aguacate, el huevo, los espárragos, la mahonesa y el salmón. Lo reservamos.

En una cazuela pochamos en el aceite la cebolleta y la patata picadita, le añadimos el resto de los espárragos, lo rehogamos bien y añadimos el vino blanco. Dejamos evaporar el alcohol y añadimos el caldo.

Lo dejamos hervir a fuego lento 15 minutos. Ponemos sal, trituramos y colamos.

Dejamos enfriar.

Acabado del plato

Colocamos el tartar en un plato sopero con ayuda de un molde pequeño; encima de él, colocamos una lámina de salmón.

Añadimos la sopa alrededor y decoramos con cebollino.

TENTEMPIÉ: SÁNDWICH DE ATÚN CON MAHONESA (1 bloque)

Ingredientes

1 rebanada de pan de molde integral
30 g de atún (lata, al natural)
1 aceituna
1 cucharadita de mahonesa light

Elaboración

Escurrir el atún y mezclarlo con la aceituna picada y la mahonesa. Tostar la rebanada de pan de molde y partirla por la mitad formando 2 triángulos. Rellenar con la mezcla. (Nota: también se puede añadir un poco de lechuga picada o unos pepinillos)

CENA: MINIPIZZA DE ANCHOAS CON BONITO Y ACEITUNAS NEGRAS (3 bloques)

Ingredientes

1 pan de pita (27 g)
4 cucharadas de tomate triturado
2 cucharadas de pimiento rojo
2 cucharadas de pimiento verde
3 cucharas de champiñones laminados
1 lata de atún al natural (60 g, peso escurrido aproximadamente)
30 g de anchoas
9 aceitunas negras
sal

Elaboración

Utilizar el pan de pita como base para la pizza.

Colocar el tomate por toda la base y sazonar.

Distribuir el atún desmigado encima del tomate, luego los champiñones limpios y laminados, el pimiento verde y el rojo muy picadito.

Colocar las anchoas decorando la pizza.

Se pican las aceitunas negras en trocitos pequeños y se esparcen por encima.

Introducir en el horno hasta que empiece a dorarse.

Acabado del plato

Decoraremos con un poco de albahaca picada u orégano, en función del gusto.

Lista de la compra para una semana en la Zona Mediterránea

CARNES MAGRAS Y PESCADO

- Pechuga de pollo deshuesada y sin piel
- Huevos, claras de huevo
- Halibut o panga
- Jamón (sin grasa)
- Lomo de cordero (sin grasa)
- Cerdo (sin grasa)
- Redondo de ternera (sin grasa)
- Salmón
- Lubina
- Langostinos
- Pavo
- Ternera

VERDURAS

- Corazones de alcachofa
- Espárragos
- Pimientos rojos
- Brócoli
- Coles de Bruselas
- Cebollinos
- Berenjenas
- Hinojo
- Ajo
- Judías verdes
- Palmito
- Puerros
- Champiñones
- Cebollas rojas
- Calabaza
- Espinacas
- Tomates
- Calabacines

FRUTAS

- Manzanas
- Compota de manzana sin azúcar
- Albaricoques
- Moras
- Arándanos
- Cerezas
- Pomelos
- Kiwis
- Limones
- Naranjas
- Peras
- Piña
- Frambuesas
- Fresas

LÁCTEOS

- Queso cremoso desnatado
- Yogur griego desnatado
- Queso de cabra
- Requesón bajo en grasa (<30% MG)
- Leche semidesnatada o desnatada
- Mozzarella semidesnatada
- Parmesano
- Requesón semidesnatado
- Queso en barra (mozzarella) light
- Yogur natural desnatado

DESPENSA Y NEVERA

- Aceitunas negras
- Almendras
- Albahaca fresca
- Hojas de laurel secas
- Chile en polvo
- Canela molida
- Humus

Aceite de oliva virgen extra
Nueces de Macadamia
Orégano
Pimentón dulce
Perejil
Pimientos rojos
Conservas sin azúcar
Salsa de tomate
Sal
Tomillo molido
Chocolate negro sin azúcar
Vainilla en rama
Caldo de verduras bajo en sodio
Pan crujiente Wasa
Proteína de suero de leche
Vino tinto y blanco

Cada uno de estos siete días en la Zona Mediterránea ilustra la Paradoja de la Zona. Comes mucho pero no demasiadas calorías. Ninguna de las comidas supera las 500 calorías y cada día en la Zona Mediterránea supone menos de 1.500 calorías; sin embargo, ni pasas hambre ni estás cansado porque tu nivel de azúcar en sangre está estabilizado. El consumo máximo de proteínas en cualquier día de la Zona Mediterránea es sólo ligeramente inferior a lo que en la actualidad comen los estadounidenses, y el contenido en fibra es significativamente superior a la dieta típica de Estados Unidos. A esto debo añadir que el contenido total de grasa de la Zona Mediterránea no excede nunca de los 50 gramos diarios, y eso se considera una dieta baja en grasa. Francamente, ¿quién podría quejarse de seguir una dieta como ésta toda la vida?

El ejemplo de una semana en la Zona Mediterránea no es más que para hacerte una idea de lo que sería comer siempre así. Puedes cambiar las comidas muy fácilmente tan sólo sustituyendo unas proteínas por otras. Para los vegetarianos, lo que deben hacer es eliminar los 90 gramos de pollo o buey y sustituirlo por 90 gramos de queso bajo en grasa, seis claras de huevo, 170 gramos de tofu firme o 90 gramos de algún sustituto de la carne hecho de soja (estas dos últimas fuentes de proteínas son para los veganos). Otra opción es sustituir 90 gramos de proteína baja en grasa por 135 gramos de pescado o 170 gramos de algún producto lácteo bajo en grasa. No es muy difícil escribir un extenso libro de cocina de la Zona Mediterránea que pueda adaptarse a cualquier filosofía dietética.

¿Y si pierdes mucha grasa y estás empezando a verte los músculos abdominales? Entonces, simplemente elimina el tentempié de media tarde y sustitúyelo por otra comida de la Zona Mediterránea o le añades un puñado de frutos secos a tu tentempié.

¿Y si quisieras llevar la Zona Mediterránea a su extremo, utilizando sólo ingredientes paleolíticos? ¿Obtendrías mejores resultados? Probablemente. El único problema con la PaleoZona Mediterránea es que puede ser potencialmente aburrida debido a la poca variedad de ingredientes que utilizarías: no puedes tomar alcohol, ni lácteos (leche o queso), ni legumbres, ni cereales. Es un enfoque bastante austero de la Zona Mediterránea, lo que hace que sea más difícil seguirlo durante bastante tiempo (no tomar alcohol suele ser una de las principales causas de queja).

Aunque sigas la versión paleolítica de la Zona Mediterránea, todavía tendrás que complementar tu dieta con ácidos grasos omega-3 y polifenoles para reducir la inflamación celular a sus niveles más bajos y conseguir los marcadores clínicos que definen la Zona. Por supuesto, añadir suplementos antiinflamatorios también te permite vivir un poco más el aspecto más libertino de la dieta y disfrutar de vez en cuando de un vaso de vino tinto, de un capuchino o de algún chocolate negro tradicional que tenga un poco de azúcar y leche para reducir el amargor que produce su alto contenido de polifenoles.

En el capítulo siguiente veremos cómo actúan los suplementos antiinflamatorios para consolidar las bases de la Zona Mediterránea.

6

Suplementos antiinflamatorios para la Zona Mediterránea

La Zona Mediterránea se podría definir como un régimen de alimentación para toda la vida que te ayuda a mantener la respuesta inflamatoria de tu cuerpo dentro de unos parámetros saludables. Lo que hace que la dieta mediterránea sea eficaz para manejar la respuesta inflamatoria son la gran cantidad de polifenoles de las frutas y las verduras y los ácidos grasos omega-3 del pescado, combinados con el consumo moderado de ácidos grasos omega-6 y grasas saturadas.

La Zona Mediterránea refuerza el poder antiinflamatorio de la dieta mediterránea dándole una estructura más sólida, en particular en lo que respecta al equilibrio de proteínas y carga glucémica, para mejorar la respuesta hormonal. Pero para conseguir todas las propiedades antiinflamatorias de la Zona Mediterránea, probablemente tendrás que suplementarla con ácidos grasos omega-3 y extractos ricos en polifenoles purificados.

ÁCIDOS GRASOS OMEGA-3 PURIFICADOS

Hasta hace relativamente poco tiempo, comer mucho pescado era una forma bastante fácil de obtener la cantidad adecuada de ácidos grasos omega-3 mediante la dieta. El pescado era barato y no era peligroso. Pero esos días han terminado. Las nuevas tecnologías para la pesca están acabando con el pescado, y el resultado es que éste es cada vez más caro. Por otra parte, hemos estado usando los mares como vertederos de materias químicas tóxicas que se han ido acumulando en el pescado que comemos. El resultado final de estos dos factores es que comemos menos pescado, lo que significa que tomamos menos ácidos grasos omega-3 antiinflamatorios.

¿Cuántos ácidos grasos omega-3 necesitamos para mantenernos en la Zona? Yo creo que necesitamos un mínimo de 2,5 gramos diarios. No son unos ácidos grasos omega-3 cualesquiera, sino los de cadena larga, el ácido eicosapentaenoico (EPA) y el ácido docosahexaenoico (DHA), que principalmente se encuentran en el pescado y en los aceites de pescado concentrados. El estadounidense tipo consume unos 125 miligramos de EPA y DHA al día, o un 5% de la cantidad mínima que yo recomiendo.

No siempre ha sido así. A principios del sigo XX se consumía bastante pescado, y si tus abuelos no comían mucho pescado, seguramente tus bisabuelos, cuando tus abuelos eran pequeños les dieron una cucharada de aceite de hígado de bacalao al día. Aunque el aceite de hígado de bacalao era uno de los alimentos más repugnantes que haya conocido el ser humano (quizás la única excepción fuera el garo, ¡véase capítulo anterior!), una cucharada diaria de aceite de hígado de bacalao aportaba aproximadamente 2,5 gramos de EPA y DHA. Por desgracia, el aceite de hígado de bacalao de nuestros días está altamente contaminado con toxinas, especialmente de bifenilos policlorados (PCB). Además, estas sustancias químicas tóxicas tampoco han mejorado su sabor.

Podrías comer más pescado para conseguir los niveles mínimos de EPA y DHA para la Zona Mediterránea, pero para conseguir 2,5 gramos al día, tendrías que comer:

- 2,70 kilos de langosta al día
- 900 gramos de atún al día
- 150 gramos de salmón de piscifactoría al día

Cada una de estas soluciones encierra sus problemas. Empecemos por la langosta. Es cara y apenas tiene EPA y DHA. A la gente le gusta porque no sabe a pescado, pero salvo que no tengas problemas de presupuesto y te apasione el marisco, no va a funcionar. El atún es más fácil de conseguir, pero tiene mercurio. De hecho, la EPA (Environmental Protection Agency) recomienda que no comas más de 170 gramos de albacora («atún blanco») o 340 gramos de atún en conserva a la semana. El salmón de piscifactoría tiene menos mercurio pero muchos PCB. (Aclaración: el 95% del salmón que consumimos es de piscifactoría. Por desgracia, lo alimentan con aceite de pescado rico en PCB, por lo que el producto final que consumes en un restaurante contiene cinco veces más PCB que el salmón salvaje más caro.)

Una mejor forma de garantizar que ingieres los 2,5 gramos de EPA y DHA al día que tomaban tus abuelos con su cucharada de aceite de hígado de bacalao es tomar ácidos grasos omega-3 ultrarrefinados y purificados, que no tienen mercurio y contienen una dosis muy baja de PCB.

Esto es más engañoso de lo que parece, porque las toxinas solubles en grasa (PCB, las dioxinas y los ignífugos, por ejemplo) del pescado se concentran en el aceite de pescado crudo cuando se realiza su extracción. Se sabe que estos componentes son neurotóxicos, carcinógenos y que alteran el sistema endocrino. Esto significa que dañan el sistema nervioso, aumentan la incidencia de cáncer y provocan alteraciones hormonales, como hacerte engordar. Puedes considerar el aceite de pescado crudo como el desecho del mar, un vehículo que recoge las toxinas solubles en grasa. Cuando estas toxinas entran en el cuerpo van directamente a los órganos más grasos y se quedan allí. Los órganos diana son principalmente el cerebro y los órganos ricos en células adiposas (principalmente, el tejido adiposo).

La solución para eliminar esta contaminación producida por los aceites de pescado se desarrolló hace quince años con la incorporación de nuevas y sofisticadas tecnologías de refinamiento que no sólo eliminaban la mayoría de las toxinas, sino también los ácidos grasos omega-3 concentrados. Por desgracia, en la manufacturación de la mayoría de los productos de aceite de pescado que hay en el mercado no se utiliza esta sofisticada tecnología, por lo que sigue habiendo una advertencia al consumidor que compra suplementos de ácidos grasos omega-3 en el supermercado o en su tienda de productos naturales habitual. Si somos conscientes de esto, ¿qué deberíamos observar en un suplemento de aceite de pescado?

Los primeros factores son el color, el olor y el sabor. Hay muchos buenos conocedores del vino pero muy pocos del aceite de pescado (resulta que yo soy uno de ellos). La mejor forma de probar si un vino es bueno es idéntica a la que se utiliza para probar si el aceite de pescado es bueno. Del mismo modo que el vino ha de ser de color claro a la vista, el aceite de pescado refinado también ha de serlo. Si la cápsula de aceite de pescado tiene un color turbio, puedes estar seguro de que el aceite que contiene probablemente esté contaminado de toxinas como PCB.

¿Por qué son tan perjudiciales los PCB? Los PCB son unos compuestos que se encontraban en el líquido aislante que llevaban los transformadores eléctricos durante el siglo XX. En aquellos tiempos se creía que eran sustancias químicas inertes. No obstante, en 1979 se prohibió la producción de PCB en Estados Unidos, y al final, en 2001 se prohibió en todo el mundo debido a su toxicidad. Por desgracia, ya se habían vertido millones de kilos de PCB en lagos, ríos y mares. Puesto que los PCB son prácticamente indestructibles (ésa es la razón por la que eran tan buenos aislantes para los transformadores eléctricos), se acumulan a través de la cadena alimentaria marina, y al final acaban en estado concentrado en el pescado. Cuando comes pescado, que está en la cúspide de la cadena alimentaria, estás ingiriendo muchos PCB. La única forma de medir los PCB es con unos equipos de análisis extraordinariamente caros.

Por eso no debes fiarte nunca de que ningún fabricante de aceite de pescado del mercado te diga la verdad. Cuando escribí mi libro *En la Zona con omega 3 Rx*, que inició la revolución del aceite de pescado hace ya más de una década, advertí de este problema. Desde entonces hay más personas que consumen aceite de pescado convencidas de que éstos son puros. Hay cuatro secretos sucios sobre el aceite de pescado que debes conocer:

Secreto sucio número 1. Todos los aceites de pescado contienen PCB.

El vertido de agentes químicos industriales (como los PCB) en ríos y mares durante las dos últimas generaciones garantizan que todo el pescado del mundo está contaminado. Afirmar que un aceite de pescado no tiene PCB es una mentira. Las compañías farmacéuticas que venden productos de aceite de pescado que requieren prescripción facultativa suelen afirmar que su aceite no tiene PCB. Es una buena estrategia de marketing, pero no es científica. Aunque los productos de aceite de pescado que van con receta tengan menos cantidad de PCB que los que comprarías en un supermercado o en una tienda de productos naturales, no es cierto que estén por completo limpios de esta toxina.

Recientemente, el estado de California ha empezado a exigir que se advierta en las etiquetas de los alimentos (eso incluye el aceite de pescado) si el producto contiene más de 90 nanogramos de PCB en una cantidad diaria recomendada. Un nanogramo (ng) es como una gota de agua en una piscina grande. La cantidad de PCB que hay en muchas marcas populares de aceite de pescado, que recomiendan que se tome más de una cápsula al día, obligaría al fabricante a poner una etiqueta en su producto advirtiendo de que puede ser perjudicial para la salud. De hecho, en 2010 los ecologistas denunciaron a ocho fabricantes de aceite de pescado porque no revelaban la verdadera cantidad de PCB de sus productos. Declaraban menos del 4% del total de 209 isómeros de PCB para poder cumplir las nuevas reglamentaciones de California. Los fabricantes de aceite de pescado perdieron el pleito, y ahora todos los productos de aceite de pescado han de hacer constar la verdadera cantidad de PCB.

Cuando *Consumer Reports*, una conocida revista estadounidense sobre consumo, investigó una serie de aceites de pescado para su número de enero de 2012, sus investigadores descubrieron que varias marcas estadounidenses tenían unas dosis tan altas de PCB que bastaba con una o dos cápsulas para exceder la cantidad máxima total de PCB autorizada por el estado de California. Antes de tomarte tu siguiente cápsula de aceite de pescado, visita la página web del fabricante y busca en los datos técnicos la proporción de esos 209 isómeros de PCB que contiene ese lote concreto de producto. Si no consta allí ese lote, da por supuesto que la cantidad total de producto que deberías consumir es aproximadamente 1 gramo (que suele ser una cápsula). Desafortunadamente, una cápsula al día de aceite de pescado está bastante lejos de mi recomendación de 2,5 gramos de EPA y DHA al día, pero al menos estarás evitando la acumulación de PCB en tus tejidos adiposos y en tu cerebro.

Secreto sucio número 2. El aceite de pescado «natural» suele ser antinatural.

Al aceite de pescado natural le basta con ser calentado para liberar las grasas del pescado almacenadas. Por desgracia, el nivel máximo de ácidos grasos omega-3 de estos aceites naturales de pescado nunca es superior al 30% del total de ácidos grasos. El aceite de pescado natural, sin embargo, se puede refinar para conseguir un producto mucho más concentrado en ácidos grasos omega-3. Cuanto más refinado sea el aceite de pescado, mayor cantidad de ácidos grasos omega-3 y menor cantidad de PCB contendrá, respecto a los aceites de pescado naturales (en particular el aceite de hígado de bacalao). Éste es uno de los casos en que lo refinado es mejor que lo «natural».

Además, otros «aceites de pescado» (como el aceite de krill) no son realmente aceites de pescado. El krill es un pequeño marisco que primero se disuelve en gasolina (hexano) y que luego se trata con líquido para quitar el esmalte de uñas (acetona), para obtener el producto final. Éste es el procedimiento mediante el cual se purifica la lecitina de soja, un emulsionante que se utiliza en muchos alimentos preenvasados, desde la margarina baja en grasa hasta los aceites en spray para cocinar. (Éste es otro de los pequeños secretos de la industria de los alimentos naturales.) Una considerable cantidad de los ácidos grasos del aceite de krill son en realidad ácidos grasos libres que pueden ser fácilmente oxidables. Así que, además de tener muy pocos ácidos grasos omega-3 en comparación con los concentrados de aceite de pescado y de tener unos ácidos grasos altamente oxidables, el aceite de krill también tiene PCB.

Para eliminar los PCB de cualquier aceite de pescado o de krill, primero debe transformarse en éster etílico del extracto de aceite de pescado crudo. Para esto necesitarás alcohol etílico (etanol), que a diferencia del hexano o de la acetona no es especialmente perjudicial (puesto que el etanol es el alcohol del vino). Con este éster etílico puedes destilar la gran mayoría de los PCB restantes, haciendo que sea apto para el consumo (véase Secreto sucio número 1). La gran mayoría de los estudios clínicos realizados con ácidos grasos omega-3 se han hecho con concentrados de dichos ácidos, formados con éster etílico purificado bajo en PCB.

Actualmente hay una fuerte corriente de marketing que describe los triglicéridos «naturales» como si fueran superiores a los etil éster. Es verdad que se puede procesar los etil éster para dar lugar a triglicéridos reconstituidos, pero éstos ya no son naturales. De hecho, debemos considerarlas como «grasas tipo Frankenstein». La primera razón para esta afirmación es que el manipulado extra que se requiere para obtener el triglicérido reconstituido degrada los ácidos grasos omega-3 altamente concentrados. Esto se puede ver porque el triglicérido reconstituido tiene un color amarillento, al contrario que el etil éster, que mantiene un color transparente. El color amarillo procede de los ácidos grasos oxidados. La segunda razón es la posición que adoptan los ácidos grasos omega-3 en el triglicérido reconstituido, que es ahora totalmente diferente y es una configuración que no existe en la naturaleza. En el aceite de pescado natural los ácidos grasos omega-3 se concentran en la posición 2 de la molécula del triglicérido. Las enzimas que rompen un triglicérido natural en ácidos grasos libres y glicerol actúan sólo en las posiciones 1 y 3, por lo que el resultado es un monoglicérido de un aceite de pescado natural que contiene prácticamente todos los ácidos grasos omega-3, es más estable y puede ser resintetizado de manera natural otra vez en un triglicérido real. Por otro lado, un triglicérido reconstituido tiene los ácidos grasos omega-3 distribuidos en cualquiera de las 3 posiciones. Esto significa que los ácidos grasos omega-3 en las posiciones 1 y 3 que se liberan como ácidos

Triglicéridos naturales

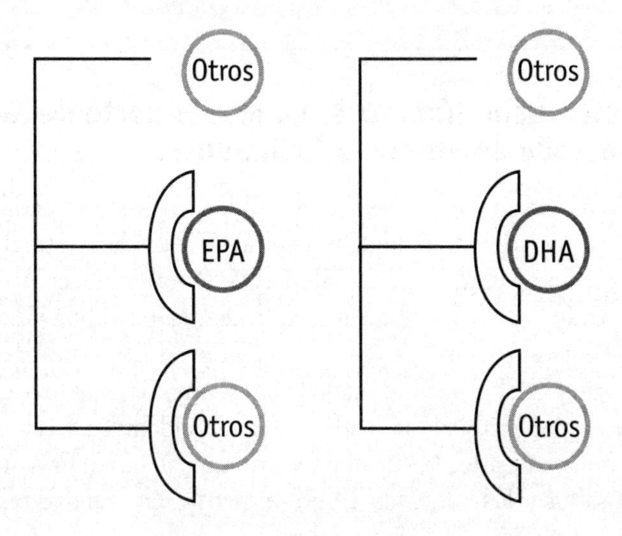

grasos libres por las enzimas del cuerpo son más inestables, es decir, se pueden oxidar más rápidamente en compuestos potencialmente tóxicos. El resultado es que estos triglicéridos «naturales», no son naturales de ninguna manera. Esto puede explicar por qué todas las marcas farmacéuticas que contienen omega-3 son en forma de etil éster, a diferencia de las grasas tipo Frankenstein reconstituidas.

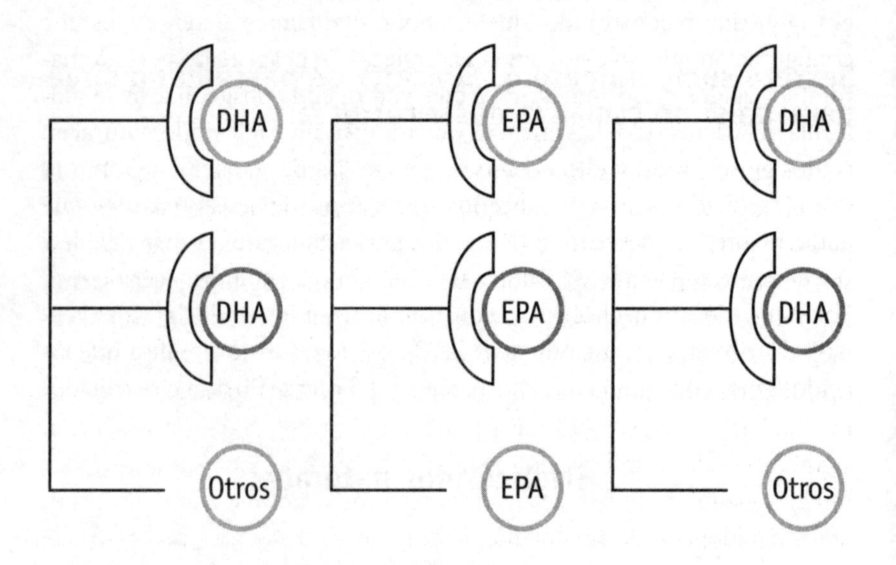

Secreto sucio número 3. La mayor parte del aceite de pescado se enrancia fácilmente.

La frescura de cualquier aceite comestible viene determinada por su grado de ranciedad. Esto se mide por su nivel de oxidación total (Totox). La Organización Mundial de la Salud (OMS) ha establecido que el nivel máximo de Totox sea de 26 miliequivalentes por kilo (mEq/kg). Cualquier Totox superior a eso indica que el producto está rancio. Muchos aceites de pescado poco refinados tienen un olor muy fuerte por la presencia de productos de la oxidación como aldehidos y cetonas. Por eso para comercializarlos les añaden sabores que no hacen más que enmascarar su sabor y los etiquetan como «frescos». En realidad, estos sabores enmascaran el sabor del aceite de pescado que con frecuencia excede los límites de Totox, que hacen que no sea apto para el consumo humano según las normativas de la Organización Mundial de la Salud. Puesto que los ácidos grasos omega-3 se oxidan muy fácilmente (incluso después de haber sido encapsulados o embotellados), la única forma de garantizar que un producto de aceite de pescado no está rancio es haciéndole la prueba del Totox después de su embotellamiento o encapsulación. Un buen fabricante de aceite de pescado indicará en su página web tanto la cantidad de PCB como de Totox de cada lote que venda.

Secreto sucio número 4. El aceite de pescado no sirve de nada si no tomas la dosis correcta.

La dieta típica estadounidense en tan baja en ácidos grasos omega-3 y tan rica en ácidos grasos omega-6 que es necesario tomar mucho aceite de pescado purificado para que se note el efecto. Puesto que los ácidos grasos omega-6 son el tipo de caloría más barato que se conoce, representan el producto más omnipresente en la dieta estadounidense. Para equilibrar mejor los ácidos grasos omega-6 con los omega-3, un estadounidense tipo tendría que comer mucho pescado (como los japoneses) o tomar muchos ácidos grasos omega-3 purificados para lograr una reducción significativa de la inflamación celular. Ésta es la razón por la que hay muchos estudios clínicos realizados con el pescado que han dado resultados paradójicos. Normalmente, la dosis de ácidos grasos omega-3 que consumen los participantes suele ser demasiado baja como para equilibrar los ácidos grasos omega-3 y omega-6 y conseguir reducir la inflamación celular. Si das una dosis placebo de ácidos grasos omega-3, obtendrás resultados placebo.

La única forma en que puedes determinar que estás comiendo suficiente pescado o aceite de pescado (ambas cosas bastante improbables) o de que estás tomando demasiados ácidos grasos omega-6 de aceites vegetales (bastante probable) es mediante un análisis de sangre. Concretamente, debes fijarte en el nivel del ácido graso omega-6 (AA) o ácido araquidónico, que es el principal indicador del grado de respuesta proinflamatoria en el cuerpo, respecto al nivel de ácido graso omega-3 (EPA) o ácido eicosapentaenoico, que es el principal indicador del grado de resolución de la respuesta antiinflamatoria en el cuerpo. Para conseguir una respuesta inflamatoria saludable, estos dos ácidos grasos han de estar compensados. Esto podrás comprobarlo haciéndote un análisis de sangre donde te midan el ratio de AA/EPA. Cuanto más bajo sea el ratio de AA/EPA, menos inflamación celular. Considero que este marcador clínico es uno de los más importantes para saber si alguien está en la Zona, y por eso recomiendo hacer esta prueba.

Idealmente, tendrías que tomar suficientes ácidos grasos omega-3 para que el ratio de AA/EPA en sangre estuviera entre 1,5 y 3. (Véase tabla en el capítulo 3.) Cuanto más bajo sea el ratio de AA/EPA, menor será la exposición de tu cuerpo a la inflamación celular. El ratio de AA/EPA de los japoneses, que es la población más longeva del mundo y con menos problemas de salud asociados al envejecimiento (es decir que envejecen mejor) es de 1,5. Para los estadounidenses el ratio medio de AA/EPA es de aproximadamente 20. Durante muchos años la población mediterránea ha estado entre estos dos valores de referencia. No obstante, en un estudio reciente realizado en Italia se ha observado que la población anciana todavía tenía un ratio relativamente bajo de AA/EPA (aproximadamente 10), pero cuanto más joven era la población más se parecían sus niveles a los de los estadounidenses (20). En España la media es de 13 (datos ofrecidos por Laboratorios Teletest, 2015). Nuestras epidemias gemelas de obesidad y diabetes son consecuencia directa del creciente desequilibrio entre el AA y el EPA en nuestro cuerpo, que es lo que ha conducido al aumento de la inflamación celular. Como podrás ver por los cambios en el ratio de AA/EPA de la población italiana (especialmente, de la generación más joven) y española, el problema estadounidense de la inflamación celular se está expandiendo hacia el Mediterráneo. Esto podría constituir la razón por la que, en tan sólo una generación, los niños italianos han pasado de ser los que menos grasa tenían a ser los más gordos de Europa.

La cantidad de aceite de pescado rico en ácidos grasos omega-3 que debes tomar para controlar la inflamación celular dependerá de lo estricto que seas con tu Zona Mediterránea. Cuanto más controles la inflamación inducida por la dieta a través de la Zona Mediterránea, menos cantidad de ácidos grasos omega-3 purificados necesitarás para reducir la inflamación celular. Por una parte, cuantos más hidratos de carbono blancos (pan, pasta, arroz y patatas) comas y más ácidos grasos omega-6 (de aceites vegetales) consumas, más cantidad de ácidos grasos omega-3 necesitarás para restaurar la proporción necesaria de AA/EPA hasta alcanzar un ratio con el que puedas lograr una respuesta inflamatoria saludable y equilibrada en tu cuerpo.

Mi libro *En la Zona con omega 3 Rx* tenía el subtítulo de *El milagro del aceite de pescado ultraconcentrado.* Voy a exponer tres ejemplos del poder que tiene tomar grandes dosis de suplementos de ácidos grasos omega-3, que justifican ese subtítulo.

EJEMPLO 1. Probablemente, la lesión más grave que pueda sufrir el cerebro sea un traumatismo cerebral que conduzca a un coma profundo. La probabilidad de salir de ese coma suele ser nula. Mi primera experiencia con uno de estos pacientes fue en 2006, tras la catástrofe de la Mina de Sago (Virginia del Oeste), en la que trece mineros quedaron atrapados durante cuarenta y una horas en una galería rodeada de altos niveles de monóxido de carbono. Cuando por fin rescataron a los mineros, sólo quedaba uno con vida, Randall McCloy, pero en estado casi terminal. Fue trasladado inmediatamente al centro nacional para traumatismos cerebrales más cercano, que estaba bajo la dirección de Julian Bailes, uno de los mejores neurocirujanos del país. Cuando examinaban a Randall en el centro, sufrió una insuficiencia cardíaca, renal, hepática y cerebral. La insuficiencia cerebral se debía a la exposición durante más de cuarenta horas a niveles muy altos de monóxido de carbono que había destruido gran parte de la materia blanca de su cerebro. Esa noche me llamó Julian para decirme que había leído mi libro *En la Zona con omega 3 Rx* y que pensaba que el aceite de pescado podría salvar a Randall McCloy de la muerte. Le dije que debía empezar con una dosis de 15 gramos de EPA y DHA al día, y su respuesta fue: «Dios mío, morirá por hemorragia». Le aseguré a Julian que Randall no se desangraría porque controlaríamos constantemente mediante análisis de sangre que su ratio de AA/EPA no bajara nunca de 1,5, que es el ratio medio de la población japonesa, y los japoneses no se desangran. Esa noche le envié por avión varias botellas de ácidos grasos omega-3 ultrarrefinado y purificado. Julian todavía tenía que convencer a los otros miembros del equipo médico para aplicar esas dosis de ácidos grasos omega-3, pero les convenció de que era la única esperanza para Randall.

Cada día le daban 15 gramos de ácidos grasos omega-3 purificados a través del tubo por donde le alimentaban. En todo ese tiempo se controló constantemente su ratio de AA/EPA y nunca bajó de 3. A los dos meses de tomar el aceite de pescado ultraconcentrado, salió del coma. Le siguieron dando la misma dosis oral, con una cuchara de sopa, puesto que ya no estaba entubado. A los cuatro meses del desastre en la mina, fue dado de alta. Su corazón, riñones e hígado funcionaban con normalidad, y dio un discurso ante los medios que nada tenía que envidiar al de cualquier político. La prensa lo calificó de milagro, pero en realidad fueron las grandes cantidades de ácidos grasos omega-3 ultraconcentrados los que redujeron la inflamación en su corazón, riñones, hígado y, por supuesto, también en su cerebro.

¿Fue una casualidad? Seguramente no. Puesto que desde entonces, Julian Bailes ha utilizado el mismo protocolo para salvar a otros pacientes de la muerte. A pesar de todo, cuando ofrezco ese mismo aceite de pescado gratuitamente a facultades de medicina para que lo utilicen en sus pacientes con graves traumatismos cerebrales, suelo recibir una educada respuesta negativa porque temen que sus pacientes mueran por hemorragia.

EJEMPLO 2. Los traumatismos cerebrales severos son una cosa, pero ¿qué sucede con los traumatismos cerebrales que vemos en las conmociones cerebrales? Muchos exjugadores de la Liga de Fútbol Americano han sufrido conmociones cerebrales. He tenido la oportunidad de trabajar con muchos de estos exatletas de la NFL (National Football League), pero uno de los casos más interesantes es el de George Visger. George jugó en el San Francisco 49ers a principios de la década de 1980. Cuando le conocí hace nueve años, ya le habían intervenido nueve veces para aliviarle la inflamación constante que padecía en el cerebro, provocada por los traumatismos en la cabeza que le había ocasionado la práctica del fútbol americano, y apenas tenía memoria reciente. Se pasaba el día escribiendo extensas notas de todo lo que hacía cada hora, así al día siguiente podía releerlas y tener algún recuerdo de su vida. Le expliqué que basándome en los casos de pacientes con graves traumatismos cerebrales, como el de Randall McCloy, sabía que los ácidos grasos omega-3 ultraconcentrados podrían ayudarle. Puesto que apenas tenía memoria a corto plazo y a esto se sumaba su TDAH (trastorno por déficit de atención e hiperactividad), empecé a darle la misma cantidad de ácidos grasos omega-3 que utilizaba con los niños con TDAH y para los que tenían traumatismos cerebrales graves (15 gramos de EPA y DHA al día). Dentro de un período relativamente corto, la memoria reciente de George fue mejorando de manera notable hasta que un día me dijo que recordaba lo que había hecho el día anterior sin haber escrito nada. Actualmente, George es un apasionado y consumado orador que aboga por tratamientos más eficaces para las personas que viven con las secuelas a largo plazo de la conmoción cerebral.

EJEMPLO 3. Otra extensión del cerebro que a veces nos olvidamos de tener en cuenta es nuestra vista. El mayor temor que tienen la mayoría de las personas al envejecer es la demencia. Su segundo gran temor es quedarse ciegas. La primera causa de ceguera cuando envejecemos es una enfermedad asociada a la edad denominada degeneración macular asociada a la edad (DMAE), es la principal causa de ceguera después de los cincuenta años. No existe tratamiento para esta condición. Cuando la tienes, tarde o temprano acabas ciego.

Para determinar el potencial del aceite de pescado ultraconcentrado para tratar la DMAE, utilizamos de 5 a 10 gramos de ácidos grasos omega-3. En esta enfermedad el éxito del tratamiento se evalúa fácilmente probando la capacidad del paciente para leer las letras de la tabla de la consulta de cualquier oftalmólogo, como la que se usa para la prueba del carné de conducir. Si la visión mejoraba un 10%, supondría todo un acontecimiento médico. El resultado del tratamiento fue una mejoría del cien por cien; a los investigadores les costó mucho creerlo, incluso después de que se publicara en una revista médica revisada por profesionales. Sin embargo, para los pacientes que recuperaron su vista fue un milagro. No es de extrañar que cuanta más cantidad de ácidos grasos omega-3 ingerían, más y más rápido mejoraba su vista.

Esto no significa que empieces a comprar cajas de aceite de pescado en tu tienda de productos naturales o supermercado. Por una parte, es probable que tengan muchos PCB. Por la otra, tal vez no sean aptos para el consumo humano debido a su elevado Totox. Puesto que vas a necesitar una gran cantidad de omega-3, necesitas aceite de pescado excepcionalmente purificado. Estoy seguro de que no quieres ingerir muchos PCB, aldehidos ni cetonas. (Tal como he explicado en el Secreto sucio número 3, los aldehidos y cetonas son productos tóxicos de la oxidación, además de generar los olores que se asocian al enranciamiento.)

Si se puede tratar el cerebro, se puede tratar cualquier órgano que esté inflamado. Para cerciorarte de que tomas suficiente cantidad de ácidos grasos omega-3 y tranquilizar a tu médico de que no te vas a morir de una hemorragia (y te garantizo que no será así), debes revisar tu ratio de AA/EPA una vez al año.

Puede que te estés preguntando «¿Haría esto por mi madre?» Bueno, pues yo lo hice. Mi madre desarrolló cáncer de pulmón a los 84 años (hacía cuarenta años que había dejado de fumar). Le dije que posiblemente no podría detener el cáncer, pero le garantizaba que no sufriría. Éste es siempre el gran temor de los pacientes de cáncer porque, cuando se extiende a otros órganos (especialmente los huesos), suele ir acompañado de mucho dolor que destruye la dignidad en la vida del paciente. Para cumplir mi promesa le di 40 gramos de EPA y DHA al día. Aunque murió al cabo de un año, hasta su último día estuvo sin dolor y con buen estado de ánimo. Ese año dio a todos la oportunidad de que le dijeran todas las cosas que le quisieran decir, que le volvieran a contar historias de la familia, y se rió con los mismos chistes con los que nos habíamos reído durante décadas. Fue una forma extraordinaria de poner punto final a toda una vida de recuerdos. Esto fue algo que no pude hacer con mi padre porque murió repentinamente de un infarto de miocardio a los 53 años, casi cuarenta años antes. Mi madre murió durmiendo, aproximadamente al cabo de un año de haber sido diagnosticada de cáncer, por una disfunción orgánica múltiple (debida a la metástasis del cáncer). No tengo la menor duda de que es así cómo me gustaría acabar mis días, en mi propia cama y con dignidad.

¿Y si lo único que quieres es vivir más? Una de las mejores formas de aumentar la longevidad es alargar la longitud de los telómeros que se encuentran al final de tu ADN. Su longitud disminuye cada vez que el ADN se replica. Cuando los telómeros alcanzan una medida peligrosamente corta, el ADN ya no puede replicarse. Aumentar la longitud de los telómeros aumenta la longevidad del ADN, lo que debería traducirse en una vida más larga. De hecho, el Premio Nobel de Medicina de 2009 se otorgó al descubrimiento de esta relación entre la longitud de los telómeros y la longevidad. En 2013, uno de los ganadores del Premio Nobel por la investigación sobre los telómeros publicó un artículo donde decía que cuando las personas consumían más ácidos grasos omega-3, se alargaban los telómeros de su ADN. ¿Qué cantidad máxima de ácidos grasos omega-3 utilizaron? Unos 2,5 gramos al día. La dosis más alta que utilizaron en dicho estudio es mi recomendación mínima diaria para la Zona Mediterránea. Supongo que tomar dosis más altas de ácidos grasos omega-3 tendrá mayor efecto en la longitud de los telómeros. Otro dato más para enfatizar la relación entre los ácidos grasos omega-3 y la extensión de los telómeros y la longevidad: los investigadores de Harvard también manifestaron en 2013 que, a mayor cantidad de ácidos grasos omega-3 en la sangre de una persona, más longevidad.

Éstas son sólo algunas de las razones por las que te interesa tomar suficiente cantidad de ácidos grasos omega-3 para mejorar tu memoria, tu vista y tu longevidad.

Extractos de polifenoles purificados

Hay más de ocho mil polifenoles conocidos, pero se hallan presentes en concentraciones muy bajas en las frutas, cereales integrales, legumbres, verduras y frutos secos. Por desgracia, los cereales integrales contienen grandes cantidades de glucosa que aumentan significativamente la secreción de insulina y con ello reducen muchas de las propiedades potenciales de los polifenoles. Así que si tu objetivo es reducir la inflamación inducida por la dieta, comer cereales integrales como fuente principal de polifenoles probablemente no sea la mejor opción.

Si comes demasiadas frutas y legumbres, también puedes estimular la secreción de insulina. Al menos los niveles de polifenoles por gramo de hidrato de carbono son bastante más altos que los que se encuentran en los cereales integrales. Sin embargo, también existe el riesgo de excederse con las frutas. Ésta es una observación que hago a menudo, especialmente a las mujeres que abusan del consumo de fruta creyendo que son claves para la pérdida de peso.

Los frutos secos no tienen muchos hidratos de carbono, pero tienen muchas grasas, así que tampoco puedes estar todo el día comiendo frutos secos. Aunque comiendo frutos secos no estimularías tanto la insulina, estarías tomando cantidades ingentes de grasa que al final terminaría almacenada en tus células adiposas. Esto convierte a las verduras en la mejor fuente de polifenoles. Las verduras son las que menos afectan a la insulina y apenas tienen grasa. El único problema es que seguramente tendrías que comer 1 kilo de verdura al día para cumplir con mi recomendación de tomar 1 gramo de polifenoles diario.

A continuación enumero la cantidad de polifenoles que hay en ciertos alimentos comunes, conocidos por ser buenos para la salud.

Alimento	***Polifenoles por 100 g***
Cacao en polvo	3,3 gramos
Arándanos	0,5 gramos
Vino tinto	0,09 gramos
Espinacas	0,07 gramos
Aceite de oliva virgen extra	0,03 gramos

Esto significa que para ingerir 1 gramo de polifenoles al día tendrías que consumir más de 3 litros de aceite de oliva virgen extra, o más de diez vasos de vino tinto o más de una taza de arándanos al día. Para consumir 30 gramos de cacao en polvo para conseguir un gramo de polifenoles hace falta mucha fuerza de voluntad, debido a su sabor amargo (de ahí que se le añada azúcar y se convierta en deliciosas tabletas de chocolate negro).

Afortunadamente, se puede conseguir una concentración mayor de polifenoles eliminando gran parte de la materia que los envuelve, para lograr los niveles adecuados, tanto en el intestino como en el cuerpo. Antiguamente, la forma de conseguir polifenoles concentrados en la tradicional dieta mediterránea era beber vino tinto, tomar aceite de oliva virgen extra y beber infusiones de extractos de algunas bayas ricas en polifenoles (café y chocolate). Todas estas cosas siguen formando parte de dicha dieta. Por supuesto, esto también presenta algunos problemas.

Empecemos por el vino tinto. En primer lugar, una de cada siete personas que beban algún tipo de alcohol desarrollará una dependencia al mismo. En segundo lugar, el alcohol tiene un efecto negativo sobre el cerebro porque aumenta la permeabilidad de la barrera cerebro-sangre cada vez que lo tomamos, lo que facilita que los mediadores inflamatorios de la sangre lleguen al cerebro, aumentando así la neuroinflamación. En tercer lugar, en algún momento (generalmente, a los dos vasos de vino al día), las consecuencias negativas del exceso de alcohol en el cerebro y en el hígado pesarán más que los beneficios para la salud de conseguir los polifenoles a través del vino.

Otra manera de consumir una forma más concentrada de polifenoles es el aceite de oliva virgen extra. El aceite de oliva procede del fruto, no de la semilla. Esto significa que tiene pocos ácidos grasos omega-6 y que es rico en polifenoles. Puesto que es más caro que los aceites vegetales, se ha convertido en un blanco fácil para las adulteraciones. La mayoría de los aceites de oliva etiquetados como «extra virgen» que se comercializan en Estados Unidos harían reír a los italianos. No obstante, incluso en Italia se adultera el aceite de oliva virgen extra, y eso sucede desde el tiempo del imperio romano, cuando se ponían sellos oficiales en las jarras de aceite de oliva para evitar adulteraciones. No obstante, hay una prueba de sabor muy sencilla para comprobar la calidad del aceite de oliva. Vierte aceite de oliva en una cucharita y póntela en la punta de la lengua. Tiene que saber a mantequilla deshecha. Esto significa que tiene una concentración muy baja en ácidos grasos libres, que tienen un sabor amargo. Luego viértelo sobre tu lengua y trágatelo. Tienes que notar un sabor un poco picante en la garganta y una necesidad de toser. Eso se debe a los polifenoles. El aceite de oliva sólo es de buena calidad si supera ambas pruebas. Casi el 98% del aceite de oliva «virgen extra» que se vende en Estados Unidos no supera estas dos pruebas.

Por último, tanto el café como el cacao no procesados son ricos en polifenoles, pero la fermentación y el tueste para potenciar el sabor de estos granos destruye la mayoría de los polifenoles. Aun así, siguen siendo amargos. Por eso la gente le añade azúcar y leche al café (como el Frapuccino) y al chocolate de pastelería (como las barritas de chocolate).

También puedes añadir grandes cantidades de especias a la comida, que son una buena fuente de polifenoles. En dosis bajas, las especias dan sabor. Pero si las usas para que sean una fuente de polifenoles, serían demasiado amargas.

¿Cómo puedes tomar gran cantidad de polifenoles sin comer una cantidad ingente de verdura (al menos para el gusto estadounidense) y sin añadir cantidades incomibles de especias a tus comidas? Una de las respuestas es a través de los extractos de polifenoles purificados. Se obtienen de las fuentes naturales, luego se han de purificar a través de un proceso de deshidratación de varias fases, seguido de una extracción con alcohol, a continuación se elimina este último, y para acabar se separa todo el material que no sea polifenol utilizando columnas gigantescas cargadas de absorbentes. Es un proceso largo y costoso, pero el resultado final bien merece la pena.

¿Cuando hablamos de polifenoles purificados son potencialmente «lo mejor de lo mejor»? Aunque la meta sea ingerir la máxima variedad de polifenoles (por eso deberías comer una extensa variedad de verduras), para complementarla con suplementos de extractos de polifenoles purificados has de saber lo que tienes que elegir. Opino que si tuvieras que elegir un solo tipo de polifenol, yo apostaría por las delfinidinas.

Tal vez nunca hayas oído hablar de este tipo de polifenoles, pero probablemente lo habrás consumido. Se encuentra en el vino tinto, los arándanos y el chocolate negro amargo. Sin embargo, la concentración más alta de delfinidinas se encuentra en la baya de maqui, que crece únicamente en las montañas de la Patagonia chilena, muy cerca del Antártico. Las bajas temperaturas y la exposición al ozono (la capa de ozono es muy fina en el Polo Sur), añadidas a los gélidos vientos del océano Antártico son un entorno hostil al que la baya de maqui responde con una superproducción de delfinidinas para proteger a la planta de esas duras condiciones atmosféricas.

Las delfinidinas tienen una estructura única en comparación con otros polifenoles. Por lo que 1) son más solubles en agua, lo que facilita su absorción en el cuerpo, y 2) son mucho menos amargas que otros extractos de polifenoles altamente purificados, lo que significa que se pueden incorporar más fácilmente a los productos alimentarios o comidas.

La solubilidad en agua de las delfinidinas parece que también potencia su capacidad para activar la «enzima de la vida» (AMP quinasa). Esta enzima es también un interruptor genético maestro que controla el metabolismo de todas las células, y concretamente aumenta la producción de energía química de las calorías de la dieta. Si consumes la cantidad adecuada de polifenoles para activar esta enzima, conseguirás un significativo aumento en la producción de energía química (ATP). Esto significa que necesitas muchas menos calorías para mantener un elevado nivel de energía física y mental. Si ingieres menos calorías, retrasas el proceso de envejecimiento (además de perder peso). Y si utilizas la Zona Mediterránea como plantilla para equilibrar esas calorías que tomas de menos, retrasarás aún más el envejecimiento.

Las delfinidinas purificadas tal vez sean la única clase de polifenoles que no son amargos y que son totalmente solubles en agua. Si añades una cápsula de delfinidinas purificadas al agua, obtienes al instante un vaso de lo que parece el mejor vino tinto, se diferencia sólo en que sabe más a agua que a vino. De hecho, ese vaso de «vino» de delfinidina contiene el doble de polifenoles que un vaso del vino tinto más cargado de los mismos. El «vino» de delfinidina tiene un gran potencial para convertirse en la bebida energética de moda. Si realmente quieres tomarte un buen vaso de vino, añádele una cápsula de delfinidinas purificadas y conviértelo en «supervino» con el triple de polifenoles que un vaso de vino tinto normal. Por supuesto, también puedes añadir el extracto de delfinidinas al vodka o a la ginebra, que convertirá una bebida alcohólica sin ninguna propiedad para la salud en una bebida relativamente saludable (al menos en cuanto a contenido de polifenoles).

Cuenta la historia que los mapuches, los indígenas del sur de Chile, fueron los únicos nativos americanos de Sudamérica que no fueron sometidos por los europeos. Estos guerreros tenían fama de poseer una increíble resistencia física que les permitía contrarrestar los continuos ataques de los europeos, que evidentemente tenían mejores armas. No sería de extrañar que las bayas de maqui fueran parte de su dieta.

Con el tiempo, en Chile se dejó de comer bayas de maqui. El interés lo volvió a despertar hace algunos años el gobierno chileno, porque estaba buscando nuevas fuentes de productos con valor añadido para la exportación. El gobierno chileno ha invertido mucho dinero para mejorar la calidad de las bayas de maqui, a través de fomentar agricultura e investigaciones clínicas de alta calidad. Algunas de esas investigaciones han indicado que dosis elevadas de delfinidinas pueden estimular notablemente la enzima de la vida. Esto explicaría la gran resistencia de los guerreros mapuche. También implica que en concentraciones lo bastante altas pueden tener un significativo potencial para adelgazar, porque si puedes generar los niveles adecuados de energía química para mantener el funcionamiento de tu cuerpo, también puedes ingerir menos calorías sin cansarte (como los mapuches). Si consumes menos calorías, pierdes peso. Esa misma reducción de calorías también retrasa el envejecimiento. Adelgazar sin estar cansado y retrasar el envejecimiento no es una mala combinación.

Como sucede con todos los productos naturales, para aprovechar sus propiedades has de consumir la cantidad suficiente de alimentos que contengan delfinidinas. Podrías beber vino tinto o comer chocolate negro amargo para conseguir un buen número de delfinidinas, pero probablemente tendrías que consumir unas quinientas botellas de vino tinto al día o cien tabletas de chocolate extraamargo (del que tiene el 100% de cacao), para conseguir el efecto terapéutico de este polifenol único. Otra opción sería consumir 2,3 kilos de arándanos al día. Nada de esto parece muy probable. La cuarta opción es tomar una o dos cápsulas diarias de extracto de delfinidina altamente purificado. Esto ya es más viable en el mundo real.

El otro tema es ¿qué cantidad podemos tomar sin riesgo? Las investigaciones básicas que ha realizado el gobierno chileno han demostrado que el extracto de delfinidina purificado de maqui es increíblemente seguro, su toxicidad se parece a la del agua. De hecho, recientemente, la Food and Drug Administration, FDA (Agencia de Alimentos y Medicamentos estadounidense) ha otorgado a un extracto de maqui altamente purificado (DelphinolTM), la categoría de Generalmente Considerado Seguro (GRAS), que significa que no hay riesgo alguno si se añade a otros productos alimentarios. Que yo sepa, ningún otro polifenol purificado ha alcanzado este nivel de seguridad en las pruebas; por tanto, se pueden vender como suplementos nutricionales (con advertencia para el consumidor), pero no como aditivos alimentarios GRAS.

¿Puedes excederte tomando extracto de maqui purificado? No es muy probable, porque la mayoría de las delfinidinas se quedan en el intestino para promover un equilibrio saludable de la flora bacteriana, y sólo un pequeño porcentaje de las mismas pasa a la sangre. No obstante, para disfrutar de sus propiedades hay que tomar las dosis adecuadas. A dosis bajas (de 50 a 150 miligramos al día), actúan como potentes antioxidantes (como cabía esperar, puesto que su función es proteger a la baya de maqui de la radiación solar en una zona donde casi no hay capa de ozono). En concentraciones altas (de 150 a 300 miligramos al día), empiezan a inhibir el interruptor genético maestro de la inflamación celular. Por último, a dosis aún más elevadas (más de 300 miligramos al día), las delfinidinas empiezan a activar la enzima de la vida, que retrasa el envejecimiento.

Tomar extractos de maqui purificados ricos en delfinidinas puede ser la forma más sencilla de retrasar el envejecimiento, a la vez que impresionarás a tus amigos cuando conviertas el agua en vino de delfinidinas.

SEGUNDA PARTE

La ciencia de los polifenoles

7

Los polifenoles: los próximos nutrientes esenciales

Cuando en 1995 escribí *La Zona*, sabía muy poco sobre los polifenoles. En aquellos tiempos, lo que me interesaba era intentar reducir la producción de insulina a través de una dieta baja en carga glucémica. Dio la coincidencia de que los hidratos de carbono bajos en carga glucémica también eran ricos en polifenoles. Sin embargo, no fue hasta bastante tiempo después cuando me di cuenta de que los polifenoles eran mucho más que lo que daba color a las frutas y las verduras.

La nutrición como ciencia todavía está en sus comienzos. Sabemos que las calorías se convierten en energía química que nos permite sobrevivir y funcionar. También sabemos que el equilibrio entre los hidratos de carbono, las proteínas y las grasas en la dieta (a través de las hormonas que generan) es lo que garantiza la eficacia de nuestro metabolismo. Asimismo, sabemos que las proteínas y grasas de los alimentos contienen ciertos aminoácidos y ácidos grasos que son esenciales para la vida y que los obtenemos a través de nuestra dieta. Además de los aminoácidos esenciales y ácidos grasos, la dieta también aporta a nuestro cuerpo las vitaminas y minerales esenciales que no puede sintetizar por sí mismo.

Creo que dentro de unos pocos años, los polifenoles que nuestro cuerpo no puede sintetizar también estarán incluidos en esta categoría de nutrientes esenciales. La razón por la que está costando tanto llegar a esta conclusión es que los polifenoles actúan de formas más sutiles que otros nutrientes esenciales. Con los últimos avances en biología molecular hemos podido estudiar sus extraordinarios efectos en la fisiología humana. Su importancia para la salud se ha ido haciendo más evidente a medida que se ha desarrollado la industria alimentaria y los alimentos han perdido gran parte de su poder nutritivo, lo que ha afectado directamente a nuestro bienestar.

Existen interesantes paralelismos entre la importancia de los polifenoles y las vitaminas. Uno de los primeros alimentos en ser procesados fue el arroz blanco. Cuando al arroz integral se le quitó la cáscara externa se convirtió en arroz blanco, un producto que tenía una vida mucho más larga. La consecuencia involuntaria al refinar el arroz integral fue la deficiencia de vitamina B_1 (tiamina), que provoca beriberi, un trastorno que produce alteraciones cardiovasculares y nerviosas con síntomas que van desde el cosquilleo y entumecimiento en las extremidades, hasta cansancio y pérdida del apetito. Luego se descubrió que un oligoelemento de la cáscara externa de los granos de arroz curaba rápidamente la enfermedad. Ese oligoelemento era la vitamina B_1. Aunque las deficiencias de vitaminas se pueden descubrir y corregir rápidamente, las deficiencias de polifenoles (que se encuentran en pequeñas cantidades en el arroz integral, pero en mayor cantidad en las frutas y verduras de colores fuertes) son mucho más sutiles porque sólo se manifiestan cuando se desarrolla una enfermedad inflamatoria, y nuestros conocimientos sobre la biología molecular de la inflamación siguen siendo relativamente básicos.

Aunque tal vez no conozcas las pruebas científicas que avalan las propiedades terapéuticas que pueden ofrecernos los polifenoles, probablemente habrás oído alguna historia sobre los mismos, sin saber que se estaban refiriendo a ellos.

Los Tres Reyes Magos

Los tres Reyes Magos que llevaron sus ofrendas al recién nacido Jesús, según cuenta la Biblia cristiana, no sólo llevaban oro, sino especias, incienso y mirra, ambos mucho más valiosos que el oro en aquellos tiempos pues se utilizaban para conservar los alimentos. Al fin y al cabo, el oro no te servía de nada si podías morir fácilmente a causa de una infección alimentaria.

Los secretos afrodisíacos del chocolate

Uno de los tesoros más buscados por los conquistadores españoles en Centroamérica y Sudamérica, después del oro y la plata, era el chocolate. Era valorado tanto por sus propiedades terapéuticas como afrodisíacas. Se decía que Moctezuma se tomaba un par de brebajes fuertes de chocolate amargo antes de visitar a sus esposas. Esa propiedad no se le pasó por alto a la nobleza española.

Una manzana al día aleja al médico

Las propiedades de la manzana no se deben a su cantidad de líquido, de azúcares o incluso de fibra. Elimina todo eso, y obtendrás una pequeña cantidad de polvo que tiene un sabor muy amargo. Ese polvo contiene los polifenoles de la manzana, que son los que tienen las propiedades para alejar al médico.

Perejil, salvia, romero y tomillo

Además de ser populares por la canción de Simon y Garfunkel, estas especias son las que tienen más polifenoles y en la época medieval se utilizaban para conservar los alimentos.

Probablemente, conozcas otros productos ricos en polifenoles. Por ejemplo, siempre estamos oyendo hablar de las propiedades del vino tinto, y sin embargo nadie dice nada del vodka. Eso es porque no las tiene. La intensidad del color del vino es esencial para aportar esos beneficios para la salud. El vino tinto tiene diez veces más polifenoles que el vino blanco. (Al menos este último tiene más que el vodka.) Esto podría explicar por qué es el que más se consume en la región mediterránea.

Los polifenoles también se pueden encontrar en los frutos secos, las verduras, las frutas, las legumbres e incluso los cereales integrales, pero todos estos productos alimentarios tienen grandes cantidades de hidratos de carbono que aumentan la secreción de insulina. Los frutos secos provocan la respuesta glucémica más baja porque básicamente son grasas, que apenas tienen efecto en la carga glucémica. (Sí, podrías comer sólo frutos secos y consumir muchos polifenoles, pero es muy fácil pasarse en su consumo y hacer que el contenido de grasas de la Zona Mediterránea exceda de esa «pizca de grasa».) Las verduras son las siguientes en tener la carga glucémica más baja, después de las frutas. Los cereales integrales tienen una carga glucémica muy alta, casi tan alta como los hidratos de carbono blancos (pan, pasta, arroz y patatas). Entonces, ¿por qué se habla tanto de las propiedades de los cereales integrales? Porque contienen polifenoles, pero sus potenciales propiedades terapéuticas quedan significativamente reducidas por sus propiedades para estimular la secreción de insulina.

Si quieres obtener de los polifenoles los máximos beneficios para la salud sin ingerir un exceso de grasa o segregar más insulina de la cuenta, la mayor parte de los hidratos de carbono que consumas tendrán que proceder de verduras de colores y sin almidón, y de algunas frutas. En cuanto a los cereales integrales, simplemente contienen demasiada glucosa para la cantidad de polifenoles que aportan.

Estos alimentos no son la única fuente de polifenoles de la dieta estadounidense. La fuente principal de polifenoles de la mayoría de los norteamericanos es el café, otra fuente es el chocolate.

Ya sabemos que a todos nos gusta el chocolate, pero los polifenoles hacen que el chocolate sin azúcar sea terriblemente amargo. Moctezuma tal vez se tomara su chocolate sin azúcar, pero a los europeos les gustaban las cosas más dulces. Para que el chocolate tenga un sabor más agradable, los fabricantes le añaden grandes cantidades de azúcar. Si tiene poco azúcar le llaman chocolate negro. Si le añaden más azúcar y leche, lo convierten en una barrita de chocolate con leche. Si comes cacao elaborado mediante el proceso holandés, puede sonar muy elegante pero en realidad significa que lo han tratado con hidróxido de sodio que destruye la mayor parte de los polifenoles, pero sabe mucho mejor. No es de extrañar que para la mayor parte de los productos de chocolate comercial se emplee el chocolate obtenido mediante este proceso, y por ello, muchas de las propiedades potenciales de sus polifenoles han quedado destruidas. Cualquier beneficio de los polifenoles restantes queda también reducido por el azúcar añadido.

Los polifenoles del vino, especialmente el tinto, son tan amargos como los del cacao. Deja evaporar por completo un vaso de vino y saborea el residuo que queda al final del vaso. Es increíblemente amargo. El alcohol del vino no sólo es muy eficaz para extraer los polifenoles de la uva sino que también insensibiliza los receptores de la lengua (que son muy sensibles a los ingredientes amargos); por lo tanto, no puedes saber cuán amargos son esos saludables polifenoles. Considera el vino tinto como sistema muy eficaz para extraer los polifenoles de la uva.

No obstante, la mejor fuente de polifenoles son las especias. A lo largo de la historia las especias siempre han sido muy codiciadas no sólo por su uso culinario y por sus propiedades medicinales, sino por sus propiedades como conservantes ya que reducen la oxidación. ¿Recuerdas las clases de historia cuando ibas a la escuela de primaria? «América» fue descubierta por exploradores que buscaban una ruta más corta hacia Oriente, donde se encontraban las apreciadas especias.

Es evidente, que los polifenoles tienen una función muy importante para las plantas, de lo contrario no dedicarían tanta cantidad de su valiosa energía a crearlas. Una de las razones evidentes es que las plantas están continuamente expuestas a la radiación solar. Los polifenoles son potentes antioxidantes que neutralizan los radicales libres que se forman por la constante exposición al sol. Otra razón es que los polifenoles son poderosos agentes antimicrobianos. Las plantas, a diferencia de los humanos, tienen un sofisticado conjunto de sistemas de defensa inmunológica para defenderse contra los ataques microbiológicos, los polifenoles son su principal arma de defensa bioquímica.

¿Por qué son tan importantes para los humanos? Los polifenoles que ingerimos a través de nuestra dieta son vitales para mantener el equilibrio óptimo entre los diversos tipos de flora bacteriana, amiga y enemiga, que puebla nuestro tracto digestivo y que puede llegar a pesar hasta 2 kilos. Si sacamos los polifenoles de nuestra dieta, nos convertimos en un blanco fácil para los microbios patológicos y para que sus toxinas entren en la sangre y provoquen más inflamación celular por todo el cuerpo. El aumento de la inflamación acelera el desarrollo de enfermedades crónicas y el envejecimiento. El caso más extremo de inflamación microbiana es el choque séptico, cuyo índice de mortalidad es casi del 50%.

Una de las razones por las que es increíblemente difícil tomar la cantidad suficiente de polifenoles a través de los alimentos es la ingeniería genética, la de estilo antiguo, que es fruto de los cruces que se han realizado a lo largo de miles de años para que las frutas y verduras tengan mejor sabor. Por ejemplo, las fresas italianas silvestres son muy pequeñas y amargas. Los fresones que compramos en el supermercado son grandes y dulces porque se han cultivado para diluir los polifenoles (amargos) con el azúcar. Buena noticia para tus papilas gustativas; mala para tu salud. Por si fuera poco, utilizamos herbicidas y pesticidas que reducen la cantidad de polifenoles de las plantas. Cuanto menos ha de luchar la planta para combatir a los microbios, más energía utiliza para fabricar más azúcar y menos polifenoles. Ésta es la razón por la que las frutas y verduras de cultivo industrial son todas perfectas: grandes, sin picaduras ni defectos. Las de cultivo orgánico, sin embargo, parece que vengan de una pelea callejera. La falta de uniformidad en su color y forma, los bultos y cicatrices en su piel, son los daños colaterales de las grandes batallas que han mantenido los polifenoles de las frutas y verduras orgánicas al no tener herbicidas que las protejan. Eso es también otro indicativo de que las frutas y verduras orgánicas tienen más polifenoles.

Otra razón importante por la que los polifenoles deberían ser considerados nutrientes esenciales es porque nosotros somos sólo parcialmente humanos. Me explico, en realidad somos organismos compuestos que tienen diez veces más microbios (principalmente bacterias) que células humanas. La mayor parte de las bacterias de nuestro cuerpo se encuentran en el intestino, especialmente en el colon. Si tenemos en cuenta las contribuciones relativas a la cantidad de ADN de nuestro cuerpo (incluidas la flora bacteriana del intestino), sólo un 1% de nuestro ADN total podría considerarse humano. La flora bacteriana intestinal —y la forma en que los polifenoles pueden modificar su composición en el intestino— puede ser más valiosa para nuestra salud que las vitaminas. De hecho, la mayoría de los polifenoles que ingerimos se utilizan principalmente para controlar a los 100 billones de bacterias de nuestro intestino.

Para conseguir la cantidad de polifenoles diarios necesaria para mantener una salud óptima, recomiendo tomar 1 gramo al día. Esto significa que para mantener el equilibrio de la flora bacteriana intestinal hay que comer muchas frutas y verduras. La cantidad de polifenoles que suele contener una pieza de fruta es de aproximadamente el 0,2% de su peso total. El contenido de polifenoles de las verduras es aún menor (el 0,1% de su peso total aproximadamente). Esto significa que tienes que comer o medio kilo de fruta al día o 1 kilo de verdura para conseguir la dosis recomendada de 1 gramo de polifenoles. El contenido de polifenoles del cacao en polvo no edulcorado es mucho mayor, el 3,5% de su peso total, pero la mayoría de las personas no tomará mucho cacao en polvo sin azúcar.

Si examinas con detenimiento estas cifras, de pronto te das cuenta de que la probabilidad de conseguir una buena salud con la dosis adecuada de polifenoles empieza a parecer una misión imposible. También puedes añadir otros polifenoles a tu dieta consumiendo generosamente especias, vino tinto y aceite de oliva virgen extra, todos ellos elementos básicos de la dieta mediterránea. O bien puedes añadir polifenoles complementando tu dieta con extractos de polifenoles purificados, que es una solución más tecnológica.

El primer paso para consumir suficientes polifenoles es buscarlos en lo que comes. Esto es mucho más fácil en los países mediterráneos, donde las frutas y las verduras siguen siendo una parte importante de la dieta estándar. El café es la principal fuente de polifenoles para los estadounidenses, mientras que su consumo de frutas y verduras es bastante patético. El estadounidense tipo consume unos 450 miligramos de polifenoles al día, que en su gran mayoría proceden del café. (Cada taza aporta unos 100 miligramos de polifenoles, y el consumo medio es de 3 tazas diarias.)

El poder de los polifenoles se encuentra tanto en la cantidad que consumimos como en la que absorbe nuestro cuerpo. En cantidades bajas, son poderosos agentes antibacterianos para el intestino, pero el número que absorbe nuestro cuerpo es muy bajo. En cantidades superiores, actúan como antioxidantes y agentes antiinflamatorios. Y en cantidades mucho más altas, se convierten en agentes antiedad que ayudan a alargar la vida significativamente. Por desgracia, la cantidad de polifenoles que absorbe a diario un estadounidense tipo está muy por debajo de los mínimos requeridos para que puedan notar una mejora significativa en su salud. Por eso, la Zona Mediterránea tiene unos efectos tan profundos en tan poco tiempo, porque consumimos cantidades mucho más elevadas de polifenoles, lo que tiene múltiples efectos para la salud.

En los capítulos siguientes trataré de cada una de las áreas en que los polifenoles pueden hacer una gran contribución a la salud humana.

8

Los polifenoles y la salud intestinal

Una de las razones por las que los polifenoles son tan importantes para la salud humana es porque en realidad tenemos dos cerebros: el que está en nuestro cráneo y alberga nuestra personalidad y pensamiento cognitivo, y el cerebro en el que no pensamos nunca, que es el que se encuentra en nuestro sistema digestivo. Nuestro segundo cerebro, a diferencia del cerebro pensante y bien situado, es oloroso, viscoso y caótico. No obstante, los dos están siempre conectados, y los niveles y tipos de bacterias que hay en el intestino desempeñan un papel importante en esta comunicación. Para mantener a raya a los 100 billones de bulliciosas bacterias hay que tener la cantidad adecuada de bacterias amigas en el intestino, que es una de las principales funciones de los polifenoles. Por esta razón, una de las principales ventajas de la Zona Mediterránea es gozar de mejor salud intestinal. Cuando tomas más polifenoles en tu dieta, también aumentas una de las principales defensas alimentarias para controlar la inflamación, tanto en el cerebro digestivo como en el pensante.

Hemos coevolucionado con las bacterias desde los comienzos de nuestra especie hace unos 200.000 años. De los millones de bacterias diferentes que existen en el mundo, sólo entre quinientas y mil residen en nuestro intestino. Probablemente, más del 99% de los 100 billones de bacterias esté formado por treinta o cuarenta tipos de bacterias. Esto indica que la composición de la flora bacteriana intestinal no es resultado de un proceso al azar.

Los 100 billones de residentes de nuestro intestino pueden ser amigos o enemigos. Digo *amigos* porque pueden ayudarnos a digerir los hidratos de carbono que no se absorben fácilmente (los hidratos de carbono que no se absorben producen diarrea), fabrican ciertos tipos de vitaminas, entrenan al sistema inmunitario intestinal a que esté alerta por si entran bacterias realmente enemigas (patógenas) en nuestro sistema digestivo, y adoptan una postura defensiva en la superficie del intestino para evitar que las bacterias enemigas invadan su terreno. Es un gran acuerdo simbiótico entre las bacterias amigas y nosotros. Las bacterias elegidas tienen un entorno seguro con muchos nutrientes, y éstas a su vez nos protegen de sus primos potencialmente peligrosos.

Puesto que casi un 30% del total del componente sólido de nuestras heces está compuesto de bacterias muertas, para mantener esta relación simbiótica la comunidad microbiológica del intestino ha de ser estimulada continuamente para que crezca y vuelva a reponerse. Los polifenoles actúan como el mejor de los prebióticos en lo que a estimular el crecimiento de bacterias aliadas se refiere. Es el crecimiento más rápido de la colonia de bacterias intestinales lo que aumenta el tamaño de las heces, no sólo la fibra que tomamos en nuestra dieta.

Los polifenoles son también agentes antimicrobianos que atacan a las bacterias enemigas (como virus, hongos y parásitos). En resumen, mientras ingieras constantemente muchos polifenoles, tendrás buena salud intestinal, lo que se traduce en mejor estado de salud general. Por desgracia, los adelantos farmacéuticos pueden interferir en una cosa que de por sí es positiva.

Uno de los regalos de los avances farmacéuticos ha sido el descubrimiento de los antibióticos. Si hay un medicamento milagroso, son los antibióticos. De hecho, funcionan tan bien que a la industria farmacéutica ya no les resultan rentables porque son baratos y no se necesitan durante mucho tiempo (que se traduce en menos beneficios para las compañías farmacéuticas). En la década de 1950 los ganaderos descubrieron que si administraban dosis bajas de antibióticos a sus vacas, cerdos y aves, el ganado crecía más deprisa. Crecían más porque los animales engordaban más. No es de extrañar que más del 80% de los antibióticos que se fabrican en la actualidad sean con fines veterinarios, en vez de como medicamentos para tratar a los humanos. A nadie se le ocurrió pensar en esto hasta que hace unos cuarenta años empezó la epidemia de obesidad en Estados Unidos. Pero recientemente, con el avance de nuevas tecnologías genéticas ha sido posible investigar la conexión entre la composición bacteriana del intestino, la obesidad y otras enfermedades crónicas.

Se sabe que las personas obesas tienen otra composición bacteriana diferente en el intestino que las personas delgadas. No es más que una correlación con la obesidad, no una causa definida. No obstante, también se sabe que la obesidad es provocada por la inflamación celular de las células adiposas. ¿Podría ser que una composición pobre de flora bacteriana intestinal produjera más inflamación celular en las células adiposas y propiciara su expansión a otros órganos del cuerpo? Por supuesto que sí.

Sin embargo, para bailar un tango hacen falta dos. Para que se expanda la inflamación celular necesitas la combinación de 1) niveles insuficientes de flora bacteriana aliada y 2) aumento de la inflamación celular del tejido de la pared intestinal. Del mismo modo que tienes dos cerebros, también tienes dos pieles. La piel exterior es impermeable y evita que los microbios externos invadan tu cuerpo. La segunda piel es mucho más compleja y recubre las paredes intestinales. No sólo impide la entrada a ciertas bacterias, sino que actúa como un filtro dinámico para que entren los alimentos digeridos y al mismo tiempo informen en tiempo real al cerebro del cráneo (a través de las hormonas) del estado nutricional en el intestino. Si se interrumpe la comunicación entre el intestino y el cerebro, este último siempre creerá que no hay suficientes nutrientes en el sistema digestivo, y seguirá enviando señales para que comas más. La ausencia de sensación de saciedad debida a la interrupción de la comunicación entre el intestino y el cerebro también va acompañada de una mayor inflamación celular por todo el cuerpo, lo que conduce a la obesidad, a las enfermedades crónicas como la diabetes, y a acelerar el inicio del Alzheimer.

A fin de comprender cómo sucede esto, primero debes conocer algo sobre los receptores de tipo Toll. En los Apéndices daré información más detallada sobre este tema, pero aquí tienes un breve resumen. Los receptores de tipo Toll son moléculas que actúan como sensores biológicos que detectan fragmentos bacterianos. Aunque estos receptores tipo Toll son antiguos, nuestros conocimientos sobre los mismos son recientes. De hecho, el Premio Nobel de Medicina de 2011 se concedió a los científicos que descubrieron el efecto de los mismos sobre la salud humana.

Tenemos diez receptores tipo Toll únicos, cada uno de ellos es capaz de reconocer diferentes fragmentos microbianos. Si un fragmento microbiano traspasa la pared intestinal y entra en el torrente sanguíneo, activa cualquiera de esos receptores, las células se preparan para un posible ataque microbiano aumentando de inmediato la expresión de las proteínas inflamatorias a partir de sus núcleos que contienen nuestro ADN. Todo esto lo hace la parte más primitiva de nuestro sistema inmunitario, el sistema inmunitario innato. La activación constante de estos receptores de tipo Toll por la entrada al torrente sanguíneo de fragmentos de bacterias desde el intestino provoca inflamación celular leve crónica. Éstas interrumpen las señales hormonales, especialmente la de la insulina, y puede provocar resistencia a la insulina. Cuando se ha declarado la resistencia a la insulina, empieza la espiral invertida que conduce a la obesidad, la diabetes y acelera el desarrollo de otras enfermedades inflamatorias crónicas (como el Alzheimer).

A medida que descienden los niveles de bacterias aliadas en el intestino (por no ingerir la dosis correcta de polifenoles en la dieta), más bacterias patógenas (realmente enemigas) podrán entrar en el torrente sanguíneo. El nivel de bacterias aliadas en el intestino puede descender debido a 1) tomar muchos antibióticos recetados por el médico, 2) comer muchos productos procedentes de animales que hayan tomado sistemáticamente una dieta con antibióticos, y 3) no consumir suficientes polifenoles. Súmale a esto ingerir más ácidos grasos omega-6 y menos omega-3, y tienes casi garantizada la inflamación de la pared intestinal, lo que creará agujeros en lo que debería ser una fuerte barrera biológica que evitara la entrada de bacterias enemigas y de grandes trozos de proteínas sin digerir. Esto recibe el nombre de síndrome del intestino permeable. Entonces habrá más bacterias (así como otras proteínas alimentarias, como las que están presentes en los productos lácteos o los que tienen gluten) que entrarán en el torrente sanguíneo y aumentará la inflamación celular en todo el cuerpo. Lo que sucede entonces es que engordas, aceleras el proceso de las enfermedades crónicas y envejeces antes.

Es evidente que tus principales estrategias dietéticas para adelgazar, mantener el bienestar y retrasar el envejecimiento tendrán que empezar por mantener una buena salud intestinal. Esto implica comer casi 1 kilo de verdura al día. No es tan difícil como parece. Por ejemplo, 1 kilo de verduras pueden ser dos pimientos rojos grandes, una cebolla roja grande, 225 gramos de espárragos, 115 gramos de brócoli y 115 gramos de coliflor. Corta la verdura y ásala con un chorrito de aceite de oliva virgen extra por la noche y cómetela a lo largo del día siguiente. También puedes utilizar un par de bolsas de verduras congeladas hechas al vapor, sólo se tarda de 6 a 8 minutos en hacerlas en el microondas. También puedes completar tu dieta con un vaso de vino tinto al día. Un vaso de vino tinto equivale a comer unos 100 miligramos de polifenoles. Si ya has hecho las cuentas, habrás calculado que tendrías que beberte diez vasos de vino al día, así no tendrías que comer verduras. Buen cálculo, pero nefasto para la bioquímica puesto que el exceso de alcohol elimina prácticamente todas las propiedades terapéuticas de los polifenoles.

Para conseguir suficientes polifenoles para una buena salud intestinal hace falta ser disciplinado en la dieta, pero recuerda que la salud es algo que el dinero no puede comprar. Y gran parte de tu salud en el futuro depende de que controles la inflamación celular en el segundo cerebro apestoso y viscoso, conocido como intestino. En cada comida tienes la oportunidad de invertir la trayectoria de tu salud. La Zona Mediterránea hace que esa estrategia de inversión sea fácil de poner en práctica. Además, si en una comida no lo has hecho bien, las directrices de la Zona Mediterránea te guiarán con exactitud para que vuelvas a la Zona.

9

Los polifenoles y el estrés oxidativo

Cuando hablamos de radicales libres, siempre imaginamos que son peligrosos para nuestra salud, pero los radicales libres, igual que la inflamación, son esenciales para la conservación de nuestra vida. Los radicales libres son los que te permiten convertir las calorías dietéticas (alimentos) en energía química, crear hormonas y otras moléculas complejas, y son los que aportan los agentes más poderosos para acabar con los microbios invasores. No obstante, si no controlamos los niveles de estos radicales libres que se están generando continuamente, empiezan a atacar a los tejidos sanos y envejecemos más rápido. El nombre científico para el exceso de producción de radicales libres es estrés oxidativo. Los polifenoles son esenciales para controlar el nivel de radicales libres y mantener una salud óptima.

Nuestras células inmunitarias (neutrófilos y macrófagos) generan una extensa gama de radicales libres, incluida una forma biológica de la lejía conocida como hipoclorito. Además de esta lejía biológica (que es muy eficaz para acabar con los microbios), hay otros tipos de radicales libres que generan nuestras células inmunitarias, como:

Hidroxilo (OH•)
Peroxilo (ROH•)

Peroxinitrito (ONOO•)
Anión superóxido (O_2•)

Lo que tienen en común estos radicales libres es un electrón impar (•) que no soporta estar solo y que hará lo imposible para sacar otro electrón de donde sea para que le acompañe. Esta extracción de electrones de otras biomoléculas es uno de los pasos clave en el metabolismo que permite la síntesis de moléculas muy complejas. Si no se limita la generación de radicales libres, el estrés oxidativo generado conduce a la fragmentación del ADN y a la muerte celular. Los polifenoles se sacrifican donando uno de sus átomos de hidrógeno al radical libre para controlar eficazmente el exceso de radicales libres, y reducir así el nivel de estrés oxidativo dentro de la célula.

Las células inmunitarias que generan estos radicales libres proceden de los glóbulos blancos de la sangre, que de lo contrario serían benignas. Cuando el sistema inmunitario detecta la existencia de fragmentos microbianos, se inicia un complejo proceso donde los glóbulos blancos que circulan libremente por la sangre se transforman en perros guardianes celulares (neutrófilos y macrófagos) para combatir a los microbios. Como sucede con la radiación de los rayos X (o de la explosión de una bomba atómica), estos radicales libres generados por neutrófilos y macrófagos son asesinos. Al final, en la fase de resolución de la respuesta inflamatoria hay que ordenar a estos guerreros solitarios biológicos que dejen de atacar; esto se cuenta con más detalle en los Apéndices.

La fase de resolución de la inflamación pone fin al ataque inflamatorio mediante la síntesis de unas poderosas hormonas denominadas resolvinas, que proceden de los ácidos grasos omega-3 (EPA y DHA). Sin los niveles adecuados de ácidos grasos omega-3 en la dieta, peligra la fase de resolución de la inflamación. Estas resolvinas son indispensables para provocar la destrucción de los neutrófilos y macrófagos recién generados y devolver el equilibrio al cuerpo. Si la señal inflamatoria inicial es demasiado fuerte, o si la respuesta de resolución para apagar la respuesta inflamatoria inicial es demasiado débil, estas células inmunitarias siguen circulando libremente expulsando un torrente de radicales libres.

Otra fuente de radicales libres es la necesidad constante de convertir las calorías de la dieta en energía química (generalmente, la molécula trifosfato de adenosina, o ATP). La cantidad de calorías que consumimos no es tan importante como nuestra capacidad para convertirlas en ATP. Si no hay suficiente ATP, las células no son eficientes y no pueden mantener el metabolismo y la renovación celular, ni tampoco puedes mantener la suficiente energía física para satisfacer las demandas de tu cuerpo, como caminar o correr. La conversión de las calorías de la dieta en ATP tiene lugar en las mitocondrias de las células de nuestro cuerpo. El proceso de generar ATP exige que se generen muchos radicales libres, e inevitablemente algunos de ellos consiguen liberarse. Es evidente que cuantas menos calorías ingieras, menos radicales libres generarás. Ésta es una de las razones por las que la restricción de calorías (sin que implique malnutrición) retrasa el ritmo de envejecimiento. Come menos calorías y toma más polifenoles y vivirás más tiempo.

La fuerza de una molécula antioxidante se puede medir por su capacidad para neutralizar los radicales libres. Se puede medir en un tubo de ensayo mediante un sistema conocido como capacidad de absorción de radicales de oxígeno (ORAC), que calcula el potencial que tiene cierta cantidad de comida para actuar como antioxidante. Se ha demostrado que el índice ORAC de un alimento está correlacionado con sus niveles de polifenoles. Algunos polifenoles son más eficaces neutralizando los radicales libres en un entorno soluble en agua (como en la sangre) mientras que otros actúan mejor en un entorno lipídico (como en las partículas de lipoproteínas o en las membranas celulares). Por consiguiente lo que necesitas es el índice ORAC total que represente la combinación de ambos tipos de actividad antioxidante. Cuanto más alto es el índice ORAC de un alimento, más potencial tiene para actuar como antioxidante.

A continuación tenemos algunos de los índices ORAC de alimentos comunes. Para una lista más completa véase el Apéndice G.

Alimento	***Ración***	***ORAC/100 g***
Manzana	100 g	3.049
Brócoli	100 g	1.510
Pan de centeno alemán Pumpernickel	100 g	1.963

Mirando esta tabla no podemos entender por qué comer brócoli es mejor opción que comer pan de centeno entero. Lo entiendes cuando tienes en cuenta la cantidad de hidratos de carbono que ingieres simultáneamente para conseguir esos polifenoles antioxidantes. Rehagamos la misma tabla y veamos qué alimento aporta mayor cantidad de antioxidantes con la cantidad mínima de hidratos de carbono absorbibles (es decir, la cantidad total de hidratos de carbono menos la fibra).

Alimento	*Ración*	*ORAC/100 g*	*ORAC/g hidrato de carbono*
Manzana	100 g	3.049	282
Brócoli	100 g	1.510	356
Pan de centeno alemán Pumpernickel	100 g	1.963	48

Como puedes ver arriba, los niveles de polifenoles por gramo de hidrato de carbono son siete veces superiores en el brócoli que en el pan de centeno alemán Pumpernickel. Esto significa que tendrías que consumir siete veces más hidratos de carbono comiendo pan de centeno que brócoli para conseguir la misma cantidad de antioxidantes. Para ver más clara esta comparación, la composición de los hidratos de carbono del pan de centeno (y de todos los panes integrales) es prácticamente 100% glucosa, mientras que la de los hidratos de carbono de las frutas y las verduras tiene menos glucosa y más fructosa. A más glucosa, más secreción de insulina; y si además consumes muchos ácidos grasos omega-6, estarás generando más inflamación celular. Francamente, no vale la pena el caos hormonal que provocamos comiendo panes y cereales integrales para conseguir los polifenoles necesarios para reducir el estrés oxidativo.

Puedo hacer los mismos cálculos para las hierbas y especias utilizando romero seco, por ejemplo.

Alimento	*Ración*	*ORAC/100 g*	*ORAC/g hidrato de carbono*
Romero seco	100 g	165.280	7.702

Es evidente que nadie se va a comer 100 gramos (que equivale a casi diez cucharadas) de romero, pero enseguida te das cuenta de que el romero (como la mayoría de las especias) es una fuente increíble de antioxidantes con muy pocos hidratos de carbono.

Pero aquí tenemos otro problema: no importa cuántos polifenoles consumamos, sino cuántos llegan a la sangre para ejercer sus funciones antioxidantes. Sólo del 2 al 20% de los polifenoles que consumimos llegan a la sangre. Cuando un polifenol entra en la sangre, es metabolizado rápidamente para poder ser excretado. Un polifenol alcanza su cúspide a las dos horas de haber sido consumido aproximadamente, luego se metaboliza con rapidez y se elimina del cuerpo por completo, en general, a través de la orina, en un plazo de doce horas. Esto significa que prácticamente casi todos los polifenoles que consumimos en una comida, al cabo de doce horas ya los hemos eliminado. Para mantener un nivel constante en la sangre de estos poderosos antioxidantes o bien comemos hidratos de carbono de colores en cada comida o tomemos dosis altas de polifenoles purificados varias veces al día.

¿Sabes si los polifenoles que tomas te sirven de algo? Para ello habrás de observar los marcadores indirectos de la reducción del estrés oxidativo. Uno de estos marcadores es el nivel de LDL oxidado.

Durante más de cuarenta años, los médicos han pensado erróneamente que el nivel total de colesterol LDL era lo que indicaba el posible desarrollo de una cardiopatía. De hecho, las principales responsables de las enfermedades cardíacas no son las partículas normales del antiguo LDL, sino las partículas oxidadas de LDL. Estas partículas oxidadas se introducen a hurtadillas en la célula, mientras que las partículas de LDL normales no pueden hacerlo. De ahí que la mayor parte del colesterol acumulado en una placa de ateroma esté formado por partículas de LDL oxidado. Hasta hace poco, medir directamente el LDL oxidado era bastante difícil, y por eso el cálculo del colesterol LDL total ha sido utilizado sin saberlo, como marcador suplente para el LDL oxidado. En realidad, la verdadera relación entre una enfermedad cardíaca y el colesterol se ha basado en los niveles de partículas de LDL oxidado.

Las estatinas se han convertido en los fármacos más rentables de la historia porque aunque bajaban el colesterol LDL normal, también bajaban los del LDL oxidado. Pero lo que sucede con las estatinas es que es peor el remedio que la enfermedad, puesto que necesitamos el LDL normal no oxidado para suministrar al cerebro el colesterol necesario para que mantenga su función cognitiva. Ésta es una de las razones por las que el principal efecto secundario de las estatinas es la pérdida de memoria. Los polifenoles, por otra parte, pueden reducir directamente los niveles de LDL oxidado, sin reducir el del LDL normal. También es una de las razones por las que la dieta mediterránea tradicional reduce simultáneamente el riesgo de enfermedades cardíacas y mejora la función cognitiva del cerebro.

La doble función de los polifenoles para la salud del corazón y del cerebro ha quedado demostrada en dos estudios clínicos diferentes realizados en 2010, donde se utilizaron polifenoles altamente concentrados procedentes de arándanos. En uno de los estudios, el de la Universidad de Oklahoma, se demostró estadísticamente que se producía una importante reducción del 30% del nivel de LDL oxidado. En el otro estudio, llevado a cabo en la Universidad de Cincinnati, se demostró que se producía una significativa mejoría cognitiva en adultos mayores con problemas de memoria. Hay que destacar que las delfinidinas son unos de los polifenoles más abundantes en los arándanos. Si los arándanos son buenos, los extractos de polifenoles purificados extraídos de la baya del maqui de la que he hablado antes deberían ser aún mejores, puesto que son catorce veces más concentrados en delfinidinas que los arándanos. Parece ser que si consumimos suficientes polifenoles (y las delfinidinas se presentan como una muy buena opción), las probabilidades de sufrir una enfermedad cardíaca o Alzheimer se reducen.

¿Cuántas unidades ORAC debes consumir al día para conseguir la cantidad necesaria de polifenoles? Si consumieras las cantidades diarias recomendadas de cinco a nueve raciones de frutas y verduras, que prácticamente nadie en Estados Unidos consume, probablemente conseguirías de 3.000 a 5.000 unidades ORAC diarias. En un estudio de la Facultad de Medicina de Tufts realizado en 1996, se observó que si aumentabas la ingesta a diez raciones al día de frutas y verduras comunes, estarías consumiendo unas 6.000 unidades ORAC diarias. Aunque doblaras la ingesta de polifenoles mediante la comida, los niveles de antioxidantes en la sangre aumentarían sólo un 10%, porque la mayoría de los polifenoles se absorben a un ritmo muy lento en nuestro cuerpo. Aunque pueda parecer que no vale mucho la pena, comer la cantidad diaria adecuada de polifenoles nos compensa con una considerable reducción del estrés oxidativo. Generalmente recomiendo el consumo diario básico de unas 10.000 unidades ORAC para reducir el estrés oxidativo. Para ello, probablemente tendrás que completar tu consumo con hidratos de carbono de colores, y quizás también con un vaso de vino tinto, con un par de cucharadas de aceite de oliva virgen extra auténtico, o tomar extractos de polifenoles ultrapurificados en comprimidos o líquido.

No obstante, lo que verdaderamente hace únicos a los polifenoles en su propiedad de neutralizar a los radicales libres es su capacidad para aumentar la producción de potentes proteínas antioxidantes adicionales uniéndolas con factores especializados de transcripción de los genes. Cada célula contiene proteínas únicas denominadas factores de transcripción de los genes que regulan con precisión la expresión génica de sus respuestas a su entorno inmediato activando o desactivando conjuntos exclusivos de genes. Uno de esos factores de transcripción de los genes que activan los polifenoles es el conocido como Nrf2. Una vez activado, puede acelerar la síntesis de una extensa gama de poderosas proteínas antioxidantes. Estas proteínas no sólo neutralizan con eficacia los radicales libres sino que también regeneran otras moléculas antioxidantes. Los polifenoles, en realidad, se deberían considerar superantioxidantes, porque pueden acabar eficazmente por sí solos con los radicales libres, pero también tienen la capacidad de potenciar la síntesis de nuevas enzimas antioxidantes que te permitirán continuar toda tu vida con la batalla contra el estrés oxidativo.

¿Podemos excedernos tomando demasiados antioxidantes? Por supuesto que sí, en particular si son del tipo de antioxidante que entra fácilmente en la sangre, como la vitamina E, el beta-caroteno y la vitamina C. Esto puede suceder muy especialmente cuando una persona está siguiendo un tratamiento de quimioterapia, que se basa en la generación de radicales libres para matar a las células cancerosas fragmentando su ADN. Asimismo, demasiados antioxidantes en la sangre pueden reducir la capacidad del sistema inmunitario para destruir a los microbios invasores, a la vez que estarán potenciando sus efectos oxidantes. Sin embargo, para la mayoría de las personas es bastante difícil ingerir mi cantidad diaria recomendada de frutas y verduras para conseguir los polifenoles que necesitan. Por eso tu abuela decía a tus padres que no se podían levantar de la mesa sin haberse acabado todas las verduras. ¿Quién iba a decir que la abuela se estaba adelantando a la biotecnología del siglo XXI para reducir el estrés oxidativo?

10

Los polifenoles y la longevidad

Aunque los polifenoles sean muy importantes para reducir el exceso de radicales libres y el estrés oxidativo, su propiedad principal es la de retrasar el envejecimiento.

¿Quién no quiere vivir más tiempo? Uno de los primeros indicadores de que es posible alargar la vida a través de la dieta se encuentra en los escritos de Luigi Cornaro, un noble veneciano del siglo XV. A los treinta y cinco años estaba al borde de la muerte debido a sus excesos con la comida, pero entonces se sometió a una estricta dieta baja en calorías que consistía en comer yema de huevo, sopa de verduras, pequeñas cantidades de frutas y verduras de la región, algo de pan de grano grueso sin refinar y tres vasos de vino tinto al día. A los ochenta y tres, escribió su primer libro sobre la longevidad, *El método seguro e infalible de vivir muchos años con salud*, y el tercero a los noventa y cinco años. Murió a los noventa y nueve. Al final de su vida todavía estaba físicamente activo y con plenas facultades mentales.

Casi cuatrocientos años más tarde en 1935, Clive McCay demostró que la restricción de calorías podía prolongar espectacularmente la vida de las ratas. Desde entonces, los beneficios de la restricción de calorías han sido probados con muchas otras especies de animales. La restrictiva dieta calórica de Luigi Cornaro se calcula que era de unas 800 a 1.000

calorías diarias, las justas para generar la energía química que un humano necesita para vivir. Es evidente que Luigi hizo un buen trabajo durante noventa y nueve años. ¿Es posible que los polifenoles del vino tinto le ayudaran? Probablemente.

Lo que solemos llamar envejecimiento se podría considerar como la consecuencia de dos factores, el aumento de la inflamación celular y un metabolismo más lento. Por eso, cualquier cosa que reduzca la inflamación o aumente la eficiencia metabólica debería alargar la vida. Para descubrir esa conexión hemos de regresar al tema de los factores de transcripción de los genes. Entre las propiedades únicas de los polifenoles para reducir el estrés oxidativo, también activan otros factores de transcripción de los genes en nuestras células, que pueden alargar nuestra vida al aumentar la eficiencia metabólica y reducir la inflamación.

Uno de esos factores es una enzima conocida como AMP quinasa. Se denomina la enzima de la vida porque detecta los niveles de energía química de la célula y adapta su metabolismo para acelerar la producción de energía (trifosfato de adenosina o ATP). La AMP quinasa es también un interruptor genético maestro para aumentar la eficacia del metabolismo en cada uno de los 10 billones de células de nuestro cuerpo. Una vez se activa la AMP quinasa, nuestra capacidad para transformar las calorías alimentarias en energía química se vuelve supereficaz.

Una forma de activar la enzima de la vida es mediante la restricción adecuada de calorías sin que ello implique malnutrición. La otra es consumir muchos polifenoles, como los que ingería Luigi Cornaro con sus tres vasos de vino tinto. Cornaro hizo ambas cosas para alargar su vida. Esto se puede resumir en que, cuantos menos polifenoles consumimos (y más hidratos de carbono blanco comemos) y más calorías ingerimos, más rápido envejecemos. La Zona Mediterránea nos permite replicar el programa doble de restricción de calorías y altas dosis de polifenoles que siguió Luigi sin necesidad de recurrir a los tres vasos de vino tinto al día o seguir una dieta muy baja en calorías.

Una de las razones por las que las personas no son capaces de seguir las dietas bajas en calorías es porque les producen cansancio. La Zona Mediterránea resuelve este problema mediante el consumo de dosis adecuadas de polifenoles. Al activar la enzima de la vida (AMP quinasa) con las dosis necesarias de polifenoles, nuestro cuerpo puede mantener un buen nivel de energía química, aunque esté sometido a la restricción de calorías. Por eso no tendrás ni cansancio ni hambre.

La dieta mediterránea tradicional parece estar relacionada con una mayor longevidad. Pero ¿hay datos sobre algún grupo de nutrientes específicos de esta dieta que pudiera ser el responsable de la misma?

En 2013 se publicaron tres estudios que indicaban que la respuesta podía estar en la mayor cantidad de polifenoles. Los dos primeros fueron estudios epidemiológicos de la Facultad de Medicina de Harvard. El primero indicaba que consumir más frutos secos (30 gramos al día) reducía hasta un 20% la mortalidad. El otro estudio indicaba que consumir más bayas reducía hasta en un 32% los infartos de miocardio en las mujeres. El tercer estudio, que se realizó en Italia y fue publicado en el *Journal of Nutrition*, demostró que cuanto más alta era la cantidad de polifenoles que habían absorbido (se midió por los metabolitos de polifenoles de la orina) los participantes italianos mayores, más probabilidades tenían de alargar su vida. ¿Cuánto? Casi un 30% más. Luigi Cornaro se sentiría orgulloso.

En la actualidad gastamos miles de millones de dólares en investigaciones para descubrir nuevos y costosos tratamientos para las enfermedades cardiovasculares y el cáncer, a fin de alargar la vida. No obstante, el éxito en la reducción del índice de mortalidad debido a estas enfermedades se está ensombreciendo, debido al aumento de riesgos mayores (como el Alzheimer). Vivimos más, pero no necesariamente mejor. De hecho, existen pruebas de que la mejora en la salud funcional de los estadounidenses mayores se detuvo hace ya más de una década y que nuestra esperanza de vida con buena salud (longevidad menos los años de discapacidad) podría estar disminuyendo.

Deberíamos concentrarnos en cómo retrasar el envejecimiento, con un cuerpo y una mente más jóvenes que nuestra edad cronológica actual, para estar más sanos y vivir sin discapacidad el mayor número de años. No hace falta gastar miles de millones de dólares en investigaciones porque la respuesta podría estar en simplemente seguir la Zona Mediterránea y su recomendación de tomar al menos 1 gramo de polifenoles y 2,5 gramos de ácidos grasos omega-3 al día. Además, al seguir la Zona Mediterránea y consumir los tipos de comidas que hemos visto en el capítulo 5, estarás restringiendo las calorías sin pasar hambre o estar cansado. Combina ambas cosas y conseguirás la meta que todos deseamos: vivir más y mejor.

TERCERA PARTE

La industrialización de los alimentos

11

La industrialización de los alimentos y el aumento de la inflamación inducida por la dieta

¿Cómo empezó esta epidemia de inflamación celular inducida por la alimentación? Como sucede en cualquier tragedia, suele haber una buena historia detrás de la misma. La industrialización de la dieta estadounidense empieza a finales del siglo XIX, cuando John Kellogg era director médico de un sanatorio de la Iglesia Adventista del Séptimo Día en Battle Creek, Michigan. Le preocupaba la mala salud intestinal de sus pacientes. (Quizás mejor decir que estaba *obsesionado*.) Kellogg estaba convencido de que el por aquel entonces desayuno americano típico con manteca de cerdo y tocino mataba a las personas obturando su colon. Para probar su teoría de que una vida sana comienza con un colon sano (incluidos muchos enemas), empezó a experimentar alimentando a sus pacientes con cereales listos para comer que no tenían grasa (ni sabor). Sus pacientes aguantaban eso porque notaban mejoría. En 1904, C. W. Post, que había sido uno de sus pacientes en el sanatorio, empezó a fabricar un cereal parecido al de Kellogg, pero con una gran diferencia: le añadió azúcar para que el producto que parecía una corteza fuera más agradable al paladar. El azúcar que eligió fue el azúcar de uva, conocido químicamente como maltosa, que está formado por dos moléculas de glucosa unidas (básicamente un superazúcar), y bautizó su producto con el nombre de Grape-Nuts. Con ese producto nació Post Cereals. Lo que

C. W. Post no sabía era que la maltosa se divide rápidamente convirtiéndose en glucosa, lo que provoca un súbito aumento de los niveles de insulina y la incesante sensación de hambre. Experimenté esto en carne propia cuando era joven y atleta, en aquellos tiempos comía unos seis boles grandes de Grape-Nuts al día. Puede que esto explique mis escasos progresos como jugador de baloncesto.

Grape-Nuts ha sido un producto de Post-Foods que ha tenido mucho éxito. Por otra parte, mientras que el purista de la nutrición John Kellogg mantenía que sus recetas de cereales no necesitaban azúcar añadido, su hermano Will no era tan estricto. En 1897, los hermanos crearon una compañía para fabricar *corn flakes* sin azúcar y otros productos igualmente nada apetecibles; Will pensó que lo único que hacía falta para que el negocio familiar despegara era añadir azúcar a sus nada apetitosos productos culinarios. A Will no le interesaban los principios dietéticos, así que en 1906 fundó su propia empresa, que acabó convirtiéndose en Kellogg Company. Su hermano mayor le retiró la palabra, pero esta nueva empresa consiguió que la guerra del cereal ganara la batalla en los corazones y las mentes de los estadounidenses, cuyo triunfo sigue vigente en nuestros días.

En 1916, James L. Kraft aprendió a hacer queso procesado en días, en lugar de meses. Lo consiguió sustituyendo los microbios tradicionales por fosfato de sodio y luego pasteurizando el producto sobrante para que pudiera conservarse en latas durante años a temperatura ambiente.

Y no nos olvidemos de Milton Hershey, pionero del negocio de los polifenoles, o al menos de los polifenoles del chocolate. Estaba convencido de que si añadía más leche y más azúcar al chocolate podría conseguir chocolates más baratos que los europeos fabricados por compañías como Nestlé, y así en Estados Unidos todo el mundo podría comprar muchos de sus productos. Tenía razón, y así nació la industria masiva de las barritas de chocolate y caramelo.

A finales de la Segunda Guerra Mundial se aceleró la industrialización alimentaria cuando compañías como General Mills, General Foods, y Kraft Foods, por supuesto, empezaron a mezclar la ciencia y la ingeniería para crear alimentos más baratos y convenientes. Al mismo tiempo, Big Food llevó a cabo una encomiable tarea reduciendo el coste de los alimentos sacándoles los componentes esenciales de los alimentos no procesados que reducían su tiempo de almacenamiento (ácidos grasos omega-3 y polifenoles) y los sustituyó con ácidos grasos omega-6 (y sus primas modificadas genéticamente: las grasas trans) y los hidratos de carbono refinados.

Esta nueva industria tenía ventajas. Cuanto más larga era la fecha de caducidad de un producto, más posibilidades tenían de globalizar su producción de comida procesada, porque ya no existía el riesgo de que se estropeara. Además, se necesitaban menos trabajadores para producir suficientes alimentos para una población que iba en aumento. Durante este proceso comenzó la mayor migración de la historia, cientos de millones de personas emigraron desde las zonas rurales a las zonas urbanas (especialmente en China), donde encontraban más oportunidades de empleo y más lucrativas. Esta migración desde el campo a las urbes todavía continúa, puesto que actualmente más del 50% de la población mundial vive en ciudades. En Estados Unidos, es superior al 80%, ya que la mayor parte de la población vive en zonas urbanas o suburbanas. Puesto que el porcentaje de urbanitas es fácil que siga aumentando en el futuro, esto supone que miles de millones de personas dependerán de la industrialización global de la agricultura para su sustento diario.

Siempre existen algunas consecuencias imprevistas en la industrialización y globalización alimentaria. No todos los productos eran aptos para una industrialización masiva. Los más aptos fueron el trigo, el maíz y la soja. Del trigo y del maíz surgieron los hidratos de carbono refinados, que hacen subir rápidamente los niveles de glucosa en sangre. Del maíz y de la soja se hacen los aceites refinados ricos en ácidos grasos omega-6. Gracias al tándem de la industrialización y de los subsidios a la agricultura, tanto los hidratos de carbono refinados ricos en glucosa como los aceites ricos en ácidos grasos omega-6 no tardaron en ser la fuente de calorías más barata del mundo. Eso fue lo que los convirtió en la base de los alimentos procesados.

Por desgracia, esta combinación de ingredientes alimentarios resultó ser letal. Cuando el exceso de insulina (que se produce como respuesta al rápido aumento de glucosa en sangre debido a los hidratos de carbono refinados) interactúa con los ácidos grasos omega-6 de la soja, el maíz y otros aceites vegetales y de semillas que se utilizan para que los hidratos de carbono refinados tengan mejor gusto, aceleran la formación de ácido araquidónico (AA), y ése es el campo de cultivo para que aumente la inflamación celular.

Aunque los hidratos de carbono refinados, como la harina blanca, son la base de muchos alimentos procesados, saben a cartón. En Estados Unidos la industria alimentaria creó una combinación de ingredientes que hacía que sus productos fueran irresistibles para la mayoría de las personas: azúcar, grasa y sal.

Los humanos tenemos una tendencia natural a que nos guste el dulce. Es una antigua señal que indicaba que probablemente la comida fuera comestible. También sabemos que el sabor del azúcar significa que entra energía rápida en nuestro organismo que aliviará la falta de azúcar en sangre. Por desgracia, también sabemos que el azúcar es potencialmente adictivo. Estos datos proceden de estudios realizados con animales que demuestran que el azúcar puede ser más adictivo que la cocaína. Uno de esos estudios con ratones indicaba la verdadera gravedad potencial de nuestra adicción al azúcar. A los ratones se les colocó una mochila a través de la cual se les inyectaba cocaína después de que hubieran aprendido a apretar una palanca cierto número de veces. Pronto aprendieron el ciclo de la recompensa y se convirtieron en adictos a la cocaína. Luego los investigadores colocaron agua muy dulce (agua saturada con azúcar de mesa y algún edulcorante artificial que lo convertía en superazúcar) en las jaulas de los ratones cocainómanos. A los tres días los ratones adictos a la cocaína cambiaron su adicción a la misma por el agua superedulcorada. ¿Por qué esta rápida conversión? Porque tanto la cocaína como la glucosa activan los mismos mecanismos de recompensa que utiliza la dopamina en el cerebro. Puesto que el agua superedulcorada tiene menos efectos secundarios que la cocaína, el cambio no fue tan difícil.

Cada vez que se añade azúcar a un alimento, como a la salsa de tomate o a los cereales para el desayuno, la gente consume más ese producto. Por eso es un ingrediente tan preciado en los alimentos procesados. No obstante, el azúcar tiene un «punto óptimo». Cuando se supera cierta cantidad de azúcar, el producto se vuelve demasiado *dulce* y puede provocar la respuesta «Puaj». Es decir, hay una zona (no confundirla con *la Zona que pretendemos alcanzar para mejorar la salud y alargar la vida*) y mantener ese nivel de azúcar es la clave para que los alimentos procesados sean apetitosos.

Aunque hayamos identificado los receptores del sabor para el azúcar, hasta la fecha todavía no se han identificado los receptores del sabor para la grasa. La industria de los procesados sabe que al parecer no existe el punto óptimo para la grasa, especialmente si no es visible (como la que se encuentra en el interior del borde de las pizzas de grandes cadenas). A esa grasa le añades un poco de azúcar y tienes la fórmula para un consumo ilimitado. Ésta es la razón por la que los buñuelos fritos sin azúcar no serían muy populares en las ferias, pero espolvoreados con azúcar hacen que tus hijos y tú no podáis dejar de comerlos.

En la década de 1980, cuando la culpable de todo era la grasa, la única forma de hacer que los alimentos procesados fueran más sabrosos era añadiéndoles más azúcar, y para estar más seguros, también algo más de sal. Aunque todavía se está debatiendo el mecanismo que hace que la sal realce el sabor, es indiscutible que añadir sal a cualquier alimento procesado hace que ese producto sea más apetecible para el consumidor. Esto se debe a que las redes hormonales de la recompensa que hay en el cerebro y que el azúcar, la grasa y la sal pueden activar, son básicamente las mismas. De modo que cuando uno de estos tres ingredientes (azúcar, grasa o sal) ya no está de moda, aumentando las cantidades de los otros dos se compensa esa ausencia para que la comida procesada siga teniendo su poder adictivo.

La globalización alimentaria y el mayor consumo de alimentos procesados están generando la inflamación inducida por la dieta en todo el mundo. El aumento de la diabetes es el mejor ejemplo de esta rápida expansión global de este tipo de inflamación. En México la diabetes ha aumentado el 700% en los últimos veinte años. Ahora en China hay más de 100 millones de diabéticos (Estados Unidos cuenta con «sólo» 25 millones) y hay más de 250 millones en todo el mundo. Como ya he señalado anteriormente, cuanto más aumenta la epidemia de diabetes, más a punto está todo para el siguiente brote epidémico del Alzheimer.

12

A la caza de los falsos culpables de la comida

Se ha puesto muy de moda echar la culpa de nuestra creciente crisis de salud a un solo alimento. Ya me gustaría que la inflamación inducida por la dieta fuera tan sencilla. Existe al menos un ingrediente alimentario artificial que parece que todo el mundo está de acuerdo en eliminar de la dieta: los ácidos grasos trans.

La Food and Drug Administration, FDA (Agencia de Alimentos y Medicamentos estadounidense) anunció recientemente la posible prohibición de los ácidos grasos trans. Bueno, esto no es del todo cierto puesto que nunca los había aprobado como aditivos alimentarios. Sencillamente, fue una de esas cosas que suceden. Procter & Gamble (la primera compañía de jabón estadounidense), a principios de 1900 introdujo en la dieta estadounidense una grasa alimentaria comercial a la que llamó Crisco, que contenía ácidos grasos trans y éstos pronto se convirtieron en una fuente alternativa de grasas más barata que la manteca y la mantequilla. Afortunadamente, el Crisco tenía un sabor repugnante. Pero con la llegada de la Segunda Guerra Mundial y el racionamiento de la mantequilla, los ácidos grasos trans alcanzaron su máximo apogeo en la dieta estadounidense en forma de margarina. Puesto que las grasas trans están hechas de aceites vegetales ricos en ácidos grasos omega-6, una buena campaña comercial (avalada por la Asociación Norteamericana para el Corazón) convenció a la mayoría de los estadounidenses de que era más «saludable», porque contenía menos grasas saturadas, y además era más barata que la mantequilla.

Los consumidores estadounidenses siguieron utilizando la manteca y la margarina como alternativas a la mantequilla, hasta que las primeras investigaciones, a finales de la década de 1980, indicaron que estas grasas milagrosas no eran tan saludables como parecían, especialmente después de que se fueran acumulando pruebas de que estaban asociadas con un mayor riesgo de provocar enfermedades cardiovasculares, en lugar de ser al contrario.

No obstante, para entonces la industria de los alimentos procesados ya se había acostumbrado a las grasas trans. Eran necesarias para la fabricación de productos de larga duración que podían soportar transportes de larga distancia e incluso estar más tiempo en las estanterías de los supermercados sin ponerse rancios. El método tradicional de añadir grasas saturadas (como la manteca de cerdo) ya no era económico, pero confeccionar grasas parecidas a la manteca con aceites vegetales líquidos era una solución al problema de la fecha de caducidad. Los aceites vegetales son una fuente económica de calorías, y el proceso de transformarlos en grasas trans estables para alargar su vida es igualmente barato.

Actualmente, todavía no se sabe a ciencia cierta por qué las grasas trans son tan nefastas para nosotros en el plano molecular. Lo que sí sabemos es que cuantos más ácidos grasos trans consumimos, más posibilidades tenemos de desarrollar una enfermedad cardiovascular. Las principales sospechas de por qué son responsables del aumento de las enfermedades cardiovasculares, ya que bajan el colesterol bueno y suben el malo (efecto constatado de las grasas trans), no explican por qué los ácidos grasos trans también aumentan la inflamación celular. Una de las teorías es que los ácidos grasos trans inhiben la formación de ácidos grasos omega-3 de cadena larga al interferir con ciertas enzimas estratégicas de su producción. Otra teoría es que dichos ácidos grasos endurecen las membranas celulares, dificultando de este modo que las hormonas transmitan sus señales al interior de la célula. Aunque los médicos están de acuerdo en que los ácidos grasos trans son perjudiciales para la salud, todavía quedan un montón de molestas preguntas sobre cómo actúan y cuál es su conexión con el incremento de las enfermedades cardiovasculares.

El Estudio de Lyon sobre la Dieta para el Corazón al que nos hemos referido anteriormente demostró la complejidad de comprender la magnitud de la mecánica de los ácidos grasos trans. En ese estudio, entre los participantes del grupo experimental que consumió margarina rica en ácidos grasos trans la incidencia de infartos de miocardio fue hasta un 70% inferior que en el grupo que consumió grandes dosis de ácidos grasos omega-6. Que yo sepa, éste sigue siendo el único estudio de intervención a largo plazo con ácidos grasos trans, y justamente dio resultados contrarios a lo que se esperaba. Eso no quiere decir que las grasas trans fueran buenas, sólo que eran menos perjudiciales que los ácidos grasos omega-6 que consumió el grupo control. En estudios recientes se han revisado todos los datos de pacientes con problemas cardiovasculares que habían sustituido las grasas saturadas por grasas omega-6 y han llegado a la conclusión de que a más ácidos grasos omega-6 mayor riesgo de mortalidad por enfermedades cardiovasculares.

Independientemente de las preguntas que plantearon los resultados del Estudio de Lyon sobre la Dieta para el Corazón sobre la acción de los ácidos grasos trans, la protesta pública contra dichas grasas obligó a la industria alimentaria a encontrar rápidamente un sustituto que fuera casi tan económico como los ácidos grasos trans. La solución la encontraron en las grasas interesterificadas, una grasa artificial de fabricación humana extraída de la combinación de aceites vegetales totalmente hidrogenados con aceites vegetales no saturados. Estas grasas no contienen ácidos grasos trans, pero los estudios han indicado que este nuevo tipo de grasa podría tener la consecuencia imprevista de incrementar la resistencia a la insulina. Otro nuevo caso de «disparar sin mirar» por parte de la industria de los alimentos procesados.

No hay ningún mecanismo molecular claro que explique la relación entre las grasas trans y las grasas potencialmente interesterificadas con las enfermedades crónicas. Recordemos que los ácidos grasos trans se desarrollaron como sustitutos de las grasas saturadas debido a la cruzada que había iniciado la Asociación Norteamericana para el Corazón contra las grasas saturadas, pues se creía que eran las «verdaderas» culpables de las enfermedades cardiovasculares. (Nota: McDonald's freía sus patatas fritas con grasa de buey, que es parecida a la manteca de cerdo. Pero la campaña publicitaria que inició el empresario Phil Sokolof en Nebraska tuvo una repercusión tan negativa, que sustituyeron la manteca y la grasa de buey por grasas trans.) Sin embargo, en 2010 la Universidad de Harvard llevó a cabo otro estudio de observación donde no hallaron relación alguna entre las grasas saturadas y las enfermedades cardiovasculares. Esto significa que la presión que ejerció la Asociación Norteamericana para el Corazón para sustituir las grasas saturadas por ácidos grasos omega-6 probablemente nunca estuvo justificada.

Pero ¿qué sucede con los nuevos «malos de la película», que a diferencia de las grasas trans, son alimentos naturales que han formado parte de la dieta humana durante miles de años? Me estoy refiriendo a los hidratos de carbono, la fructosa, la leche y el gluten. ¿O el nuevo «héroe» de la dieta, la grasa saturada? A diferencia del consenso científico que existe sobre los efectos negativos de los industrializados ácidos grasos trans (sea cual fuere la razón molecular), todavía queda la controversia sobre la función de estos ingredientes alimentarios en nuestra crisis de salud actual.

Como he dicho en el capítulo 1, en nutrición no existe ningún alimento milagroso, ni tampoco un único culpable. La nutrición es un tema demasiado complejo para funcionar de este modo. Por eso hemos de buscar una visión más holística que concuerde con todos los datos.

Veamos ahora estos nuevos malvados o héroes alimentarios que tantos titulares han acaparado en los distintos medios y comprobemos qué pruebas tenemos para cada uno de ellos. Entretanto, intentaré relacionarlos con la verdadera responsable del deterioro de nuestra salud, que es la inflamación celular.

Villano 1: los hidratos de carbono

La dieta de Atkins no se cansa de repetir que los hidratos de carbono suben la insulina, y que el exceso de insulina engorda. Luego, basta con eliminar los hidratos de carbono de la dieta y sustituirlos por grasa. De hecho, lo mejor es sustituirlos con muchas grasas saturadas, como el tocino y filete con vetas de grasa. Comparto totalmente el problema que plantea del exceso de insulina, pero discrepo rotundamente con la solución que ofrece Atkins. Es cierto que los hidratos de carbono (en especial, la glucosa, puesto que la fructosa no afecta mucho a la insulina) suben transitoriamente los niveles de insulina. Pero si no padeces resistencia a la insulina, estos niveles se normalizan en poco tiempo. El problema empieza cuando los niveles de insulina están siempre elevados. En términos científicos esto se denomina hiperinsulinemia, cuya causa es la resistencia a la insulina que impide que la insulina que se encuentra en la superficie de la célula pueda transmitir el mensaje al interior de la misma. La resistencia a la insulina es una de las primeras consecuencias metabólicas del aumento de la inflamación celular. La causa de la inflamación celular no son sólo los hidratos de carbono, sino la *combinación* letal de niveles altos de insulina y ácidos grasos omega-6.

Al final, para respaldar tus teorías tienes que hacer tus propios estudios clínicos. En 2006, publiqué uno de esos estudios en el *American Journal of Clinical Nutrition*, donde comparé la Dieta de la Zona con la dieta de Atkins. En este estudio se preparó la comida a veinte sujetos obesos en una cocina metabólica de la Universidad Estatal de Arizona. La mitad de los sujetos siguieron la Dieta de la Zona durante seis semanas y media, la otra mitad siguió la dieta Atkins. Ambos grupos comieron el mismo número de calorías diarias durante seis semanas en sus comidas, preparadas bajo las directrices de cada uno de los programas dietéticos. En este estudio rigurosamente controlado, en el mismo período de tiempo, los participantes que siguieron la Dieta de la Zona perdieron más peso, más grasa, resistían mejor la actividad y estaban más contentos (según los test psicológicos tradicionales) que los que hicieron la dieta Atkins. No obstante, lo más inquietante fue que la dieta Atkins dobló el grado de inflamación celular en tan sólo seis semanas. Un estudio más reciente realizado en la Facultad de Medicina de Harvard, reveló que los seguidores de la dieta Atkins (comparados con personas que comieron el mismo número de calorías pero con más hidratos de carbono y menos grasa), tenían niveles más altos de cortisol, una hormona del estrés conocida por su nocivo efecto de aumentar la acumulación de grasa, en particular, la abdominal, y bajar los de la hormona tiroidea, que provoca depresión y cansancio.

Una dieta baja en hidratos de carbono también puede provocar confusión mental. A diferencia de otros órganos del cuerpo, el cerebro no utiliza grasa como fuente de energía. Puesto que el cerebro tiene un 60% de grasa, esto le conduciría a una desagradable situación de autocanibalismo para conseguir energía. De ahí que para satisfacer sus necesidades necesite un suministro constante de glucosa en la sangre. Si no ingieres suficiente glucosa, empiezas a segregar más cortisol (hormona del estrés) para romper la masa muscular y fabricar más glucosa. Esto se conoce como neoglucogénesis y es justamente lo que demostró la investigación de Harvard. Puesto que nuestro cerebro necesita unos 130 gramos de glucosa al día, es razonable consumir esa cantidad de hidratos de carbono a diario. El resto de nuestro cuerpo puede vivir tranquilamente de la grasa que tiene almacenada, pero el cerebro no.

Robert Atkins iba por el buen camino al intentar reducir los hidratos de carbono, pero hizo un gran retroceso al aumentar la ingesta de grasas saturadas (que aumentan la inflamación celular al unirse con los receptores de tipo Toll) y forzar respuestas hormonales anormales en nuestro cuerpo (más cortisol y menos función tiroidea) al restringir demasiado los hidratos de carbono.

Villano 2: la fructosa

Los tres hidratos de carbono principales que consumimos son la glucosa (de los cereales y almidones), la fructosa (de las frutas y verduras) y la galactosa (de los productos lácteos). En vez de eliminar estos tres hidratos de carbono de la dieta para seguir una dieta como la Atkins, quizás el problema sólo se encuentre en uno de ellos. Esta idea surgió de una breve carta publicada en 2004 en el *American Journal of Clinical Nutrition* en la que se hablaba de una asociación hipotética entre el aumento del consumo de sirope de maíz alto en fructosa y el aumento de la obesidad. Por desgracia, los autores de esa carta no mencionaron que el consumo total de fructosa en Estados Unidos no había cambiado demasiado, porque todo aumento en el consumo de sirope de maíz rico en fructosa coincidía con su correspondiente descenso en el consumo de azúcar de mesa refinado. La sacarosa (azúcar de mesa) tiene casi la misma proporción de fructosa que de glucosa (proporciones casi iguales en ambas) como la que tiene el sirope de maíz rico en fructosa.

Otro dato importante es que la breve carta publicada en dicha revista tampoco mencionaba que el consumo de sirope de maíz rico en fructosa había ido disminuyendo paulatinamente desde 1999, sin que ello supusiera ningún cambio en las estadísticas de la obesidad. En realidad, el ingrediente alimentario que mayor aumento ha experimentado en su consumo en los últimos cuarenta años han sido los cereales ricos en glucosa y ácidos grasos omega-6, no la fructosa. El aumento en el consumo de glucosa implica un aumento en los niveles de insulina, que combinados con el exceso de ácidos grasos omega-6 se traduce en más inflamación celular.

La fructosa, por otra parte, no afecta mucho a los niveles de insulina. Es cierto que el cuerpo metaboliza la fructosa de otro modo que la glucosa. Puesto que ambas son muy reactivas, el cuerpo tiene que esforzarse mucho para evitar que cualquiera de esos dos azúcares permanezca demasiado tiempo en la sangre. La fructosa tiene muy poco efecto sobre la insulina porque va directamente al hígado, donde se convierte lentamente en glucosa, ácido láctico y grasa. La glucosa, por otra parte, llega al hígado y a las células musculares a través de la insulina (para su transformación y almacenamiento a largo plazo como glucógeno) o a las células adiposas (para su transformación en glicerol que colabora en el almacenamiento a largo plazo de los ácidos grasos en triglíceridos). Siempre que no tengamos resistencia a la insulina, este proceso controla muy bien los niveles de azúcar en sangre. Aunque la mayor parte de la fructosa se transforma lentamente en glucosa en el hígado, la grasa que se genera en éste se convierte en lipoproteínas LDL para suministrar grasa a otros tejidos corporales para su conversión en energía. (La grasa es combustible de alta calidad que sirve para generar más ATP por gramo que el que generaríamos por gramo de hidratos de carbono.) Siempre y cuando no nos excedamos en el consumo de fructosa, no hay ningún problema. Si tomas demasiada fructosa (como se hace con la alimentación forzada de las ocas para hacer foie gras, que significa literalmente «hígado graso») puedes tener algunos problemas. Las frutas son ricas en fructosa, mientras que las verduras no tienen tanta; si comes muchas verduras y controlas la cantidad de fruta es imposible que sobrecargues tu hígado con fructosa. Además, en los experimentos donde se controlan con exactitud los niveles de fructosa y de glucosa no se ha observado diferencia alguna entre los dos tipos de azúcares simples en la obesidad o el metabolismo.

Como la fructosa es algo más reactiva que la glucosa, potencialmente puede generar un mayor número de radicales libres. Aquí es donde entran en juego los polifenoles. Al ser los antioxidantes más poderosos conocidos, mantienen a raya el posible exceso de radicales libres debido al metabolismo de la fructosa (así como de la glucosa). Los estudios han demostrado que cuando los ratones ingieren una dieta rica en fructosa y se les da suplementos de polifenoles, todas las anomalías metabólicas inducidas por dicha dieta desaparecen. Ésta es una de las razones por las que decíamos que una manzana al día aleja al médico. Las ventajas de los polifenoles de la manzana compensan los posibles efectos negativos de la fructosa que contiene. Dos raciones de brócoli diarias son más recomendables que la manzana, y eso es porque el brócoli tiene menos fructosa que la manzana. Aunque los cereales y los almidones no tengan fructosa, son glucosa cien por cien. Esto implica que aumentan significativamente los niveles de insulina (mientras que la fructosa no) y que generan muchos radicales libres en el proceso (la glucosa también es muy reactiva especialmente en la sangre). Hace falta tomar muchos polifenoles para controlar los radicales libres procedentes de la glucosa y de la fructosa. De modo que basta con que comas muchas verduras, menos fruta y aún menos cereales y almidones.

En resumen, la fructosa no es el problema, porque cuando la consumes ingieres al menos casi la misma cantidad de glucosa. De hecho, la proporción glucosa-fructosa en la dieta estadounidense es casi de cinco-uno (y ha sido así durante los últimos noventa años). Lo más probable es que el culpable de nuestra epidemia de obesidad sea el mayor consumo de glucosa, no de fructosa. El verdadero problema surge cuando consumimos demasiada glucosa y tenemos un exceso de ácidos grasos omega-6. Así es cómo desarrollas la inflamación celular.

Villano 3: los productos lácteos

La tercera fuente de hidratos de carbono de la mayoría de las personas es la galactosa, que se encuentra básicamente en la leche y en los productos lácteos. El intestino rompe la lactosa de la leche materna y de la leche de vaca y la transforma en fragmentos de hidratos de carbono simples de glucosa y galactosa. La galactosa, a diferencia de la glucosa, no es muy necesaria para el cuerpo, pero puede metabolizarla por otra vía para que no se acumule. El problema surge cuando el cuerpo pierde su capacidad para romper la lactosa en el intestino. Puesto que ésta no puede ser absorbida, se dirige hacia el colon. A los 100 billones de bacterias que viven allí les encanta la lactosa y la fermentan, provocando hinchazón (consecuencia de los gases que se liberan durante la fermentación), flatulencia, diarrea, náuseas y vómitos. Casi el 70% de los adultos europeos (y casi el 100% en los países del norte de Europa, como Alemania, Dinamarca y los países escandinavos) todavía conservan la enzima que rompe la lactosa y la convierte en glucosa y galactosa; estas personas genéticamente afortunadas pueden consumir leche o productos lácteos sin problemas. No obstante, se calcula que casi el 50% de la población mediterránea adulta (y el 65% de la población mundial) no es tan afortunada. Esta incapacidad para digerir la lactosa es lo que hace unos ocho mil años condujo a algunos de los primeros usos de la biotecnología.

Una forma de reducir la lactosa es hacer queso con la leche. En el proceso de la fabricación del queso se separa la principal proteína de la leche (caseína) de las otras proteínas lácteas (como el suero) añadiéndole ácido. Cuando se reduce el pH de la leche, la caseína forma grumos (cuajos), y el suero y la lactosa quedan en el líquido. ¿Recuerdas la canción de cuna de «Little Miss Muffett» comiéndose sus cuajadas y suero? Eso es biotecnología en acción. Cuanto más duro es el queso (como el parmesano), menos lactosa contiene. Otra forma de reducir la lactosa es añadiendo bacterias a la leche. Éstas fermentan la lactosa convirtiéndola en ácido láctico. Así se hace el yogur. Para el 50% de los adultos europeos de las regiones mediterráneas que todavía no pueden digerir la lactosa, la fabricación del queso (especialmente el parmesano) y del yogur supuso una forma de afrontar su dilema genético. Por eso, el queso y el yogur son dos alimentos básicos en la dieta mediterránea. Actualmente, hay otra alternativa de alta tecnología: la separación de la lactosa de la leche para fabricar leche sin lactosa.

Uno de los hechos sorprendentes sobre el consumo de leche *per cápita* en Estados Unidos es que en los últimos cuarenta años ha disminuido casi el 75%. En gran medida se debe a la eliminación de las ayudas a la leche por parte de la Administración Reagan. Los ganaderos producían demasiada leche, lo que obligaba al Estado a comprar el excedente y transformarlo en queso para almacenarlo. Cuando el Departamento de Agricultura decidió dejar de comprar leche, también dedicó parte de su presupuesto a hacer publicidad para vender sus excedentes de queso. La campaña del Departamento de Agricultura para vender sus excedentes de queso condujo a que la pizza de queso pasara rápidamente a formar parte de la dieta estadounidense (la pizza forma parte de la dieta mediterránea, pero en Italia suele llevar muchas verduras y su masa es muy fina), a la que siguió la pizza de cuatro quesos, y la pizza de cuatro quesos con la corteza rellena de queso. En esta constante transformación, un alimento que se solía tomar en pequeñas raciones como aperitivo o postre en la dieta mediterránea, pronto se convirtió en una de las principales fuentes de calorías de la dieta estadounidense. En cuarenta años el consumo de queso ha aumentado el 300%, y te garantizo que la mayoría de ese consumo no es de quesos artesanales.

Todavía queda la cuestión de una posible reacción alérgica a la proteína de la leche. Siempre que comes demasiado de un mismo tipo de proteína (incluso tofu), existe el peligro de que desarrolles una alergia a la misma. Las causas más habituales de las alergias son las proteínas de varios ingredientes alimentarios. Los principales causantes son la leche, los huevos, cacahuetes (de hecho, son una legumbre), frutos secos, pescado, marisco, soja y trigo. De estos «ocho grandes», cuatro de estos alimentos (huevos, frutos secos, pescado y marisco) también se comían en los tiempos paleolíticos, así que las alergias derivadas de proteínas no son enteramente una consecuencia del desarrollo de la agricultura.

Las alergias a la leche son más comunes en los niños pequeños (aproximadamente del 3 al 5%), pero casi el 90% de los niños desarrollan sus alergias cuando tienen más o menos tres años. Si formas parte del 0,5% de la población adulta que tiene alergia a la proteína de la leche, los indicadores más habituales son un exceso de mucosidad en las fosas nasales y la garganta, estornudos, moqueo, urticaria, hinchazón de labios, boca o garganta al tomar leche. Sin embargo, eso también significa que el 99,5% de la población no tiene problemas con la proteína láctea, en el supuesto de que se haya extraído la mayor parte de la lactosa. Curiosamente, el número de personas que tienen alergia a las proteínas de la leche es muy similar al de las personas alérgicas a otra proteína muy común en la dieta: el gluten. En resumidas cuentas, si crees que no tienes ninguna alergia a la proteína láctea, puedes añadir un poco de parmesano o yogur a tu Zona Mediterránea.

Antes de dejar definitivamente el tema de los productos lácteos, quisiera hablar del efecto de las proteínas lácteas en la secreción de insulina. Las proteínas, igual que los hidratos de carbono, también pueden estimular la secreción de insulina. Los productos lácteos son grandes estimuladores de la secreción de insulina. Por otra parte, los huevos son los que menos la estimulan, seguidos del buey y del pescado. Si consumes muchos ácidos grasos omega-6 y tomas productos lácteos, puedes fomentar la formación de ácido araquidónico y aumentar la inflamación celular. El aumento de la inflamación celular puede ser una de las principales causas de posibles alergias a los lácteos.

Villano 4: el gluten

Las proteínas, como las bacterias, no suelen entrar en el torrente sanguíneo gracias a la segunda piel que recubre las paredes del sistema digestivo. Las paredes intestinales suelen ser una gruesa barrera que sólo acepta alimentos muy digeridos (azúcares simples, ácidos grasos y péptidos proteicos diminutos) que no desencadenarán reacciones alérgicas al entrar en el cuerpo. Por supuesto, si tienes el síndrome del intestino permeable, la cosa cambia. Un intestino permeable es justamente eso: que tu segunda piel ya no es una barrera eficaz para evitar la entrada en la sangre de moléculas más grandes, como proteínas intactas o grandes trozos de proteínas. Si entran en el torrente sanguíneo, serán consideradas cuerpos extraños y se desencadenará una potente reacción alérgica a esa proteína como si fueran bacterias o toxinas las que estuvieran empezando a atravesar esa misma barrera y llegaran a la sangre.

Hay dos tipos de personas con problemas con el gluten. El primer grupo son celíacos, que es la verdadera intolerancia al gluten. Los celíacos son menos del 1% de la población. Esas personas no pueden tolerar ningún tipo de gluten en su dieta, ni más ni menos. Mi esposa tiene celiaquía aguda, así que conozco bien las consecuencias. El segundo grupo son las personas con sensibilidad al gluten. Pocos son los marcadores clínicos que los diferencian, pero parece que se encuentran mejor cuando no comen productos que contengan gluten.

Es posible que la actual epidemia de sensibilidad al gluten (no la celiaquía) sea un indicativo de que lo que realmente sucede es que nos encontramos ante una epidemia de permeabilidad intestinal. La causa más frecuente del síndrome del intestino permeable es la inflamación celular, no el gluten. Es decir, el gluten no causa inflamación, pero la inflamación de las paredes intestinales puede provocar sensibilidad al gluten. En concreto, el síndrome del intestino permeable se debe a un subgrupo de eicosanoides inflamatorios conocidos como leucotrienos, que proceden del ácido araquidónico (AA). Es muy probable que un gran número de personas que sufren un aumento de los niveles de AA (y descenso del EPA) en las células que recubren sus paredes intestinales desarrollen el síndrome. Se volverán mucho más susceptibles a una extensa gama de insultos inmunológicos cuando en el torrente sanguíneo entre alguna sustancia química (alimento o sustancia química) que provoque la generación de antígenos, circunstancia que de tener unas paredes intestinales sanas no se hubiera producido.

En los últimos tiempos se han escrito muchos libros que exponen una serie de hipótesis sobre la vinculación entre el trigo, la obesidad y las enfermedades crónicas. La pregunta es: ¿están justificadas estas hipótesis? Una de ellas es que el mayor consumo de trigo está relacionado con la epidemia de obesidad. Tal como ya he señalado, el mero hecho de consumir hidratos de carbono no es lo que engorda, pero tener constantemente niveles altos de insulina debido a una resistencia a la misma, que se ha generado gracias a la inflamación celular, es lo que conseguirá que acumules kilos de más. Para generar más inflamación celular debes combinar la ingesta de muchos hidratos de carbono refinados y muchos ácidos grasos omega-6. El consumo de ácidos grasos omega-6 ha aumentado a un ritmo más rápido que el del consumo de trigo.

La segunda hipótesis para la sensibilidad al gluten es que cuesta romper el almidón del trigo, a diferencia de otros hidratos de carbono, y entra en la sangre con mayor rapidez que la glucosa. Esto no es cierto. Los almidones de las patatas blancas y del arroz blanco entran en la sangre como la glucosa, aún más rápido que los del trigo, pero no son los hidratos de carbono en sí mismos los causantes de la resistencia a la insulina, sino de la inflamación celular que, en primer lugar, se ha producido por los subidones de insulina y la ingesta de demasiados ácidos grasos omega-6.

El tercer argumento que alegan los que pertenecen al movimiento de que el culpable es el trigo es que su carga glucémica es más alta que el del azúcar de mesa. Eso es cierto porque el azúcar de mesa es medio fructosa, que no afecta mucho a la secreción de insulina. No obstante, no es la carga glucémica del hidrato de carbono sino la carga glucémica de toda la comida lo que cuenta para determinar la cantidad de insulina que se segregará. Cuando equilibras la carga glucémica de una comida con las dosis adecuadas de proteína baja en grasa (como en la Zona Mediterránea), no sufres ese aumento masivo de los niveles de glucosa en sangre que provocan el aumento de los niveles de insulina.

Por último, se ha llegado a la hipótesis de que el metabolismo de las proteínas del gluten producen unos potentes fragmentos proteicos que tienen un efecto narcótico que te convierten en adicto al trigo. Es cierto que cuando se incuba un fragmento de trigo de siete péptidos con neuronas, puede inducir efectos opiáceos. Sin embargo, los fragmentos de las proteínas de ese tamaño no pueden pasar a la sangre, mucho menos entrar en el cerebro, si tienes un intestino sano (y una buena barrera sangre-cerebro [hematoencefálica]). Sólo los péptidos que contienen dos o tres aminoácidos pueden traspasar las paredes de un intestino sano. Los péptidos de ese reducido tamaño son demasiado pequeños como para provocar algún tipo de reacción inmunológica, mucho menos actuar como agentes adictivos. Por supuesto, esto cambia si tienes el síndrome del intestino permeable, donde partículas mucho más grandes (como bacterias enteras, fragmentos microbianos, proteínas intactas como gluten, etc.) pueden atravesar las paredes, entrar en la sangre y causar estragos en nuestro sistema inmunitario.

¿Qué causa este síndrome? Lo genera la creciente inflamación celular en el tejido que forma la membrana que recubre el intestino. La Zona Mediterránea es una excelente forma de empezar a curar un intestino permeable si eres una de esas personas con sensibilidad al gluten. A medida que vaya disminuyendo tu inflamación intestinal, podrás pensar en volver a introducir algunos cereales en tu dieta para comprobar cómo va tu proceso de sanación. Los dos únicos cereales que te aconsejo que comas son avena y cebada de cocción lenta, porque ambos son ricos en fibra soluble que retrasa la entrada de hidratos de carbono en la sangre y reduce la respuesta glucémica. No obstante, no tomaría ningún otro cereal.

¿Por qué se encuentran mejor las personas cuando hacen una dieta sin gluten? Por la misma razón que se sienten mejor con la Dieta de la Zona. Porque estás eliminando los hidratos de carbono de alta carga glucémica, reduciendo de ese modo los niveles de ácido araquidónico que es lo que causa el síndrome del intestino permeable. Esto puedes mejorarlo tomando menos ácidos grasos omega-6. Para la mayoría de los estadounidenses, las principales fuentes de gluten son el pan, la pasta y la bollería. Elimina estos productos de tu dieta y bajarás notablemente tu carga glucémica, y cuando eso suceda, adelgazarás y te encontrarás mejor.

Realmente, creo que reducir el consumo de cereales en general es una gran idea. La revista *Time* publicó una cita mía en 1997 donde afirmaba que «Si se eliminara todo el pan de la faz de la Tierra, tendríamos un planeta mucho más sano». Mi cita se basaba en la importancia de reducir la carga glucémica de la dieta, no en eliminar el gluten. No he cambiado de opinión desde entonces. No te vas a morir de hambre si sustituyes esos hidratos de carbono por un montón de verduras y una cantidad limitada de frutas, que te aportarán más polifenoles antiinflamatorios con muchos menos hidratos de carbono.

Hay algo de verdad en todos estos nuevos villanos nutricionales. No obstante, no son los que causan la inflamación; son las consecuencias secundarias de un intestino inflamado debido a una inflamación celular preexistente. Ésa es la razón por la que no son la panacea para tratar una enfermedad crónica. Tu principal «medicamento» para reducir la inflamación inducida por la dieta es seguir la Zona Mediterránea. Sólo cuando hayas conseguido dominar la dieta y puedas comprobarlo mediante los marcadores clínicos que definen la Zona, podrás plantearte reducir (no eliminar por completo) estos nuevos «villanos» dietéticos. Si ya estás en la Zona, probablemente no observarás grandes cambios cuando reduzcas su consumo porque son ingredientes secundarios en la Zona Mediterránea.

Villano 5: las grasas saturadas

Aunque no existe ninguna conexión epidemiológica entre la grasa saturada y las enfermedades cardiovasculares, no significa que sea buena para la salud. Aunque la grasa saturada no es ni mucho menos tan inflamatoria como los ácidos grasos omega-6, también puede inducir a la inflamación celular al interactuar con uno de los receptores de tipo Toll que hay en la superficie de todas las células de nuestro cuerpo. Las grasas saturadas pueden engañar a este receptor y hacer que la célula crea que está sufriendo un ataque microbiano. Los estudios de intervención han demostrado una y otra vez que las grasas saturadas son más inflamatorias que las monoinsaturadas. Si quieres añadir grasa a tu dieta, añádele aceite de oliva virgen extra, en vez de aceites vegetales como el aceite de cártamo, de maíz o de soja.

El verdadero malvado que hemos de intentar controlar en nuestra batalla contra la obesidad y sus enfermedades asociadas es la inflamación inducida por la dieta. El problema de señalar con el dedo a un único alimento como culpable de todo es que no estás teniendo en cuenta las complejas relaciones que existen en la nutrición, y que hará que lo más probable es que sigas padeciendo las consecuencias del aumento de tu inflamación celular.

CUARTA PARTE

El futuro de la medicina

13

Epigenética: la caja de Pandora de la genética

Un artículo publicado en 2005 en el *New England Journal of Medicine* predijo que la esperanza de vida de los niños nacidos en el siglo XXI sería potencialmente inferior a la de sus padres. Los autores del estudio también calcularon que uno de cada tres niños nacidos después del año 2000, probablemente tendría diabetes. Si este pronóstico es cierto, el 11% actual de población adulta diabética estadounidense, para 2050 podría convertirse en casi un tercio. Puesto que la diabetes es muy probable que siga desarrollándose a edades cada vez más tempranas, esto significa que esta enfermedad tendrá una duración más larga. Por consiguiente, muchos de los niños nacidos después del 2000 que desarrollarán diabetes es más que probable que también padezcan Alzheimer. En 2050, esto puede representar el colapso total de un sistema sanitario que actualmente ya está desbordado. ¿Cómo hemos llegado a esta situación en que cada generación parece que es más obesa y está más enferma?

La respuesta podría estar en la extraña nueva ciencia de la epigenética transgeneracional en la que la inflamación inducida por la dieta se transmite ampliada de una generación a otra.

La epigenética se refiere a los cambios en la función de los genes que no implican cambios directos (como mutaciones) en la secuencia de ADN de nuestro código genético. La epigenética actúa como si fuera un interruptor molecular permitiendo la modificación de los genes a veces temporal, y a veces permanente, debido a factores ambientales como la dieta. La epigenética también explica cómo puede ser alterada la futura expresión de los genes de un feto por la dieta de sus padres y, posiblemente, también la de sus abuelos, para tener respuestas inflamatorias exageradas durante toda su vida. Nuestra creciente epidemia de obesidad en los jóvenes y el desarrollo temprano de la diabetes pueden ser indicadores de que los genes de nuestros hijos están siendo reprogramados con unas consecuencias potencialmente muy peligrosas para su futura salud. Pero para entender de veras la importancia de la epigenética hemos de regresar a los tiempos en los que creíamos que la genética era mucho más fácil de entender.

En el año 2000 se anunció a bombo y platillo que por fin se había secuenciado el código genético humano. La genética iba a dar comienzo a una nueva era de medicina personalizada. Surgió la nueva esperanza de que en el futuro pudiéramos determinar qué enfermedades acechaban a nuestro genoma y dar los pasos necesarios para evitarlas, o al menos encontrar el medicamento adecuado para tratarlas con mayor eficacia cuando se manifestaran. Cuando desapareció la euforia inicial, descubrimos que todavía quedaban muchas preguntas por responder respecto a nuestros genes. Al final, resultó que el genoma humano no era tan distinto al de un chimpancé. De hecho, muchas plantas (como el trigo y el maíz) tenían muchos más genes que nosotros. Asimismo, se observó que había mucho ADN «basura» (casi el 98% del ADN) en el gen humano que no parecía tener ninguna función útil como crear proteínas. Al fin y al cabo, eso es lo que hacen los veinticinco mil genes «reales» de nuestro ADN humano.

Ahora sabemos que la genética es mucho más complicada de lo que imaginábamos. El número de genes humanos no es tan superior o diferente del de otras especies; no obstante, parece que nuestros genes se pueden activar o desactivar con mayor precisión y velocidad que en otros animales (o plantas). Gran parte de esa mayor y sofisticada actividad genética se debe a la presencia de los microfragmentos de ARN que se encuentran dentro de ese ADN «basura». Por último, a muchos de los factores de transcripción de los genes que activan o desactivan ciertas secuencias de genes de nuestro ADN (como los que controlan la producción de las proteínas inflamatorias o antioxidantes) parecen afectarles nutrientes clave como los ácidos grasos omega-3 y los polifenoles.

Nuestro ADN no está aislado. Hay unas proteínas denominadas histonas que envuelven al ADN. Si estas histonas están muy pegadas al ADN, no se pueden replicar. Si están más sueltas, entonces sí es posible esa replicación del ADN. Las modificaciones químicas que se producen en la superficie son las que controlan la apertura y el cierre de las histonas. Además, también se pueden producir modificaciones químicas transitorias en el propio ADN. Si una sección de ADN sufre una alteración química, queda silenciada y no se puede replicar. Estas modificaciones químicas epigenéticas no cambian la estructura real del gen, pero determinan si esa sección de ADN podrá o no podrá hacer proteínas basándose en el código de ADN. Por último, está la función del microARN, que procede de toda esa «basura» del ADN. Aunque estos fragmentos de microARN no se pueden usar como plantilla para fabricar proteínas codificadas por los genes, pueden inhibir la síntesis de futuras proteínas interfiriendo en el proceso de la síntesis de esa proteína en particular. Podríamos considerar que el ADN es el hardware de nuestros genes, y la epigenética y los factores de transcripción de los genes, el software.

La complejidad de la epigenética humana nos da una gran flexibilidad para vivir en una extensa variedad de climas, desde el Ártico hasta el Amazonas. Es un sistema de control muy sofisticado que nos permite realizar ligeros ajustes genéticos a los cambios de dieta, entorno y niveles de estrés. Pero también hace que nuestros genes puedan ser secuestrados por una dieta inflamatoria.

El momento de nuestra vida en que nuestro entorno puede influir más en la futura expresión de nuestros genes a través de la epigenética es cuando estamos en el útero materno. La dieta de la madre establece muchas de estas marcas químicas epigenéticas en el ADN del feto y lo prepara para lo que le espera en el mundo después de nacer. Si hay un desajuste entre la programación epigenética que ha tenido lugar en el útero y el entorno que se encuentra al nacer, tendrá problemas en el futuro, generalmente, una mayor probabilidad de ser obeso, diabético y padecer enfermedades cardiovasculares.

Los primeros indicios de que los cambios dietéticos podrían afectar a las futuras generaciones se observaron durante la Segunda Guerra Mundial. Cuando las tropas alemanas se retiraron de Holanda en el invierno de 1944, se llevaron toda la comida que encontraron, lo que ocasionó una terrible hambruna a los holandeses. Se calculó que la ingesta media de calorías por persona durante lo que se conoció como la Hambruna Holandesa, era de unas 600 calorías diarias. Después de la guerra, pronto regresaron la prosperidad y la comida a Holanda y parecía que todo estaba bien. Pero en 1999, los investigadores empezaron a estudiar los datos de las mujeres que estaban en su último trimestre de embarazo durante la Hambruna. Sus hijos eran más obesos y tenían una mayor incidencia de diabetes y enfermedades cardiovasculares que los que nacieron antes o después de la misma. Esto dejó patente que la restricción de calorías a la que se vieron sometidas sus madres cincuenta años antes había tenido consecuencias negativas para sus fetos. Los científicos lo denominan programación fetal. Ésta se intensifica en el último trimestre de embarazo, cuando la dieta materna tiene más influencia en los cambios epigenéticos que se producen en el ADN del feto que lo preparan para su nuevo entorno después de nacer. Durante la Hambruna Holandesa se produjo un total desajuste entre la dieta de la madre durante el embarazo y el entorno dietético con el que se encontraría el bebé después de su nacimiento. El resultado fue que estos niños sufrían una alteración en su metabolismo, que era apta para condiciones de escasez, no de abundancia. Este desajuste epigenético provocó una mayor incidencia de obesidad, diabetes y enfermedades cardiovasculares. El hecho de que todas estas condiciones (obesidad, diabetes y enfermedades cardiovasculares) estén relacionadas con el incremento de la inflamación inducida por la dieta parece indicar que algunos de esos cambios epigenéticos que tuvieron lugar durante la Hambruna Holandesa, también pudieron activar ciertos genes que acabaron fomentando dicha inflamación cuando volvió a haber disponibilidad de alimentos. Esto es porque el feto fue programado para una dieta muy baja en calorías, que no se adaptaba en absoluto a la abundancia de calorías con la que se encontró después de su nacimiento.

En la misma época en que se produjo la Hambruna Holandesa, Leningrado experimentó condiciones de hambruna parecidas. Sin embargo, en Rusia los alimentos tampoco abundaban después de la guerra. La consecuencia fue que los niños que nacieron en aquella época no experimentaron un aumento en la obesidad, diabetes o enfermedades cardiovasculares cuando llegaron a adultos. La programación fetal que tuvo lugar en los úteros de las madres rusas durante esas condiciones de escasez coincidía con el entorno dietético que tuvieron sus hijos al nacer.

En los dos primeros años de vida somos muy susceptibles a dejar marcas epigenéticas inducidas por la dieta en nuestro ADN. Ésta podría ser una de las razones por las que los niños que han sido amamantados parece que están más sanos y tienen un CI (coeficiente intelectual) superior en comparación con los niños que han sido alimentados con fórmulas para lactantes. Si miras la composición de casi todas las fórmulas para lactantes (otro producto de la industrialización alimentaria), verás que principalmente están hechas de azúcar y ácidos grasos omega-6. Esto es una receta segura para aumentar la inflamación inducida por la dieta que producirá más alteraciones epigenéticas.

Estas marcas epigenéticas grabadas en la programación fetal o durante los primeros patrones alimentarios posnatales pueden durar toda una vida. Además, se pueden transmitir e incluso ampliar de una generación a otra, según el entorno dietético en que se mueva la siguiente generación de padres. Si la epigenética puede aumentar la inflamación, ¿es posible entonces, que la inflamación inducida por la dieta pueda también inducir a cambios epigenéticos? Por desgracia, la respuesta podría ser afirmativa.

Los modelos con animales han demostrado con toda claridad las consecuencias genéticas para futuras generaciones de seguir una dieta inflamatoria. En un inquietante estudio publicado en 2009, los investigadores utilizaron ratones genéticamente idénticos y los dividieron en dos colonias. Les alimentaron con dietas idénticas en cuanto a calorías, proteínas, hidratos de carbono y grasa total. La única diferencia estribaba en que en un grupo el contenido de grasas era más alto en ácidos grasos omega-6, y más pobre en ácidos grasos omega-3. Esto parecía un cambio sin importancia, especialmente puesto que ambas colonias de ratones seguían dietas bajas en grasas. Se mantuvo a estas colonias bajo estas mismas condiciones dietéticas durante tres generaciones. En la primera generación de ratones que tomaban más ácidos grasos omega-6 el aumento de peso no fue inmediato, pero en la tercera, los ratones que consumían más cantidad de ácidos grasos omega-6 eran bastante más obesos en comparación con sus primos genéticamente idénticos. Estos cambios fueron inducidos por la inflamación celular provocada por el cambio en la proporción de ácidos grasos omega-6 y omega-3 de su dieta. En estudios posteriores, los mismos investigadores demostraron que si se aumentaban los niveles de ácidos grasos omega-6 en la dieta de los ratones equiparándolos con los de la actual dieta estadounidense, la obesidad se desarrollaba antes.

Lo peor del caso es que también se transmitían importantes cambios metabólicos de una generación a otra. En la tercera generación de ratones que ingirieron niveles más altos de ácidos grasos omega-6, se empezaron a manifestar signos de prediabetes, como revelaban los depósitos de grasa acumulados en el hígado y los primeros signos de enfermedad cardiovascular, así como el tamaño de su corazón.

Veamos el aumento de la obesidad en la población estadounidense durante el tiempo en que se estaban produciendo cambios similares en la proporción de ácidos grasos omega-6 y omega-3 en la dieta estadounidense.

1960: 13%
1980: 15%
1994: 23%
2000: 31%
2010: 36%

Este aumento de la obesidad de casi el 300% en tres generaciones parece indicar que los estadounidenses están sufriendo la misma tendencia epigenética transgeneracional que la que se observó en los estudios con animales, a raíz de ingerir más ácidos grasos omega-6 y menos omega-3.

Por desgracia, la industrialización de los alimentos en las tres últimas generaciones se ha convertido en una poderosa fuerza capaz de cambiar las marcas epigenéticas que controlan el futuro genético de nuestros hijos y de nosotros mismos. Quizás no sea tan extraño que el grupo de individuos obesos que con más rapidez crece en Estados Unidos sea el de los niños nacidos después del año 2000. La posibilidad de que lograran un peso normal y gozaran de buena salud en el futuro ya estaba en su contra antes de abandonar el útero materno.

Lo mismo sucede con los resultados neurológicos. Si creas una deficiencia de ácidos grasos omega-3 en varias generaciones de ratones, estos se vuelven cada vez más inquietos, tienen menos capacidad de concentración y son menos inteligentes en comparación con sus primos genéticamente idénticos que tomaron suficientes ácidos grasos omega-3 durante su período fetal y posnatal. No es de extrañar que el TDAH (trastorno por déficit de atención e hiperactividad), la ansiedad y la depresión se estén convirtiendo en una epidemia entre los niños estadounidenses.

Los cambios epigenéticos pueden ser permanentes si se mantienen los factores de su entorno (como una dieta inflamatoria). El incremento de la industrialización de los alimentos estadounidenses puede suponer un factor decisivo para un cambio epigenético en nuestros genes que sería el responsable del aumento de la epidemia de obesidad, diabetes y, al final, también del Alzheimer.

No hay una solución fácil para esta tormenta genética, porque se necesitan dos o tres generaciones para borrar por completo estas marcas epigenéticas del ADN, eso en el supuesto de que se eliminaran las causas dietéticas que las han provocado. Por este motivo, seguir la Zona Mediterránea puede ser el mejor «remedio» para invertir los cambios epigenéticos inducidos por la dieta en nosotros, en nuestros hijos y en nuestros nietos. La Zona Mediterránea puede invertir muchos de los cambios epigenéticos que provocan el crecimiento de nuestros genes inflamatorios inducidos por una programación fetal previa. Por cada generación que logre seguir la Zona Mediterránea, se irán reduciendo esos marcadores epigenéticos que se han ido acumulando durante las generaciones anteriores. Dentro de tres generaciones, esos cambios epigenéticos inducidos por las dietas proinflamatorias del pasado deberían quedar totalmente erradicados. Los cambios dietéticos que son necesarios para seguir la Zona Mediterránea son pequeños en comparación con los grandes beneficios para la salud que supondrán para las generaciones venideras.

14

Reclamemos nuestro futuro genético

La nutrición es complicada; sin embargo, en los medios se diría que siempre intentamos menospreciarla con lo que parece propaganda política que se basa en razonamientos simplistas que no suelen estar respaldados por los hechos. A finales del siglo XX, la grasa saturada provocó enfermedades cardiovasculares. Actualmente, las campañas más recientes contra nuevos tipos de nutrientes (fructosa, lácteos, gluten) no tienen la menor idea de por qué se está deteriorando con tanta rapidez la salud de los estadounidenses. Ojalá bastara con eliminar un alimento de la dieta estadounidense y que su población volviera de pronto a la tierra de la miel y la leche (¡vaya, si son dos de los villanos!), pero no es posible.

La nutrición no es como las matemáticas, donde manejas cifras exactas y pruebas contundentes. La nutrición se basa en probabilidades. Hay algunas afirmaciones dietéticas que he clasificado por grado de probabilidad.

1. Hay muchas probabilidades de que nuestra dieta pueda provocar inflamación.

El tema del Premio Nobel de Medicina de 1982 fue la vinculación de los eicosanoides con la inflamación. Según qué tipo de grasa comes, fabricas eicosanoides inflamatorios o antiinflamatorios. Si esas grasas son ricas en ácidos grasos omega-6 y además en tu dieta ingieres hidratos de carbono con una alta carga glucémica, subirá rápidamente la inflamación inducida por la dieta. Por el contrario, una dieta rica en ácidos grasos omega-3, polifenoles e hidratos de carbono bajos en carga glucémica para evitar el exceso de insulina reducirá la inflamación generada por la dieta.

2. Hay bastantes probabilidades de que la insulina que está constantemente alta, a consecuencia de la resistencia a la insulina, se deba a la inflamación inducida por la dieta.

Cuanto más alta es la carga glucémica de una comida, más insulina segregamos. No pasa nada siempre y cuando la insulina funcione correctamente, porque si no tienes resistencia a la insulina, esos niveles altos de insulina después de una comida volverán pronto a la normalidad. Sin embargo, cuando desarrollas resistencia a la insulina puede pasar cualquier cosa, porque las células diana (adiposas, hígado, músculos) que dependen de la capacidad de la insulina para eliminar la glucosa y la grasa del torrente sanguíneo se vuelven menos eficientes. Esta disfunción de la insulina en las células diana hace que el páncreas segregue más insulina para reducir el exceso de glucosa y grasa que circula por la sangre. Por consiguiente, los niveles de insulina en sangre están permanentemente elevados. Si también consumes muchos ácidos grasos omega-6, la combinación de estos dos factores aumentará los niveles de ácido araquidónico, que provocará más inflamación celular. La combinación de estos dos factores de la dieta (insulina alta y mayor consumo de ácidos grasos omega-6) acelera el desarrollo de las enfermedades crónicas y acelera el envejecimiento.

3. Existe una probabilidad razonable de que la falta de ácidos grasos omega-3 en la dieta dificulte el control de la inflamación celular crónica.

La resolución de la inflamación es un proceso totalmente distinto del inicio de la misma. Si no consumes la cantidad adecuada de ácidos grasos omega-3, la fase de resolución de la inflamación se debilita y hace que ésta continúe en un grado bajo y crónico en todos los órganos de tu cuerpo. Al final, si hay suficientes órganos dañados, decimos que estamos ante una enfermedad crónica.

4. Existe una probabilidad razonable de que nuestra dieta, cada vez más proinflamatoria, esté modificando la expresión de nuestros genes para alimentar los incendios inflamatorios que se declaran en todas las células de nuestro cuerpo.
Nuestra dieta es uno de los principales factores ambientales que controlan la expresión de los genes, especialmente los inflamatorios. Cuanta más inflamación creas a través de la dieta, más genes inflamatorios se activan para seguir produciendo un flujo constante de proteínas inflamatorias que mantiene la inflamación celular crónica. El resultado es que engordas, empeora tu salud y envejeces antes. Siempre que mantengamos nuestra dieta proinflamatoria, las epidemias de obesidad y diabetes (y de Alzheimer) están garantizadas en el futuro.

5. Los cambios epigenéticos inducidos por dietas proinflamatorias podrían ampliarse y ser transmitidos de una generación a otra, aumentando de ese modo las posibilidades de que en las generaciones venideras sea normal ser obeso y desarrollar pronto alguna enfermedad crónica.
Esta última posibilidad es verdaderamente aterradora: que nuestra búsqueda de alimentos industrializados que resulten más baratos y convenientes pueda estar provocando manipulaciones genéticas que empeoren el genoma humano.

Igual que creo que la nutrición es más compleja de lo que nos han dicho, también creo que la medicina no es tan compleja como pensamos. Si controlas la inflamación inducida por la dieta, vivirás más y con más salud. Por eso creo que la práctica de la medicina en el futuro debería basarse en estos tres pasos.

1. Las personas deberían concentrarse en seguir un estilo de alimentación que les acerque a la Zona. La responsabilidad total recae sobre cada persona, pues los marcadores clínicos que definen la Zona se controlan mediante la dieta. No voy a insistir mucho en el tipo de dieta siempre y cuando ésta conduzca a los marcadores que caracterizan la Zona. No obstante, creo que la Zona Mediterránea es la forma más sencilla de conseguir esos marcadores con el menor esfuerzo dietético por tu parte. Esto queda más patente aún cuando se padece una enfermedad crónica.

2. La dieta no va a sustituir por completo a los medicamentos, pero sí hará que éstos tengan más efecto a dosis más bajas. Cuanto más te acercas a la Zona (como indicarán tus marcadores clínicos), menos medicamentos necesitarás para tratar los síntomas de tu enfermedad crónica. Hoy en día es al revés. Medicamos en exceso a los pacientes para intentar contrarrestar los efectos de una dieta proinflamatoria que es la causa subyacente de la enfermedad crónica. El coste sanitario idealmente debería adaptarse a la proximidad de cada individuo a la Zona. Los marcadores que definen la Zona también pueden utilizarse para definir el bienestar, pues en concreto aportan «pruebas de bienestar» sobre los beneficios de la dieta. Las personas podrían obtener sustanciosas reducciones en sus aportaciones a la seguridad social en función de su habilidad para mantener su bienestar.
3. Debemos empezar a ofrecer incentivos económicos a los médicos para que ayuden a conservar la salud, en vez de que se dediquen a tratar los síntomas de las enfermedades crónicas. Mantener el bienestar es muy diferente a prevenir una enfermedad crónica. El bienestar se puede medir fácilmente y queda compensado por el éxito. Esto sería una sanidad sostenible. Pagar el tratamiento de los síntomas con fármacos y procedimientos cada vez más caros no lo es.

Esto puede parecer muy simple si lo comparamos con la alta tecnología empleada en la actualidad en la medicina. No obstante, estoy seguro de que todo lo que no se base en este modelo de tres pasos hará que en el futuro los costes sanitarios sean insostenibles. Este plan no necesita nuevos avances biotecnológicos, pero requiere un nuevo modelo de medicina que reconozca el poder de la dieta como «fármaco» principal y la necesidad de que el paciente participe en la solución. Esto no es nada nuevo, es simplemente lo que propuso Hipócrates hace 2.500 años: «Que tu alimento sea tu medicina, y que tu medicina sea tu alimento».

Hay un país donde utilizan este modelo en toda la sociedad: Japón. Aunque los japoneses son la población más longeva del mundo con la mayor esperanza de vida saludable (esperanza de vida total menos los años de discapacitación), se han dado cuenta de que también están empezando a tener problemas con la diabetes y el Alzheimer. En vez de echarse las manos a la cabeza en señal de desesperación, adoptaron un enfoque bastante singular para tratar proactivamente lo que un día podría llegar a convertirse en una epidemia que destruyera toda su economía. En 2007, se dijo a todos los empresarios de Japón que tenían cinco años para empezar a reducir el número de empleados que padecieran síndrome metabólico (prediabetes) en un 15%, y en un 25% para 2015. Si no se cumplían estos objetivos, los empresarios (no los empleados) tendrían que pagar costosos impuestos para sufragar los elevados gastos sanitarios que sus empleados tendrían en el futuro. Puesto que Japón cuenta con un sistema sanitario que incluye revisiones anuales, el gobierno japonés tiene un excelente control sobre el cumplimiento de los empleados. ¡Te imaginas la que se armaría si se hiciera semejante propuesta en Estados Unidos y en Europa! Sin embargo, los japoneses saben que se trata de un asunto de seguridad económica nacional, y están dispuestos a pagar ese precio.

O resolvemos este problema de la inflamación inducida por la dieta en todos los sectores socioeconómicos de nuestra sociedad, o caeremos todos en un agujero negro de gasto sanitario insostenible, si sigue aumentando la obesidad, la diabetes y el Alzheimer. Podríamos resolverlo siguiendo la Zona Mediterránea que describo en este libro, o subiendo los impuestos a la producción de ácidos grasos omega-6, o cultivando verduras casi gratis mediante el uso de bonos (básicamente, vales de verduras) para todos los estratos de la sociedad, o seguimos el ejemplo japonés de hacer pagar a los empresarios los gastos sanitarios de sus empleados si no consiguen reducir el aumento de la diabetes y del Alzheimer en su plantilla. Pueden parecer enfoques radicales, pero todos ellos tienen el potencial para ayudarnos a retomar el control sobre nuestro futuro genético. Debemos ser conscientes de que si el cambio no llega pronto, nos hundiremos todos bajo el peso del incremento de los elevados costes sanitarios, mientras la diabetes y el Alzheimer seguirán vaciando nuestras arcas. Además, necesitamos una solución que incluya a todos los sectores de la sociedad, que no se limite a la élite que puede permitirse comprar en tiendas de productos naturales. Hace falta mucho dinero para llevar a cabo estos cambios a gran escala, pero a menos que los hagamos ahora, la futura seguridad nacional estadounidense corre un grave peligro debido al extraordinario lastre que supondrá el gasto sanitario sobre los recursos económicos del país.

A lo largo de todo el libro he hablado de que la industrialización alimentaria ha iniciado un cambio sin precedentes en la expresión de los genes inflamatorios, y ha presentado un futuro nada prometedor para Estados Unidos. Para invertir los cambios epigenéticos de los últimos cincuenta años será necesario «librar una dura batalla» multigeneracional. Todavía está por ver si seremos capaces de ganar esta guerra para recuperar nuestro futuro genético, pero yo sólo sé una cosa: una dieta rica en ácidos grasos omega-3 y polifenoles, y pobre en ácidos grasos omega-6 e hidratos de carbono es la parte más importante de la solución para recuperar nuestra salud y la de las generaciones futuras.

Apéndice A

Apoyo continuado

El mundo de la nutrición está evolucionando constantemente, y ahora podemos indagar con mejores métodos científicos cómo puede afectar nuestra dieta a la expresión de nuestros genes. Para estar al día de todo lo que sucede en este campo ofrezco varios recursos. Para mantenerse actualizado sobre la rápida evolución de la ciencia de la nutrición, en www.DrSears.com publicamos a diario las últimas noticias acerca de investigaciones sobre nutrición y medicina. Para consejos y productos para seguir la Zona Mediterránea, recomiendo entrar en www. ZoneDiet.com. Y más adaptado al mercado español en www.enerzona.es. Asimismo, uno de los mejores marcadores para saber si estás en la Zona es conocer el ratio de AA/EPA. Para ello suele utilizarse estudios de investigación, no es una prueba estándar que se realice en los análisis de sangre. Entre otros laboratorios españoles, en los laboratorios Teletest (www. teletest.com) se realiza esta analítica de ratio AA/EPA.

Las recetas de la Zona Mediterránea que aparecen en este libro han sido elaboradas por el chef Íñigo Urrechu, adaptando el concepto de la Zona Mediterránea a los gustos de España.

Apéndice B

La ciencia de la inflamación inducida por la dieta

Comprender el concepto de la Zona implica comprender la relación entre la dieta y la inflamación. Muchas veces pensamos que la inflamación es perjudicial, cuando en realidad es lo que nos mantiene vivos. Sin una fuerte respuesta inflamatoria para combatir las invasiones microbianas y ayudarnos a curar las heridas físicas, no tendríamos mucho futuro. Por otra parte, si esas mismas respuestas inflamatorias no remiten, nos encontramos ante una inflamación crónica de grado leve que ataca incesantemente a nuestros tejidos, provocando obesidad, el desarrollo de enfermedades crónicas y la aceleración del envejecimiento. Resumiendo, necesitamos que la respuesta de los soldados inflamatorios sea equilibrada; es decir, que podamos llamarlos a la acción cuando nos haga falta y que se retiren a sus barracones cuando haya terminado la contienda.

Los soldados principales de nuestro ejército inflamatorio son un grupo de hormonas conocidas como eicosanoides. Poco saben los médicos respecto a esas hormonas, aunque el Premio Nobel de Medicina de 1982 fue para los científicos que comprendieron el papel que tenían estas hormonas en los procesos inflamatorios, y desde entonces se han publicado más de 125.000 artículos científicos sobre el tema.

Mi interés por los eicosanoides se remonta a hace más de treinta años, cuando empecé a reflexionar sobre el impacto que tenía la dieta en la formación de eicosanoides y en la inflamación. Es una historia compleja que ya he explicado demasiadas veces en libros anteriores, así que lo que viene a continuación es un resumen.

Los ácidos grasos esenciales

Los ácidos grasos esenciales son grasas que nuestro cuerpo no puede fabricar, y por consiguiente tenemos que conseguir a través de la dieta. Los dos ácidos grasos esenciales que desempeñan un papel crucial en las respuestas inflamatorias de nuestro organismo son el ácido araquidónico (AA) (ácido graso omega-6) y el ácido eicosapentaenoico (EPA) (ácido graso omega-3). El equilibrio entre el AA y el EPA es lo que en realidad controla el grado de inflamación celular en nuestro cuerpo, porque estos dos ácidos grasos se pueden convertir directamente en eicosanoides, que son los que controlan la inflamación. Los eicosanoides de los ácidos grasos omega-6 (AA) son proinflamatorios y aceleran la inflamación; los eicosanoides del EPA son antiinflamatorios y son esenciales para la resolución de la inflamación. El ratio de AA/EPA en la sangre nos ofrece una información única para conocer el estado de equilibrio entre estos dos ácidos grasos en cada una de los 10 billones de células de nuestro cuerpo, y nos indica cuál es nuestra capacidad para mantener una respuesta inflamatoria saludable, y por consiguiente, vivir más años y más sano. Hace años, cuando estaba desarrollando la Dieta de la Zona, vi claramente que ésta podía ser el mejor «fármaco», si se tomaban las dosis adecuadas en el momento adecuado, para equilibrar estos ácidos grasos y controlar el nivel de inflamación en el cuerpo.

Ésa fue la parte fácil. Lo más difícil fue comprender cómo se podían modificar mediante la dieta las vías de acceso moleculares que conducían a dichos ácidos grasos, a fin de optimizar el ratio de AA y EPA para controlar la inflamación. Necesitamos cierta cantidad de AA para conseguir una respuesta inflamatoria que combata una invasión microbiana o cure heridas; sin embargo, si los niveles de AA son demasiado altos, la respuesta inflamatoria está siempre activada, y el resultado es que el cuerpo acaba atacándose a sí mismo. Si en la célula no hay suficiente EPA, habrá una competencia muy baja con el AA por unirse a las enzimas (ciclooxigenasa o COX, y lipooxigenasa o LOX) que fabrican los eicosanoides inflamatorios, por lo que el cuerpo no podrá controlar la respuesta inflamatoria. Por el contrario, si en la célula hay un exceso de EPA, éste puede inhibir en exceso la respuesta inflamatoria, dificultando el contraataque a las invasiones microbianas.

Además del EPA (y del otro ácido graso de cadena larga omega-3, el ácido docosahexaenoico, o DHA) hay un poderoso grupo de eicosanoides antiinflamatorios conocidos como resolvinas que desactivan la respuesta inflamatoria. Cabe destacar que el inicio de una inflamación es totalmente distinto a la resolución de la misma. La *antiinflamación* se podría considerar la inhibición del inicio de la fase de inflamación. La *prorresolución*, se podría considerar como la aceleración de la terminación de la respuesta inflamatoria. Ambas vías (la de inicio de la inflamación y la de su resolución) deben estar equilibradas para mantener la homeostasis inflamatoria. Lo que se necesita para conseguir esto es un enfoque dietético para mantener el ratio de AA/EPA en una zona que no sea ni demasiado alta, ni demasiado baja.

Es evidente que una de las claves de este reto era reducir la ingesta del precursor del ácido graso omega-6 (ácido linoleico) que es necesario para la formación del AA. Durante gran parte de la historia de la humanidad el ácido linoleico ha sido un ingrediente minoritario en la dieta humana. Eso cambió hace ochenta años con la industrialización del procesamiento del aceite vegetal; prácticamente de la noche a la mañana, se inundó el mercado de aceites vegetales ricos en omega-6 (maíz, soja, girasol y cártamo). Éstos pronto se convirtieron en el tipo de caloría más barata conocida sobre la faz de la Tierra. La consecuencia fue que el nivel de ácido linoleico en la dieta humana empezó a ascender, primero en Estados Unidos y luego se fue extendiendo por todo el mundo debido a la globalización alimentaria. Esta situación podía haber sido tolerable, puesto que había dos reacciones limitantes que controlaban la conversión del ácido linoleico en AA.

Las dos enzimas reguladoras clave (delta-6 y delta-5 desaturasas) que controlan la formación última del AA son activadas por la insulina e inhibidas por los ácidos grasos omega-3 (EPA y DHA). Por desgracia, a medida que los niveles de ácido linoleico empezaban a aumentar en la dieta humana, también lo hacían los hidratos de carbono refinados que entran en la sangre muy rápidamente en forma de glucosa (subiendo los niveles de insulina); estos factores se sumaron al dramático descenso de la ingesta de ácidos grasos omega-3.

La respuesta hormonal a cualquier aumento rápido de la glucosa en la sangre es segregar más insulina. Cuando los niveles elevados de ácido linoleico se suman a los del exceso de insulina, el resultado es una mayor formación de AA. Es como echar una cerilla encendida en un bidón de gasolina. Esto se debe a que la insulina activa las enzimas clave (delta-6 y delta-5 desaturasas) que se necesitan para convertir el ácido linoleico en AA. Los EPA y DHA pueden inhibir parcialmente, nunca en su totalidad, esta consecuencia metabólica del aumento del ácido linoleico y los hidratos de carbono refinados. De ahí que la verdadera clave para controlar la formación de AA no sea sólo tomar menos ácidos grasos omega-6, sino tomar menos hidratos de carbono con alta carga glucémica, tal como he dicho en el capítulo 3.

Cuanto más controlamos la cantidad de ácidos grasos omega-6 y de hidratos de carbono de alta carga glucémica que ingerimos, menos ácidos grasos omega-3 necesitamos para mantener nuestras respuestas inflamatorias en una zona saludable. Por supuesto, también sucede lo contrario. Cuantos más ácidos grasos omega-6 e hidratos de carbono con alta carga glucémica consumimos, más ácidos grasos omega-3 necesitamos para controlar la formación excesiva de AA. Incluso siguiendo de una forma estricta el programa dietético de la Zona Mediterránea, suele ser necesario complementar nuestra alimentación con ácidos grasos omega-3, ya sea consumiendo mucho pescado o con un suplemento de ácidos grasos omega-3 ultrarrefinado, para reducir la formación de AA y aumentar el ritmo de resolución de la respuesta inflamatoria.

Diferencias entre los ácidos grasos omega-3

Así como los ácidos grasos omega-6 producen inflamación, los ácidos grasos omega-3 son los responsables de la antiinflamación y la prorresolución. Bueno, al menos algunos. El ácido graso omega-3 que más abunda es el ácido alfa-linolénico (ALA), que se encuentra en altas concentraciones en algunas semillas (lino y chía), plantas verdes como la verdolaga y los frutos secos (los que más tienen son las nueces). El ALA no tiene propiedades antiinflamatorias salvo que se transforme en una cadena más larga de ácidos grasos omega-3 como el EPA y el DHA. Por desgracia, esta conversión metabólica es un proceso muy lento e ineficaz; sólo del 1 al 5% del ALA que ingerimos se transforma en DHA o en EPA respectivamente. Sin embargo, el aceite que encontramos en pescados grasos como el salmón, las sardinas y las anchoas es rico en EPA y DHA. Esto se debe a que están al final de la cadena alimentaria marina que empieza con las algas, que fabrican EPA y DHA con facilidad. Para aprovechar todas las propiedades antiinflamatorias y prorresolutivas de la Zona Mediterránea, prepárate para comer muchos frutos del mar. El pescado había sido hasta no hace demasiado tiempo una de las principales fuentes de proteína de la dieta mediterránea, antes de que subiera tanto de precio y que el temor a toxinas como los PCB y el mercurio pusieran el freno a esta práctica dietética. Por eso los suplementos de ácidos grasos omega-3 purificados son mejor opción que comer pescado para acentuar las propiedades de la Zona Mediterránea.

El EPA y el DHA son bastante diferentes en cuanto a sus funciones en nuestro organismo. El EPA es casi idéntico al AA desde un punto de vista tridimensional. Esta estructura tridimensional es la que permite que se unan a las enzimas encajando como las piezas de un puzle. Por esta razón puede inhibir la formación de eicosanoides proinflamatorios, al ocupar el mismo lugar de unión que el AA en las enzimas estratégicas que participan en su metabolización en eicosanoides. El DHA posee una estructura tridimensional muy distinta, que hace que le resulte mucho más difícil competir contra el AA para ocupar esas zonas estratégicas donde se produce la unión con la enzima COX. (Las enzimas COX son las responsables de la creación de las prostaglandinas proinflamatorias y antiinflamatorias.)

Por eso el ratio de AA/EPA es un marcador tan eficaz para determinar la magnitud de la inflamación celular. Cuanto más alto es el ratio de AA/EPA, más fácil es que se formen eicosanoides inflamatorios. Cuanto más bajo, más difícil. Desde este punto de vista, el EPA es más antiinflamatorio que el DHA, al menos en la fase de iniciación de la inflamación.

Aunque al DHA le cuesta llegar hasta la enzima COX, no sucede lo mismo con las enzimas LOX. Tanto el EPA como el DHA pueden inhibir la formación de los eicosanoides inflamatorios derivados de la LOX, como el leucotrieno derivado del AA, así como formar potentes resolvinas prorresolución con esas mismas enzimas LOX. Hace falta tener un ratio muy bajo de AA/EPA (entre 1,5 y 3) para conseguir la máxima resolución de la inflamación, porque para ello es necesario saturar las zonas de unión EPA con la mayor cantidad posible de enzimas COX, para que quede suficiente EPA como para que sea impulsado hacia los senderos de las enzimas LOX y poder crear más resolvinas. Ésa es también la razón por la que necesitarás una fórmula que combine EPA y DHA (siempre con más EPA que DHA) para favorecer al máximo la resolución de la inflamación.

Creo que el ratio más apropiado de AA/EPA es el que vemos en la población más longeva del mundo, los japoneses. El ratio medio de AA/EPA de la población japonesa en general es de aproximadamente 1,5. El ratio medio de AA/EPA de la población estadounidense es de aproximadamente 20. Entre los italianos de edad avanzada (modelos de la dieta mediterránea), su ratio de AA/EPA rondaba los 10, es decir, a mitad de camino entre los estadounidenses y los japoneses. Sin embargo, el ratio de AA/EPA entre la generación más joven de italianos está aumentando con rapidez y ahora casi se iguala a la de los estadounidenses, lo que indica la repercusión del aumento en el consumo de ácido linoleico e hidratos de carbono refinados gracias a la globalización de los alimentos procesados y a la disminución en el consumo de pescado. El ratio medio en España es de 13 (datos de Laboratorios Teletest, 2015).

Siempre necesitamos DHA y EPA. El DHA tiene propiedades estructurales diferentes a las del EPA, y es más eficaz creando fluidez entre las membranas y las lipoproteínas. La fluidez es especialmente importante en las membranas neuronales, que necesitan que su superficie sea muy flexible para facilitar el transporte de los neurotransmisores para que puedan mantener la señalización nerviosa. Además, el DHA tiene la tendencia de romper las «balsas de lípidos», compuestas de lípidos saturados y colesterol, que hay en las membranas. A menudo esto evita la transmisión de señales de los mediadores de la metástasis que hacen que se extienda el cáncer.

El EPA y el DHA están presentes en todos los órganos del cuerpo en cantidades relativamente similares a las que se encuentran en la sangre, salvo en el cerebro, donde los niveles de EPA son insignificantes. Eso ha conducido a la creencia equivocada de que el EPA no es importante para el funcionamiento del sistema nervioso, pero nada más lejos de la realidad. El cerebro es el único que, a diferencia de otros órganos del cuerpo, no puede fabricar eficazmente AA, EPA o DHA con ácidos grasos omega-3 u omega-6 más cortos. La gran mayoría de estos ácidos grasos de cadena más larga tienen que atravesar la barrera sangre-cerebro (hematoencefálica). La eficacia del transporte de estos tres ácidos grasos suele ser similar, así que la cantidad de estos ácidos grasos que llega al cerebro es más o menos la misma que sus concentraciones en sangre. No obstante, una vez en el cerebro, sólo el EPA se oxida rápidamente, mientras que el AA y el DHA son enviados a los fosfolípidos de las membranas neuronales para su almacenamiento a largo plazo. Si tenemos en cuenta que el EPA es de vital importancia en todos los órganos como componente antiinflamatorio, parece que esto no tiene sentido a menos que sufra esa oxidación para convertirse en algo aún más importante para el cerebro. Y eso es lo que creo que sucede. El cerebro es hipersensible a las consecuencias ocasionadas por la inflamación. Por consiguiente, es lógico que oxide el EPA que recibe para convertirlo en resolvinas, centinelas antiinflamatorios que están siempre en guardia controlando la inflamación en el cerebro. Pero estas resolvinas tienen una vida muy corta, lo que significa que el cerebro necesita un aporte constante de EPA. Cuando se hace una autopsia y se examina el cerebro en busca de EPA, simplemente apenas se encuentra rastro del mismo a diferencia del AA y DHA que se encuentran en los fosfolípidos del cerebro. Es el truco de magia póstumo de la naturaleza.

Los eicosanoides: buenos y malos

Hace quinientos millones de años, las únicas formas de vida sobre el planeta eran los organismos unicelulares. Con la explosión de la diversidad biológica que creó a los organismos multicelulares, fue necesaria una nueva forma de comunicación que permitiera que células con distintas funciones se comunicaran dentro de estos organismos más complejos. Ese sistema de comunicación se basó en las hormonas que en los albores del internet biológico actuaban como mensajeras. Los eicosanoides fueron las primeras hormonas que desarrollaron los organismos vivos; en aquellos tiempos primigenios de los primeros organismos multicelulares tenían que desempeñar muchas tareas. Por eso los eicosanoides siguen estando en la cúspide de los mecanismos de control hormonal que directa o indirectamente supervisan todas las demás acciones hormonales en nuestro organismo.

Como sucede con cualquier buen sistema de control, es necesario un sistema eficaz de revisiones y compensaciones. De ahí que haya eicosanoides «buenos» y «malos». Estas hormonas no son buenas o malas en el sentido propio de la palabra, pero tienen acciones biológicas muy poderosas y opuestas a la vez. En lo que respecta a la inflamación, los eicosanoides malos inician (o activan) respuestas inflamatorias, y los eicosanoides buenos resuelven (es decir, desactivan) las respuestas inflamatorias. Siempre que estén compensadas, las respuestas inflamatorias del cuerpo pueden responder a un ataque microbiano o hacer frente rápidamente a las heridas físicas, y también harán que la respuesta inflamatoria vuelva a la homeostasis lo antes posible.

Las enzimas que convierten los ácidos grasos omega-6 y omega-3 en eicosanoides son de diversa índole. Ya hemos mencionado dos de ellas: las enzimas COX y LOX. Pero éstas son sólo un pequeño ejemplo de todas las enzimas que hay disponibles para generar una amplia cantidad de eicosanoides varios. El factor clave es que tanto los ácidos grasos omega-6 como los omega-3 compiten por las mismas enzimas. Es como una lotería biológica: si los ácidos grasos esenciales de la célula están compensados, su respuesta inflamatoria será equilibrada. Si, por el contrario, tienes un exceso de ácidos grasos omega-6 respecto a los omega-3, corres el riesgo de padecer una inflamación de grado leve que, mantenida durante mucho tiempo, te ocasionará obesidad, enfermedad crónica y envejecimiento precoz.

El sistema inmunitario innato

Podrías pensar que la parte más primitiva de nuestro sistema inmunitario iba a ser la más fácil de descifrar. A fin de cuentas, se parece mucho al sistema inmunitario de las plantas. Pues resulta que no es así. Aunque el sistema inmunitario innato es antiguo, también es muy complejo. Por eso se otorgó el Premio Nobel de Medicina de 2011 a los primeros descubrimientos que empezaron a desvelar los intricados mecanismos de control que hacen que una respuesta inflamatoria sea adecuada.

El sistema inmunitario innato es relativamente no específico porque identifica los fragmentos de los microbios invasores como señales de que la célula podría estar sufriendo un ataque. Una vez se ha reconocido el fragmento microbiano, se produce una compleja serie de reacciones de señalización que termina con la liberación de una extensa variedad de proteínas inflamatorias. Estas proteínas inflamatorias o bien pueden ser nuevas proteínas de señalización inflamatoria (citoquinas como la TNF, IL-1 e IL-6) que interactúan con las células cercanas para estimular sus respuestas inflamatorias o bien proceder del aumento de la síntesis de enzimas inflamatorias (COX-2) que pueden convertir el AA en eicosanoides proinflamatorios con capacidad para transmitir y ampliar la respuesta inflamatoria a las células adyacentes.

Normalmente, el primer paso es el proceso de reconocimiento de los fragmentos a través de los sensores que se encuentran en la superficie celular, conocidos como receptores de tipo Toll. (En primer lugar, fueron descubiertos en la mosca de la fruta, pues la ausencia de los mismos daba un aspecto extraño al insecto. En alemán, *toll* significa extraño.) Si tienes un intestino permeable, tienes muchas probabilidades de que las bacterias o fragmentos de las mismas entren en la sangre. Los receptores de tipo Toll reconocen dichos fragmentos como un indicador de ataque microbiano e inician intensas respuestas inflamatorias a través del sistema inmunitario innato. Por desgracia, estos centinelas biológicos no discriminan demasiado, y ello conlleva que las moléculas de alimentos también puedan interactuar con ellos. Por ejemplo, un receptor de tipo Toll 4 (TLR-4) reconoce un componente de un ácido graso saturado de la pared bacteriana. Las grasas saturadas alimentarias también pueden unirse a este mismo sensor TLR-4 y provocar una respuesta inflamatoria.

El siguiente paso en este proceso es la interacción intracelular de las señales procedentes de los receptores de tipo Toll activados con las proteínas especializadas dentro de la célula, conocidas como factores de transcripción de los genes. Éstos son los principales protagonistas en la activación y desactivación de la expresión de los genes. Los dos más importantes desde el punto de vista de la inflamación celular son el factor nuclear kappa-B (NF-kB) y el receptor activado por proliferadores peroxisomales gamma (PPAR-y). El NF-kB es el interruptor genético maestro que activa la inflamación, mientras que el PPAR-y la desactiva inhibiendo al primero. Cualquier cosa que active (incluyendo los componentes alimentarios, como grasas saturadas) los receptores de tipo Toll activará el NF-kB. Del mismo modo que cualquier cosa que active (incluyendo los componentes alimentarios como los ácidos grasos omega-3 y polifenoles) el PPAR-y reducirá la inflamación. Sin embargo, el activador principal del NF-kB es estimulado por un grupo de eicosanoides inflamatorios (leucotrienos y ácidos grasos hidroxilados, como el 12-HETE) derivados del AA. Cuanto más disminuye el AA en las membranas celulares, y más aumentan los niveles de EPA y DHA, menos probabilidades hay de que se active el NF-kB. Puedes reducir los niveles de AA y de grasas saturadas con la Zona Mediterránea. Puedes aumentar los niveles de EPA y DHA comiendo mucho pescado graso o tomando suplementos de ácidos grasos omega-3.

Otro activador del NF-kB es el estrés oxidativo, generalmente consecuencia de la producción de demasiados radicales libres. El exceso de glucosa en sangre es un importante conductor del estrés oxidativo porque es muy reactivo químicamente. Por este motivo el exceso de hidratos de carbono y de ácidos grasos omega-6 y grasas saturadas son factores dietéticos que aumentan la inflamación celular.

Aunque la activación del PPAR-y puede inhibir la activación del NF-kB, que es el que inicia el proceso inflamatorio, no puede inhibir los mediadores inflamatorios (citoquinas) que son liberados cuando el NF-kB ha iniciado la expresión de los genes inflamatorios. La función de hacer regresar a estos soldados de ataque a sus barracones tiene lugar durante la fase de resolución de la inflamación.

La inflamación no se apaga como las brasas de un tronco, sino que continuará a menos que se invierta mediante una respuesta resolutiva igualmente compleja. Esto tiene lugar a través de un grupo de eicosanoides prorresolución derivados de los ácidos grasos omega-3 que se denominan resolvinas. Si nos faltan los niveles adecuados de ácidos grasos omega-3 debido a la dieta, será difícil que fabriquemos suficientes resolvinas. La consecuencia será que los soldados de nuestra respuesta inmunitaria empezarán a atacar al tejido sano. Esto conduce a un deterioro orgánico continuado, que si llega a ser lo bastante grave se convierte en enfermedad crónica. Mi definición molecular del bienestar es mantener el equilibrio entre las fases de inicio y resolución de la inflamación en una zona estrictamente regulada.

Una de las consecuencias de la liberación de un mayor número de mediadores de la inflamación es la activación de las células asesinas (neutrófilos y macrófagos) del sistema inmunitario innato. Estas células asesinas suelen ser los inofensivos glóbulos blancos del sistema circulatorio. No obstante, cuando son activados por mediadores de la inflamación, como las citoquinas o eicosanoides, pronto se convierten en impredecibles máquinas destructoras. Una de las primeras formas en que estas células guerreras impredecibles puede atacar a los invasores microbianos es mediante la generación de radicales libres, que actúan localizando la radiación. Para minimizar el deterioro del tejido sano, otra válvula de seguridad esencial para controlar el daño oxidativo provocado por este exceso de radicales libres es mandar señales para inducir la generación de más enzimas antioxidantes. Esto se realiza mediante la interacción de los polifenoles con el factor de transcripción de los genes Nrf2, que aumenta la síntesis de proteínas antioxidantes adicionales, como la superóxido dismutasa (SOD) y la glutatión peroxidasa (GPX), para neutralizar cualquier posible flujo ininterrumpido de exceso de radicales libres procedentes de células inmunitarias, que es posible que no se hayan dado cuenta de que la misión ha terminado y que ya no son necesarias.

Si lo que quieres es controlar la inflamación celular, tienes que reducir cierto tipo de grasas (omega-6 y grasas saturadas) y hormonas (como la insulina) que son estimuladas por los hidratos de carbono de alta carga glucémica, que pueden producir una respuesta inflamatoria hipersensible y acelerar la formación de AA. La forma de reducir la creación de AA es comer muchas verduras sin almidón, algo de fruta y tomar sólo grasas pobres en ácidos grasos omega-6 (como aceite de oliva). Asimismo, debes aumentar los niveles de grasas omega-3 y polifenoles para poder resolver la inflamación. Si te recuerda a la Zona Mediterránea, estás en lo cierto.

La inflamación celular: un desequilibrio crónico de la inflamación y su resolución

La definición molecular de la inflamación celular es que se trata de un desequilibrio entre la respuesta inflamatoria y su fase de resolución que conduce a la activación de la inflamación crónica de grado bajo.

Hay dos tipos de inflamación. La primera es la inflamación clásica, que genera respuestas inflamatorias que se observan fácilmente, como calor, rubor, hinchazón, dolor y, por último, la pérdida de la función de algún órgano. La otra inflamación es la celular, que está bajo el umbral de la percepción del dolor y que es más letal porque puede permanecer oculta y, por ende, sin tratar, durante años o incluso décadas, dañando incesantemente las funciones orgánicas. La inflamación celular puede ser provocada por 1) *exceso* de formación de AA que activa el sistema inmunitario innato, o 2) *deficiencia* de EPA y DHA que sean necesarios para desactivar el sistema inmunitario innato previamente activado. Sea como fuere, si los mandatos de activación-desactivación no están equilibrados, nuestro cuerpo está bajo el riesgo constante de desarrollar una enfermedad crónica a una edad temprana. Además, el aumento de la inflamación celular altera la red de señalización hormonal en todo el cuerpo. Esto es lo que provoca la resistencia hormonal, en concreto la resistencia a la insulina. Por eso engordamos, desarrollamos enfermedades crónicas más rápidamente y envejecemos antes.

Modulación dietética de la inflamación celular

La nutrición antiinflamatoria se basa en las propiedades que tienen ciertos nutrientes para reducir la activación del NF-kB. La forma más eficaz de reducir la activación del NF-kB es reducir los niveles de AA en la membrana celular diana, reduciendo la formación de leucotrienos y ácidos grasos hidroxilados, que pueden activar el NF-kB. La Zona Mediterránea, gracias a que reduce los niveles de insulina y de ácidos grasos omega-6, es la principal estrategia dietética para toda la vida que debes seguir si deseas lograr equilibrar y mantener una respuesta inflamatoria saludable.

Otro enfoque dietético eficaz (y a menudo más fácil de realizar) para reducir la inflamación celular es potenciar el proceso de resolución de la inflamación. Esto se puede conseguir con suplementos dietéticos de concentrados de aceite de pescado purificado rico en ácidos grasos omega-3, como el EPA y DHA. Si se toman las dosis adecuadas, estos ácidos grasos omega-3 reducirán algo los niveles de AA (el EPA más que el DHA, porque se parece más en su estructura al AA), pero también aumentarán espectacularmente los niveles de EPA, que favorecerán la producción de resolvinas. El efecto de este cambio dietético quedará reflejado en el ratio de AA/EPA de la sangre (y por consiguiente, en las membranas celulares de tus distintos órganos). Esto tiene varias ventajas antiinflamatorias. En primer lugar, un ratio bajo de AA/EPA reducirá la probabilidad de formar eicosanoides inflamatorios derivados del AA que pueden activar el NF-kB. Esto se debe a que los leucotrienos derivados del AA son proinflamatorios, mientras que los derivados del EPA no son inflamatorios. En segundo lugar, tomar más EPA y DHA puede activar el factor de transcripción de los genes antiinflamatorios PPAR-y en el interior de la célula, y disminuir la unión de los ácidos grasos saturados con el receptor TLR-4 en la superficie celular. En tercer lugar, y lo más importante, el mayor número de resolvinas derivadas del EPA y DHA acelerarán espectacularmente la resolución del proceso inflamatorio. Esto ilustra las múltiples funciones de los ácidos grasos omega-3 en el control de la inflamación celular.

La tercera intervención dietética para reducir la inflamación inducida por la dieta es tomar la cantidad adecuada de polifenoles. Los polifenoles son potentes antioxidantes, que en niveles bastante altos reducen la formación de especies reactivas de oxígeno (ROS), que son generadas por la conversión en energía química de las calorías que ingerimos con los alimentos, y por los ROS generados por la activación de las células inmunitarias, como los neutrófilos y macrófagos. El exceso de ROS puede activar el NF-kB. Los polifenoles también pueden inhibir la activación del NF-kB activando el factor de transcripción de los genes antiinflamatorios (PPAR-y), lo que los convierte en compuestos antioxidantes y antiinflamatorios.

Por último, la estrategia dietética menos eficaz —pero útil de todos modos— es reducir la ingesta de grasas saturadas. (La Asociación Norteamericana para el Corazón tenía razón en parte respecto al tema de reducir la ingesta de grasas saturadas, pero por el motivo incorrecto.) Esto es porque los ácidos grasos saturados provocarán la activación del receptor TLR-4 en la membrana celular. (Recordemos que este receptor de tipo Toll se une a las grasas saturadas y activa el receptor NF-kB.)

Es evidente que cuantas más estrategias dietéticas pongamos en práctica en nuestra vida diaria, mayor será el efecto general que advertiremos en la reducción de la inflamación inducida por la dieta. La forma más sencilla de aplicarlas todas simultáneamente es siguiendo la Zona Mediterránea durante toda la vida.

Puesto que la inflamación celular (activación crónica del receptor NF-kB) está confinada a la propia célula, no existen marcadores sanguíneos que puedan medirla directamente. No obstante, hay formas indirectas de medir la inflamación celular. El marcador más común que se utiliza es la proteína C-reactiva de alta sensibilidad (hs-CRP), pero no es un buen marcador porque es muy sensible a cualquier aumento de infección bacteriana y sólo aumenta después de que el receptor NF-kB haya sido previamente activado con bastante anterioridad. Por otra parte, el ratio de AA/EPA en la sangre indica que hemos llegado a un punto de inflexión donde es posible que se produzca la activación del NF-kB en las células. Considera tu ratio de AA/EPA como tu sistema de aviso prematuro del aumento de inflamación celular: un nivel alto del ratio de AA/EPA es lo que suele preceder al desarrollo de hs-CRP durante años o incluso décadas.

Las enfermedades crónicas

En última instancia nos interesará controlar los niveles de inflamación celular para retrasar el desarrollo de las enfermedades crónicas y, de paso, retrasar el envejecimiento.

En condiciones ideales, la fase de iniciación de la inflamación queda contrarrestada por las fases de resolución de la misma. Esto se puede medir por el ratio de AA/EPA en sangre. Si el ratio es alto, indicará que tienes problemas para resolver la inflamación. El cuerpo tiene un mecanismo de seguridad contra los fallos para resolver este problema, se llama fibrosis. Considera la fibrosis como un vertedero para enterrar sustancias tóxicas. Si tu cuerpo no puede resolver adecuadamente el proceso inflamatorio, lo enterrará cimentándolo con tejido cicatrizal. Contendrá la inflamación, pero dañará la zona donde se encuentre el órgano. El tejido cicatrizal de la superficie de la piel es un indicador visual de lo que está sucediendo en el proceso de fibrosis que tiene lugar dentro del cuerpo. Las cicatrices internas son más difíciles de ver, pero la pérdida de la función del órgano que produce no lo es. Las placas de ateroma, por ejemplo, son el resultado de la fibrosis. Si dichas placas no están totalmente encapsuladas en una capa fibrosa enriquecida con calcio, pueden romperse y provocar una muerte cardíaca súbita. O si tienes demasiado tejido cicatrizal en el corazón, puede fallar su funcionamiento, y lo llamaremos insuficiencia cardíaca. La cirrosis hepática es el resultado de una fibrosis extendida. Si el hígado no funciona bien debido a la fibrosis extendida, lo llamaremos insuficiencia hepática, condición que requerirá diálisis de por vida o un trasplante de hígado. La enfermedad pulmonar obstructiva crónica (EPOC) es el resultado de la formación de tejido fibroso en el pulmón. La lista es muy larga. La fibrosis es el fracaso del buen funcionamiento de la respuesta de resolución de la inflamación. Cuanta más fibrosis tienes en tu cuerpo, menos eficientes son tus órganos, y eso es lo que llamamos envejecimiento.

Ahora se está empezando a reconocer que casi todas las enfermedades crónicas empiezan con un inicio exagerado o una resolución insuficiente de la respuesta inflamatoria. De hecho, sería más correcto afirmar que las enfermedades crónicas no son *provocadas* por la inflamación, sino que en realidad son una *consecuencia* de su resolución inadecuada. Cuanto más desequilibrio haya entre estas dos partes de la respuesta inflamatoria, más células inflamatorias fabricaremos. Cuanto mejor controlemos la inflamación celular, y más retrasemos el inicio de una enfermedad crónica, más tiempo viviremos y con mejor estado de salud. La Zona Mediterránea te ofrece una vía rápida hacia esa meta.

Apéndice C

La inflamación y la obesidad

La definición de *obesidad* es «la acumulación de exceso de grasa corporal», no el exceso de peso. En términos prácticos, solemos identificar la obesidad por nuestro aspecto físico cuando nos miramos desnudos en el espejo. Sin embargo, es la acumulación de grasa en nuestros órganos que no podemos ver lo que determinará lo perjudicial que será esa obesidad para nuestra futura salud. Esto se denomina lipotoxicidad y es el primer paso para desarrollar diabetes. Empecemos con dos preguntas diferentes: 1) ¿Cómo engordamos? 2) ¿Por qué engordamos?

CÓMO ENGORDAMOS

Aunque la industria de los libros sobre dietas está dedicada al adelgazamiento, nadie parece estar muy seguro de cómo engordamos. He descrito este proceso con más detalle en mi libro *Grasa tóxica*, pero he aquí un resumen.

Las células adiposas son las únicas del cuerpo que pueden almacenar grasa sin riesgo alguno; y si están sanas, eso es justamente lo que hacen. Al eliminar el exceso de ácidos grasos en la sangre, las células adiposas evitan la lipotoxicidad. Éste es el término científico para la grasa que va a lugares equivocados, como el hígado, los músculos o el corazón, por ejemplo. Como he contado anteriormente en este mismo libro, la insulina es el eje hormonal central de nuestro metabolismo. Puesto que tener niveles muy altos de lípidos en la sangre es tóxico, la insulina desempeña un papel esencial para eliminarla y almacenarla en un lugar seguro como son las células adiposas. El proceso mediante el cual la insulina ayuda a las células adiposas a eliminar el exceso de grasa es un poco más complicado y no puede explicarse limitándose a afirmar que «la insulina engorda».

Las células adiposas son sensibles a la insulina, puesto que es la mediadora para optimizar el transporte de la glucosa desde la sangre hasta las mismas. Una vez en las células adiposas, la glucosa se convierte en glicerol, que por sí solo no eliminará ningún exceso de grasa en la sangre. Sin embargo, la insulina también puede aumentar la liberación de ácidos grasos libres de las lipoproteínas que pasan por las células adiposas gracias a la enzima estimuladora (lipoproteína lipasa) que se encuentra en la superficie de los vasos sanguíneos que envuelven a dichas células. Esto supone un aumento de los ácidos grasos libres, pero hace que sean necesarias proteínas que se unan a los ácidos grasos para transportar los ácidos grasos recién liberados hacia las células adiposas. La insulina también estimula la producción de dichas proteínas ligantes de ácidos grasos. Cuando se han unido el glicerol y los ácidos grasos en la célula adiposa, éstos se pueden recombinar para formar triglicéridos que almacenarán la grasa a largo plazo de una forma segura. Cuantas más grasas e hidratos de carbono (en particular de alta carga glucémica, que estimulan la secreción de insulina) consumimos, más grasa almacenaremos en las células adiposas. Así es como nos engorda tener demasiada insulina. En este caso, la insulina actúa como una hormona de seguridad para evitar una sobrecarga de lípidos en la sangre.

Cuando no comemos (como cuando estamos durmiendo), el proceso de almacenamiento de grasa en las células sanas empieza a invertirse. A medida que desciende la insulina, una enzima de las células adiposas rompe los triglicéridos para volver a convertirlos en ácidos grasos y glicerol que regresarán al torrente sanguíneo. Los ácidos grasos se dirigirán a otras células por todo el cuerpo para convertirse en energía química (es decir, ATP) en la mitocondria (éstas son las partes de la célula donde se convierten las calorías de los alimentos en ATP) para que podamos superar el período de ayuno, y el glicerol se convierte en glucosa para alimentar al cerebro. Bajo condiciones normales, cuando las células adiposas están sanas, el tejido adiposo actúa como si fuera un banco. Hacemos depósitos durante el día y sacamos durante la noche. Pero si mantenemos constantemente niveles demasiado altos de insulina, inhibiremos el paso básico para liberar la grasa almacenada y que pueda ser utilizada como energía. Por eso, si tenemos exceso de insulina no podemos adelgazar.

Hay un pequeño porcentaje de personas obesas (del 5 al 8%) que están muy sanas a pesar de su obesidad. Estas personas diríamos que son «obesas metabólicamente sanas». Mi definición de obeso metabólicamente sano se basa en el Sistema de Índice de Obesidad de Edmonton (EOSS). Se trata de una definición más estricta de *sano* que la que suelen emplear los investigadores. Lo más importante es que esas personas obesas que están realmente sanas según la definición del EOSS se mantienen sanas durante muchos años. Por otra parte, si estás obeso y tienes al menos un indicador de mala salud (hipertensión, muchos lípidos o glucosa alta), las estadísticas nos llevan a pensar que con el tiempo experimentarás una significativa reducción de tu salud general que puede cronificarse. Los que en verdad están «metabólicamente sanos» tienen muchas células adiposas sanas. Aunque tal vez no tengan buen aspecto en traje de baño, pueden almacenar el exceso de grasa sin peligro porque no se expandirá a otros órganos como si fuera un cáncer.

Entonces, ¿cómo explicamos que de modo recurrente aparezca en los libros sobre dietas la idea de que los hidratos de carbono engordan? Al fin y al cabo, la glucosa que llega a las células adiposas a través de la insulina es muy limitada. ¿Es posible que si comemos muchos hidratos de carbono se puedan convertir en grasa circulante? La respuesta es sí, a través de un proceso denominado lipogénesis que tiene lugar en el hígado. Como cabía esperar, hay ciertos factores de transcripción de los genes que tienen un papel importante en este proceso. Concretamente, la proteína ligante al elemento de respuesta a los hidratos de carbono (ChREBP), que es activada por la glucosa, es la que tiene el papel principal. Cuanto más rica sea una dieta en hidratos de carbono, más glucosa entrará en el hígado. Los niveles altos de glucosa activan la ChREBP, que en combinación con una mayor secreción de insulina estimula la síntesis de ciertas enzimas esenciales que se necesitan para convertir los hidratos de carbono en ácidos grasos. Esos ácidos grasos aumentados vuelven a unificarse en el hígado, donde se transforman en lipoproteínas que pueden entrar en el torrente sanguíneo. Si el nivel de esas lipoproteínas recién sintetizadas aumenta con demasiada rapidez, la insulina entrará en acción para trasladar esos ácidos grasos a las células adiposas, donde estarán a buen recaudo. Ésta es la razón por la que la dieta mediterránea actual no es muy eficaz para perder peso. Porque es demasiado rica en hidratos de carbono (especialmente, de los de alta carga glucémica) como para reducir la secreción de insulina y la activación de la ChREBP.

La solución evidente es reducir los niveles de insulina, recordando que necesitamos algo de insulina, pero no demasiada, para conseguir el buen funcionamiento del metabolismo. La peor forma de controlar la insulina es comiendo proteína con muy poca grasa o hidratos de carbono. El primer paso en el metabolismo de la proteína es su conversión en urea. Pero si no hay suficientes grasas o hidratos de carbono para facilitar ese metabolismo de la urea en productos menos tóxicos, se acumula en la sangre, provocando una condición patológica denominada «la inanición cunicular o mal de Caribú» (en inglés «rabbit starvation». (Los primeros exploradores del Ártico, que sólo comían carne muy magra, como caribús (especie de conejo), padecieron esta condición). Siempre que los niveles de proteínas de la dieta superen el 40% de las calorías totales, existe la posibilidad de que se produzca una rápida acumulación de urea en la sangre. Un poco menos peligroso, aunque no lo ideal, es sustituir gran parte de los hidratos de carbono por grasa como en las dietas cetogénicas, como la de Atkins. Sí, reducirás los niveles de insulina, pero ¿qué vas a hacer con toda esa grasa extra en la sangre? Si no tienes suficiente insulina para conducir esa grasa a las células adiposas, esa grasa sobrante se dirigirá hacia los lugares inadecuados (lipotoxicidad), seguramente empezando por el hígado. La mejor forma es reducir los niveles de grasa *y* de hidratos de carbono restringiendo calorías, pero manteniendo las cantidades de hidratos de carbono y de grasa relativamente equilibradas, a fin de que el hígado pueda conservar su flexibilidad para fabricar diferentes tipos de enzimas necesarias para el procesamiento metabólico eficaz de ambos nutrientes. Además, al reducir los niveles absolutos de los hidratos de carbono y de la grasa, consigues que tu metabolismo de las grasas funcione con la eficiencia de un banco suizo. Para mejorar esa eficiencia, puedes incluir el EPA y DHA en tu dieta, puesto que no sólo inhibirán la actividad de la ChREBP (reduciendo la lipogénesis), sino que también activarán otro factor de transcripción de los genes (PPAR-*a*) que saca a los ácidos grasos de sus almacenes y los conduce a la oxidación. Aquí es cuando puedes decir «para quemar grasa hace falta grasa», siempre que esa grasa sea EPA y DHA. Una restricción de calorías de por vida sólo es sostenible si no pasas hambre, pero veremos esto algo más adelante en este mismo apéndice.

Por desgracia, este eficaz sistema empieza a descontrolarse cuando aumenta la inflamación celular en las células adiposas. Si sigues una dieta con mucha carga glucémica y además tomas muchos ácidos grasos omega-6, empezarás a acumular AA en la sangre. El AA junto con otros ácidos grasos en la sangre será absorbido por las células adiposas debido a la acción de la insulina. Pero a medida que los niveles de AA empiezan a aumentar en las células adiposas, también lo hace la inflamación celular. De este modo, las células adiposas sanas empiezan a enfermar. Una de las primeras consecuencias del aumento de la inflamación celular es la inhibición parcial de una enzima esencial (lipasa sensible a la insulina) que cuando desciende el nivel de insulina libera la grasa almacenada. La grasa almacenada, en lugar de estar controlada por la insulina, es devuelta continuamente al torrente sanguíneo porque las señales de la insulina han sido alteradas por la creciente inflamación celular de las células adiposas. Si el mecanismo de eliminación de los ácidos grasos que las células adiposas liberan en la sangre está saturado (como sucede cuando se sigue una dieta rica en grasas), estos ácidos grasos que las células adiposas liberan constantemente empiezan a depositarse en otros órganos, como el hígado y los músculos. A medida que aumentan los niveles de grasa dentro de los órganos, su capacidad para responder a la señal de la insulina de sacar la glucosa de la sangre también peligra. Ya tienes la resistencia a la insulina en estas células (especialmente si la grasa liberada de las células adiposas es rica en AA), y empiezan a subir los niveles de glucosa en sangre. Puesto que el exceso de glucosa en sangre también es tóxico para el cuerpo, el páncreas empieza a segregar más insulina en el torrente sanguíneo para intentar controlar ese exceso de azúcar. Cuando sube la insulina en la sangre debido a la resistencia a la insulina, empieza un círculo vicioso que provoca un almacenamiento acelerado de grasa en las células adiposas, a lo que se suma una mayor lipotoxicidad en otros órganos del cuerpo. Está claro que esta explicación es un poco más compleja que limitarse a decir que los hidratos de carbono engordan.

¿POR QUÉ ENGORDAMOS?

La respuesta evidente es que comemos más calorías de las que quemamos. Sí, las calorías cuentan. Todo exceso de calorías se depositará en alguna parte. El exceso de hidratos de carbono en un principio se almacenará en el hígado y en los músculos, pero esos almacenes tienen una capacidad limitada. No obstante, los hidratos de carbono sobrantes se pueden convertir en grasas mediante la lipogénesis, que tiene lugar en el hígado. El exceso de proteínas sólo se puede almacenar en los músculos, pero eso es un proceso aún más limitado para el que se requiere un buen entrenamiento de fuerza para liberar la hormona del crecimiento de la glándula pituitaria. Si consumimos demasiadas proteínas sin activar la hormona del crecimiento (GH), éstas se metabolizarán en glucosa (a través de la neoglucogénesis) o en grasa. Por otra parte, nuestras células adiposas pueden almacenar indefinidamente el exceso de grasas que ingerimos en la dieta, puesto que tienen un gran potencial para expandirse. Si comes más calorías de las que tu cuerpo necesita para mantener su metabolismo, es más que probable que, con la ayuda de la insulina, estas calorías de más terminen en las células adiposas.

Pero la pregunta es *¿por qué* comen más calorías las personas actualmente? Creo que la respuesta es muy simple: tenemos más hambre porque nuestro internet biológico que le indica al cerebro que ya tenemos suficientes calorías para mantener nuestro metabolismo ha sido desconectado. Como ya debes de imaginar, la culpa es del aumento de la inflamación celular.

Según el USDA, en 2010 los estadounidenses comían 474 calorías más al día que en 1970. Eso por sí solo ya explicaría el aumento de la obesidad. Lo más inquietante es que más del 90% de ese aumento de calorías se debe a las grasas añadidas y a los aceites (48%), los cereales (38%) y al azúcar y los edulcorantes (7%). Esas cifras parecen indicar que si lo que estamos buscando es un sospechoso para el incremento de la obesidad, los cereales y las grasas son los principales, en vez del pequeño aumento que se ha producido en el consumo de azúcar y edulcorantes en los últimos cuarenta años. Los cereales (incluidos los integrales) son hidratos de carbono con alta carga glucémica compuestos enteramente de glucosa. Como entran con rapidez en la sangre (muchas veces con mayor rapidez que el azúcar), la consecuencia garantizada es el aumento de la secreción de insulina. Muchas de las grasas añadidas son ricas en ácidos grasos omega-6. Con estos dos ingredientes tienes una receta metabólica segura para aumentar la inflamación celular mediante una mayor producción de AA. ¿Por qué tendría que darnos apetito la inflamación celular? Para entender esto, hemos de explorar la compleja ciencia de cómo controlan el hambre nuestras hormonas.

Empezaremos por la insulina. Si consumes demasiados hidratos de carbono con alta carga glucémica, los niveles de glucosa en sangre suben rápidamente. Como el exceso de glucosa en sangre es tóxico, nuestro cuerpo responde segregando insulina para llevar esa glucosa a las células adiposas, musculares y hepáticas.

Si la glucosa sube demasiado rápido, suele producirse una secreción exagerada de insulina, luego los niveles de glucosa bajan demasiado y se produce una hipoglucemia. Esto es lo que sucede cuando comes un plato de pasta al mediodía, y a las dos horas te cuesta mantener los ojos abiertos. Para afrontar el problema de la falta de glucosa en sangre, provocada por consumir hidratos de carbono con alta carga glucémica, el cerebro empieza a implorar que busques cualquier alimento con alta carga glucémica (una barrita de chocolate y caramelo, patatas chips o idealmente una bebida cargada de azúcares) que restablezca con rapidez ese nivel bajo de glucosa en sangre. Estos alimentos se convierten en una automedicación para subir los bajos niveles de glucosa en sangre. Esto podría explicar por qué el lugar más frecuentado de un hospital al final de un turno de trabajo sea la máquina expendedora.

Sin embargo, si no puedes encontrar una fuente de glucosa conveniente que restablezca pronto los niveles de azúcar en sangre, el cerebro tiene un mecanismo alternativo para conseguirlo: aumentar la secreción de cortisol para romper la masa muscular en glucosa mediante el proceso denominado neoglucogénesis. Esto es lo que sucede cuando sigues una dieta cetogénica baja en hidratos de carbono como la dieta Atkins. La teoría más habitual de los defensores de las dietas cetogénicas es que para conseguir energía el cerebro prefiere las cetonas a la glucosa. Yo, simplemente, no me lo trago. Incluso en situaciones donde una persona pueda estar sometida a una hambruna extrema, los niveles de glucosa del cerebro no bajan de 40 miligramos por decilitro debido a la neoglucogénesis. Cuando el nivel de glucosa en sangre baja más (por ejemplo, de 25 a 35 miligramos por decilitro), el cerebro entra en un estado letárgico, tiene convulsiones y existe la posibilidad de que entre en coma. Si las cetonas generadas por dietas cetogénicas fueran tan buenas fuentes de energía para el cerebro, teóricamente, los niveles de glucosa podrían descender hasta cero sin que al cerebro le afectara lo más mínimo.

Los investigadores de la Facultad de Medicina de la Universidad de Harvard demostraron que a los tres meses de seguir la dieta Atkins, los niveles de cortisol de los participantes aumentaron el 18%. Algunas de las consecuencias del aumento de los niveles de cortisol son 1) que tienes más hambre (debido a que ha aumentado la resistencia a la insulina), 2) estás más enfermo (debido al mal funcionamiento del sistema inmunitario), y 3) estás más atontado mentalmente (debido a la destrucción de neuronas en la zona del hipocampo por su exposición constante a un exceso de cortisol). Tres muy buenas razones para mantener los niveles correctos de glucosa en sangre; cuando están demasiado altos, nuestro cuerpo segrega más insulina para reducir niveles de glucosa potencialmente tóxicos, pero si están demasiado bajos se provoca una superproducción de cortisol para generar la glucosa necesaria para el cerebro.

No obstante, la insulina y el cortisol son sólo dos de las múltiples hormonas que son importantes para controlar el apetito y la saciedad. Algunas de esas otras hormonas en esta compleja orquestación del apetito son las que enumero a continuación:

Hormonas del hambre	***Hormonas de la saciedad***
Cortisol	Leptina
Endocanabinoides	CCK (colecistoquinina)
Ghrelina	PYY (péptido YY)
Insulina (en la sangre)	Insulina (en el cerebro)
NPY (neuropéptido Y)	GLP-1 (péptido similar al glucagón)

La activación de las neuronas de la saciedad y el hambre está sujeta al efecto de una serie de hormonas diferentes que envían información desde diversas partes del cuerpo. Este complejo proceso se ve con más claridad en el funcionamiento de la insulina. Demasiada insulina en la sangre baja el nivel de glucosa. Esto hace que tengamos hambre porque al cerebro le falta su principal fuente de energía. Si el cerebro tiene hambre, tú tendrás hambre. No obstante, en el interior del cerebro la historia es distinta. Cuando la insulina entra en el cerebro, puede inhibir la estimulación de las neuronas del hambre, y aumentar así la sensación de saciedad. (Por este motivo, si bajas demasiado los niveles de insulina tomando muy pocas calorías o no consumiendo suficientes hidratos de carbono, vuelves a tener hambre.) Lo que impide que las señales de la insulina comuniquen al cerebro que debe dejar de buscar comida es la resistencia a la insulina. Lo mismo sucede con la hormona leptina, que se genera en las células adiposas. Cuanto mayor es el exceso de grasa, más leptina generamos. Teóricamente, si la leptina pudiera llegar al cerebro, las personas obesas dejarían de comer. Por desgracia, la misma inflamación celular que genera la resistencia a la insulina en el cerebro genera también la resistencia a la leptina. Para superar tanto la resistencia a la insulina como a la leptina en el sistema nervioso central, debes reducir la inflamación celular si quieres aumentar la saciedad. Por esta razón la sensación de hambre se debe realmente al aumento de la inflamación celular, no a la falta de fuerza de voluntad. Por suerte, tanto la resistencia a la insulina como a la leptina se pueden reducir siguiendo la Zona Mediterránea, que equilibra tanto las hormonas del hambre como las de la saciedad, para que no tengas hambre hasta transcurridas 4-5 horas desde tu última comida.

En última instancia, gran parte de la acción hormonal que regula el apetito tiene lugar en el cerebro, concretamente, en la base del hipotálamo. Dentro de esta zona del hipotálamo se encuentran tanto las neuronas que estimulan el apetito (hambre) como las que calman el apetito (saciedad). Las hormonas como el neuropéptido Y (NPY) estimulan las neuronas del hambre, mientras que el péptido YY (PYY) estimula las de la saciedad. Dependiendo del grupo de neuronas activado, se enviará una señal integrada hacia otra parte del hipotálamo que al final determinará si debemos comer o no. ¿Complicado? Sí, pero eso es sólo un aspecto de este asunto.

Aunque el sistema digestivo está bastante alejado del cerebro, también desempeña un papel significativo en el control del hambre y de la saciedad. La hormona ghrelina se activa cuando falta alimento en el estómago. Una vez liberada del estómago, se dirige directamente al cerebro para activar las neuronas del hambre. No obstante, el ileón (la parte inferior del intestino delgado) y la parte superior del colon (el intestino grueso) segregan el PYY (estimulado por la proteína dietética) para inhibir la acción de la ghrelina segregada por el estómago. Éste es un buen sistema de encendido y apagado desde las diferentes partes del sistema digestivo para indicarle al cerebro cuándo debe empezar y terminar de comer. Las personas obesas tienen niveles bajos de PYY, lo que significa que su interruptor «off» no trabaja correctamente cuando tiene que controlar el apetito. Otras hormonas del intestino como la GLP-1 y la CCK también intervienen en el mecanismo de la saciedad.

El control del hambre es una consecuencia del equilibrio dinámico de estas y otras hormonas de la sangre, del intestino y del cerebro. Adelgazar y mantener el nuevo peso es todavía más difícil debido a que el cuerpo hace todo lo posible para evitar la pérdida de un exceso de grasa corporal. Por ejemplo, cuando adelgazamos mediante la dieta, aumentan los niveles de la hormona del hambre ghrelina y disminuyen los de la hormona de la saciedad PYY. Esto hace que intentar reducir calorías utilizando sólo la fuerza de voluntad para comer menos sea tan difícil.

Las últimas grandes estrellas hormonales del cerebro que pueden invalidar este intricado equilibrio de hormonas endocrinas externas sobre las neuronas de la saciedad y del hambre son los endocanabinoides. Cualquiera que haya fumado marihuana conoce los efectos secundarios inmediatos de tener hambre («ganas de picar»); el ingrediente activo de la marihuana (tetrahidrocannabinol o THC) interactúa con estos receptores de endocanabinoides del cerebro que hacen que tengas mucha hambre. Estas hormonas inductoras del apetito interactúan en otra parte del hipotálamo para regular el hambre. Puesto que los endocanabinoides del cerebro proceden del AA, cuanto más AA produces debido a tu dieta, más hambre tienes. Uno de los principales beneficios de la Zona Mediterránea es que no pasas hambre. ¿Por qué? Porque reduces la producción de endocanabinoides al reducir la formación de AA. Por eso la Zona Mediterránea hace especial hincapié en que los niveles de ácidos grasos omega-6 estén lo más bajos posible, y que reduzcas al máximo la carga glucémica de la dieta. Estos dos factores reducirán el exceso de AA en el cuerpo y en el cerebro.

Otra forma que tienes de reducir tus niveles de endocanabinoides es asegurarte de consumir suficientes ácidos grasos omega-3 (ya sea comiendo mucho pescado o tomando suplementos de ácidos grasos omega-3 purificados) para reducir la formación de endocanabinoides.

Un último factor que puede alterar las señales de la saciedad es el mero hecho de consumir demasiadas calorías en una comida, esto provoca inflamación metabólica en el hipotálamo. Por eso aconsejo que la ingesta máxima de calorías en una comida sea de 400 o menos. Todas las comidas de la Zona Mediterránea que he presentado antes contienen menos de 400 calorías; aun así, aportan la cantidad adecuada de proteína, hidratos de carbono, grasas, vitaminas y minerales, y lo más importante: sacian.

Además de interrumpir la comunicación hormonal que desconecta las señales de la saciedad, el aumento en la producción de AA induce también la adipogénesis o desarrollo de nuevas células adiposas. Esto se ha visto claramente en animales que han sido alimentados con dietas ricas en ácidos grasos omega-6 y pobres en omega-3 durante varias generaciones. Cada generación de crías es más gorda que la anterior aunque la ingesta de calorías sea la misma. La programación fetal epigenética podría ser el mecanismo por el cual se generan estos acontecimientos. Eso mismo parece estarles sucediendo a los estadounidenses.

Es indiscutible que evitar recuperar los kilos perdidos es muy difícil. Cuando adelgazamos, las hormonas del intestino trabajan en nuestra contra. La visión de comida apetitosa excita todavía más los centros de recompensa del cerebro a raíz de la pérdida de peso. Cuando adelgazas tienes más hambre y estás más preocupado por la comida. Tu cuerpo se vuelve más eficiente convirtiendo las calorías dietéticas en energía, lo que significa que debes comer todavía menos para evitar recuperar los kilos perdidos. Inevitablemente, gran parte del peso perdido se recupera debido a estos mecanismos biológicos que nos defienden contra la pérdida de peso. Quizás esto explica por qué los datos sobre el control del peso a largo plazo son tan escasos, porque las personas no soportan tener que aceptar el fracaso. Una fuente de datos es el Registro Nacional para el Control del Peso, que es un grupo de personas autoseleccionado que han conseguido perder al menos 15 kilos y han mantenido ese peso durante más de un año. Parece que lo que se necesita para conseguir mantener el nuevo peso es combinar una dieta baja en calorías (menos de 1.400 calorías diarias) a largo plazo y una hora de ejercicio al día. Puesto que en el Registro Nacional para el Control del Peso hay sólo unas diez mil personas apuntadas desde 1994, esto podría indicar que la mayor parte de las personas que han perdido bastante peso tienen problemas para mantenerlo.

Actualmente, la mejor forma de adelgazar y de mantenerse delgado es con la cirugía de derivación gástrica. La forma más radical de derivación gástrica es la Y de Roux, donde se rodea gran parte del intestino delgado. De este modo, los componentes alimentarios de la comida entran directamente en el ileón (la parte inferior del intestino delgado), donde se encuentran las mayores concentraciones de células L. Las células L de las paredes del intestino contienen receptores de glucosa y proteínas. Si se activan estos receptores, las señales hormonales de dejar de comer son enviadas directamente al cerebro a través del nervio vago. Ésta es la razón por la que, si los hidratos de carbono (especialmente, los de carga glucémica alta) y las proteínas que comes son rápidamente absorbidos en la parte superior del intestino, llegan menos nutrientes para las células L en la parte inferior del mismo. Por lo tanto, es menos probable que el cuerpo envíe las señales hormonales necesarias de «dejar de comer» al cerebro y siempre tenemos hambre. Por otra parte, con la cirugía de derivación gástrica, donde se crea una nueva ruta gástrica, la mayor parte de los alimentos ingeridos van a parar directamente a la zona inferior del intestino. Concretamente, donde aumentan los niveles de PYY y GLP-1 y disminuyen los de la ghrelina. Los pacientes de cirugía de derivación gástrica se sienten aliviados de la sensación de hambre desde el primer día, por eso pueden mantener durante mucho tiempo la pérdida de peso que conlleva su nueva situación.

La Zona Mediterránea aporta una alternativa eficaz y sin riesgos para lograr el objetivo deseado de controlar el peso a largo plazo. Consumes de 1.200 a 1.500 calorías al día sin pasar hambre. Estas cifras se encuentran dentro del rango de consumo de calorías necesario para mantener el peso a largo plazo según indica el Registro Nacional para el Control del Peso. La Zona Mediterránea nos ayuda a sentirnos saciados mediante una serie de estrategias de señalización hormonal que se alcanza mediante el aporte de los nutrientes de forma equilibrada. De esta forma reduciremos la inflamación celular, a diferencia de la cirugía y de la malnutrición perpetua.

Apéndice D

La inflamación y las enfermedades crónicas

En condiciones ideales, la respuesta inflamatoria debería autolimitarse, es decir, tendría que activarse cuando es necesario y desactivarse para que el cuerpo pudiera volver a la homeostasis. Esto significa que la fase de inicio de la inflamación estaría compensada con la fase de resolución de la misma. Por desgracia, en el mundo real las cosas no funcionan así de bien. Cuando se altera el equilibrio entre estas dos fases distintas de la inflamación, el resultado suele ser la inflamación celular constante de grado bajo que acelera el desarrollo de enfermedades crónicas.

Si el proceso de resolución no se completa satisfactoriamente, el cuerpo genera tejido cicatrizal alrededor de la zona lesionada para bloquear el acceso a los neutrófilos y macrófagos. Esto se denomina fibrosis, que detiene el estrés oxidativo constante, pero deteriora una zona localizada en un órgano. Cuando esto sucede sistemáticamente porque tu respuesta de resolución es demasiado débil, acabas perdiendo la función del órgano. Ésta es la última expresión de los signos cardinales clásicos de la inflamación (calor, hinchazón, dolor, rubor y pérdida de la función). Los cuatro primeros se producen con rapidez; los últimos (la pérdida de la función) tarda más tiempo en desarrollarse.

Un nivel alto de inflamación celular también puede alterar las vías de señalización hormonal integrales que controlan nuestro metabolismo. El ejemplo más conocido de resistencia hormonal es la resistencia a la insulina, el paradigma de la alteración de nuestro internet biológico debido a la inflamación celular.

LA RESISTENCIA A LA INSULINA

La resistencia a la insulina consiste en que la señal metabólica de la insulina de hacer algo no está siendo transmitida correctamente a su objetivo intracelular. Puesto que una de las funciones principales de la insulina es reducir los niveles potencialmente tóxicos de glucosa y grasas en la sangre, cuando existe una resistencia a la insulina el páncreas responde segregando más insulina para intentar reducir por la fuerza bruta los niveles de glucosa y de lípidos en la sangre. Esto provoca una hiperinsulinemia. Hasta la década de 1990, cuando se descubrió que las citoquinas inflamatorias (en particular el factor de necrosis tumoral o TNF) parecían ser las principales responsables de esta alteración, la causa de la resistencia a la insulina era un completo misterio para los investigadores. El TNF es una de las citoquinas inflamatorias que se expresa cuando el NF-kB es activado, luego es razonable creer que la resistencia a la insulina podría ser una consecuencia del exceso de inflamación celular. No es de extrañar que cuando sigues una dieta antiinflamatoria como la Zona Mediterránea, se reduzca la resistencia a la insulina, lo que significa que la insulina puede realizar mejor su trabajo estando a niveles más bajos, y que la hiperinsulinemia también disminuye. Tampoco debería sorprendernos que las directrices dietéticas del Centro Joslin para la Investigación de la Diabetes de la Facultad de Medicina de Harvard, para tratar la obesidad, el síndrome metabólico (prediabetes caracterizada por la hiperinsulinemia) y la diabetes sean prácticamente las mismas que las de la Dieta de la Zona. La Zona Mediterránea lleva estas recomendaciones dietéticas a un nivel superior de control de la inflamación.

Solemos pensar que la resistencia a la insulina va asociada a una disfunción de la acción de la insulina en el hígado y en los músculos, pero en realidad empieza en el tejido adiposo. La hormona sensible a la lipasa, concretamente, que se encuentra en las células adiposas, podría ser la primera víctima de la resistencia a la insulina. Esta enzima controla la liberación de las grasas almacenadas que se vierten de nuevo en la sangre para ser utilizadas como fuente de energía cuando los niveles de insulina estén bajos (como cuando dormimos). Con el desarrollo de la resistencia a la insulina, la señal de stop de esta enzima, que se activa cuando suben los niveles de insulina en sangre, queda parcialmente inhibida y se empiezan a liberar sin cesar ácidos grasos. Algunos de estos ácidos grasos volverán a ser absorbidos por las células adiposas para ser resintetizados en triglicéridos, pero el resto se desplazará ahora a otros órganos como el hígado y los músculos. Si los ácidos grasos son ricos en AA, se convierten en los encargados de transportar la inflamación celular a estos órganos. A medida que la resistencia a la insulina va llegando a los mismos, éstos también se resisten a la acción de la insulina; por consiguiente, el páncreas tendrá que aumentar la secreción de insulina para reducir los niveles potencialmente tóxicos de grasas y glucosa en el torrente sanguíneo. Esto explica por qué los niveles de AA en las células adiposas guardan una sorprendente correlación con el aumento de la probabilidad de desarrollar síndrome metabólico. La propagación del AA almacenado debido a la resistencia a la insulina de las células adiposas no hace más que acelerar el flujo metástasico de la inflamación celular a otros órganos.

El caso extremo de resistencia a la insulina se produce en una patología denominada lipodistrofía, que destruye las células adiposas. En esta condición la grasa circulante no tiene dónde ser almacenada sin peligro, y termina rápidamente en el hígado y en los músculos, provocando una resistencia a la insulina de grado alto. La lipodistrofia era una enfermedad rara antes del sida. Por desgracia, los medicamentos que inhiben la replicación viral del virus del VIH también destruyen las células adiposas. El resultado es el aplazamiento de una muerte prematura por sida, pero un espectacular aumento de la resistencia a la insulina que al final terminará convirtiéndose en diabetes y en enfermedad cardiovascular.

La resistencia a la insulina no siempre empieza en las células adiposas. En algunos estudios realizados con animales, se ha demostrado que las dietas cetogénicas podrían forzar que la grasa circulante entrara en el hígado en vez de ser almacenada a salvo en las células adiposas, porque los niveles de insulina bajan en exceso.

Al final, a medida que aumenta la resistencia a la insulina se produce el correspondiente aumento de la hiperinsulinemia, que causa problemas metabólicos. La hiperinsulinemia acelera el depósito de la grasa circulante en el tejido adiposo, reduciendo la cantidad de grasa que se dirige a otros tejidos para su conversión en energía. La consecuencia es el hambre y el cansancio. Además, se acelera la formación de AA al activar las enzimas clave necesarias para la producción de AA a partir de los ácidos grasos omega-6, y esto aumenta la inflamación en todas las células del cuerpo.

Cuando desarrollas resistencia a la insulina en el hígado y en los músculos, también estás empezando a desarrollar resistencia a la insulina y a la leptina en el hipotálamo. Cuando sucede eso, el cuerpo no reconoce ni la insulina ni la leptina (que actúan como señales de saciedad) y aumenta el hambre. Al ingerir más calorías para intentar satisfacer tu hambre, creas más grasa corporal debido al aumento de la hiperinsulinemia. Además, el exceso de calorías también puede provocar más inflamación en el hipotálamo, que hará que aumente tu apetito al interceptar las señales de saciedad que se están enviando.

Si no se trata, el síndrome metabólico acaba convirtiéndose en diabetes de tipo 2. Esto suele ocurrir a los diez o veinte años del primer diagnóstico. Las células pancreáticas beta que se encargan de producir insulina se agotan por la demanda continua de fabricar más insulina para controlar los niveles crecientes de glucosa en sangre. Según parece, parte de este agotamiento se debe a la infiltración de macrófagos que atacan a las células beta. A medida que el páncreas va perdiendo su capacidad para fabricar insulina, los niveles de glucosa en sangre empiezan a dispararse, aumentando los niveles de estrés oxidativo por todo el cuerpo. El estrés oxidativo activa el NF-kB y la inflamación celular aumenta en la misma medida. Cuando se manifiesta la diabetes, aparecen también toda una gama de enfermedades relacionadas con la inflamación, como enfermedades cardiovasculares, Alzheimer, trastornos oculares, insuficiencia renal, neuropatía, dificultad de cicatrización (que puede provocar infecciones, gangrena y, por último, amputación). No es un cuadro muy esperanzador.

Una de las primeras consecuencias de la resistencia a la insulina en las células hepáticas es la alteración del metabolismo de las lipoproteínas. Las partículas pequeñas y densas de LDL (que tienen mucha tendencia a convertirse en partículas de LDL oxidadas) empiezan a acumularse, las partículas de HDL empiezan a bajar y los triglicéridos (TG) a subir. Ésta es la razón por la que el ratio de TG/HDL es un buen indicador para saber si se está desarrollando resistencia a la insulina en el hígado que acaba generando un hígado graso. El desarrollo de esteatohepatitis no alcohólica (NASH) suele ser la primera fase de esta enfermedad del hígado graso. Si no se trata puede acabar degenerando en cirrosis (a causa del aumento del deterioro provocado por la cicatrización debida a una inflamación no resuelta) y, por último, generar una insuficiencia hepática si la función del órgano queda totalmente alterada por la fibrosis.

Las partículas pequeñas y densas de LDL generadas por un hígado inflamado tienen más tendencia a oxidarse debido a su tamaño. También es más probable que empiecen a acumularse en las células del corazón, provocando lesiones ateroscleróticas. Las partículas oxidadas de LDL pueden engañar al mecanismo normal de absorción de partículas de LDL no oxidadas, que es autorregulable, puesto que la célula nota que tiene los niveles de colesterol adecuados y desactiva la captación de partículas de LDL normales. Por otra parte, las partículas de LDL oxidadas son rápidamente engullidas por los macrófagos que se encuentran en la lesión aterosclerótica en forma de células espumosas cargadas de lípidos, que tienen más tendencia a romperse. Esto explica por qué las enfermedades cardiovasculares están muy relacionadas con el síndrome metabólico y por qué los niveles altos de AA en el tejido adiposo también están correlacionados con el aumento de las cardiopatías.

Sin embargo, la verdadera causa de la mortalidad por enfermedad cardiovascular no es la acumulación de lípidos, sino la ruptura de una placa de ateroma. Las principales culpables son esas placas blandas. Decimos que son blandas porque no han sido encapsuladas en una gruesa capa de fibrosis rica en calcio que dificulta la ruptura de la placa. Estas placas vulnerables y blandas no son detectables mediante tecnologías como escáneres TAC que sí pueden localizar fácilmente los depósitos de calcio en las placas duras. Por consiguiente, las placas blandas son invisibles para los escáneres TAC. Puesto que no tienen una cobertura fibrosa, si el grado de inflamación en su interior es alto se rompen con facilidad. La placa rota libera desechos celulares que no tardan en provocar la formación de coágulos en las arterias, interrumpiendo así el flujo sanguíneo, cosa que a menudo conduce a la muerte súbita cardíaca.

Los accidentes cerebrovasculares pueden considerarse «infartos cerebrales» porque las arterias del cerebro desarrollan las lesiones opuestas a las de las arterias cardiovasculares. Aunque las placas blandas vulnerables estén en otra área (la arteria cerebral en vez del sistema vascular), los mecanismos moleculares que propician su desarrollo se parecen a los de las enfermedades cardíacas.

El cáncer suele considerarse una enfermedad genética; sin embargo, creo que se puede entender mejor como una enfermedad inflamatoria y metabólica. Rara vez el tumor principal será la causa de la muerte. No obstante, si se produce una metástasis hacia otros órganos, el futuro del paciente no es muy halagüeño. La causa de esas metástasis es la inflamación, concretamente debido a los eicosanoides inflamatorios derivados del AA. Estos eicosanoides (en particular los PGE_2) deprimen las respuestas inflamatorias locales que podrían facilitar la destrucción de la célula cancerosa, y otros eicosanoides (ácidos grasos hidroxilados como el 12-HETE) derivados también del AA favorecen que las células tumorales circulantes lleguen a otra zona. De hecho, el cáncer se describe muchas veces como «una herida que no se cura nunca». Ésta también podría ser una buena definición de la inflamación no resuelta. Uno de los factores inflamatorios liberados por la activación del NF-kB es un grupo de enzimas conocidas como metaloproteinasas de matriz (MMP) que rompen la matriz de colágeno, facilitando que las células tumorales que circulan por la sangre se establezcan en una nueva zona. Ambas circunstancias se propician por el aumento de los niveles de AA en la célula cancerosa. El exceso de AA se transforma en leucotrienos que aumentan la actividad del NF-kB que provoca la síntesis de más MMP, y el exceso de AA es también el elemento base que se necesita para la creación de ácidos grasos hidroxilados y de PGE_2, que facilita la metástasis.

El otro factor que afecta a las células tumorales son los niveles altos de glucosa en sangre. La capacidad de oxidación de grasas para conseguir energía de las células tumorales está reducida. Se sustentan básicamente de glucosa, así que reducir la glucosa en sangre es una excelente estrategia metabólica para controlar el crecimiento del tumor. Además, los niveles altos de glucosa en sangre aumentarán los niveles de insulina (especialmente si existe resistencia a la insulina). La insulina es un factor de crecimiento y tiene una importante reacción cruzada con otra hormona —factor de crecimiento insulínico o IGF— que es un potente conductor hormonal del crecimiento de las células tumorales. Con esto no quiero decir que los factores genéticos no sean importantes en el cáncer, pero sí quiero hacer ver que con una dieta antiinflamatoria tenemos una gran capacidad para controlar nuestro metabolismo y dificultar mucho el crecimiento de los tumores y la metástasis.

Muchas de las enfermedades crónicas que se producen a raíz de un trastorno inmunológico se podrían clasificar en dos grandes grupos: las condiciones provocadas por la fibrosis y las provocadas por una inflamación no resuelta.

En Estados Unidos la enfermedad pulmonar obstructiva crónica (EPOC) se ha convertido con rapidez en la tercera causa de muerte después de las enfermedades cardiovasculares y el cáncer. Lo que empieza siendo una inflamación pulmonar termina con la pérdida de la función del pulmón, provocada por propagación de la fibrosis a falta de la resolución de la respuesta inflamatoria. Con el EPOC necesitas respiración asistida para mantener los niveles de oxígeno mínimos en sangre. Otras enfermedades crónicas que entrarían dentro de esta categoría serían la insuficiencia hepática (que requiere trasplante) y la insuficiencia renal (que requiere diálisis constante). Estas tres enfermedades son ejemplos de insuficiencia del proceso de resolución que fuerzan a un órgano en particular a recurrir a la estrategia de la formación de tejido cicatrizal. Con el tiempo, los ataques inflamatorios repetidos conducen a una mayor pérdida de la función orgánica.

Otras enfermedades inmunológicas como la artritis, el dolor crónico (como la fibromialgia), trastornos intestinales (enfermedad de Crohn y colitis ulcerosa), alergias, asma y una amplia gama de trastornos inmunes también serían ejemplos de una resolución no resuelta, pero sin fibrosis. Estas enfermedades suelen tratarse con medicamentos antiinflamatorios como sustitución de la mejor solución, que es la resolución de la inflamación.

Por último, tenemos las enfermedades neurológicas, que al igual que las inmunológicas se pueden separar en dos grandes grupos. El primero es la neuroinflamación continuada sin fase de resolución. En esta categoría tenemos enfermedades como la esclerosis múltiple, el Parkinson y el Alzheimer. En la segunda categoría están las condiciones neurológicas que se deben a una alteración en la comunicación intercelular de los neurotransmisores. Éstos son ejemplos de resistencia a los neurotransmisores, y esto incluye la depresión, el trastorno por déficit de atención e hiperactividad y la ansiedad. Como es habitual, el principal sospechoso de estas condiciones es el aumento de la inflamación celular.

Este breve resumen indica que la no resolución de la inflamación puede ser la verdadera causa de la mayoría de las enfermedades crónicas. Sin una resolución adecuada, la inflamación prosigue en un grado bajo o el cuerpo recurre a la opción inferior de la fibrosis para reducir o contener la inflamación en una zona localizada. El principal tratamiento para reducir la inflamación celular de grado bajo no es ningún medicamento, sino una dieta antiinflamatoria como la Zona Mediterránea. Cuando más sigas la Zona Mediterránea como tu primera opción, menos medicamentos necesitarás para controlar los síntomas de la inflamación celular crónica.

Apéndice E

La inflamación y el envejecimiento

El cuerpo siempre se está renovando. Los tejidos viejos se rompen y se genera tejido nuevo para sustituirlo. Si el tejido viejo se destruye a un ritmo más rápido del ritmo al que se produce el tejido nuevo que lo sustituye, ese desfase en la renovación tisular se podría considerar envejecimiento.

Podemos ver los signos de la edad en varias partes del cuerpo: en la piel, en el pelo, en la pérdida de masa ósea, en la pérdida de masa muscular, en una mayor acumulación de grasa y en la pérdida de visión. El factor común de todos ellos es el aumento de la inflamación celular. Veamos cada uno de estos signos visibles de envejecimiento por separado para entender qué es lo que sucede realmente bajo la superficie.

Piel

Uno de los primeros signos del envejecimiento es la pérdida de tersura, volumen y juventud de la piel. Para la mayoría de las personas, las arrugas son el signo más molesto de envejecimiento. Las arrugas se entienden mejor si las consideramos baches biológicos en la superficie de la piel. Son el resultado de dos factores: 1) la pérdida de grasa en la dermis de la piel que la vuelve más fina y 2) la ruptura de la matriz de colágeno que es la que da a la piel su soporte estructural. El resultado de esta degradación del colágeno es una red estructural de fibras de colágeno desorganizadas. Cuando esto se combina con la falta de grasa en la piel, tenemos arrugas. (Ésta es la razón por la que uno de los últimos avances en la dermatología es la inyección de células adiposas extraídas de la liposucción de nuestro propio tejido adiposo.) La causa última de la destrucción de colágeno es una mayor producción de las enzimas metaloproteinasas de matriz (MMP). Como cabía esperar, estas proteínas que degradan el colágeno son el resultado de la activación del NF-kB. Externamente la radiación ultravioleta aumenta la formación de radicales libres, que a su vez provocan la activación del NF-kB. Las cremas de protección solar sirven para bloquear la radiación UVA, pero no son tan útiles para bloquear la radiación UVB. Internamente, una dieta antiinflamatoria puede inhibir la activación del NF-kB debida a ambos tipos de radiación. Por eso la Zona Mediterránea antiinflamatoria, al ser rica en polifenoles, puede reducir significativamente la formación de especies reactivas de oxígeno (ROS) debido a la radiación de UVB, a la vez que activa el factor de transcripción de los genes Nrf2, que aumenta la síntesis de poderosas enzimas antioxidantes como la superóxido dismutasa (SOD) y la glutatión peroxidasa (GPX). También sabemos que tener niveles altos de ácidos grasos omega-3 puede inhibir la síntesis de MMP, a la vez que aumenta la resolución de la inflamación. De ahí que la Zona Mediterránea enriquecida con ácidos grasos omega-3 ultraconcentrados pueda ser la mejor «fórmula antiedad» para una piel más joven.

La pérdida de grasa dérmica parece estar relacionada con la activación disminuida del factor de transcripción de genes PPAR-γ. Se sabe por estudios realizados con animales que la eliminación genética de este factor de transcripción génica conduce a la pérdida de grasa dérmica. El mecanismo más probable de esta pérdica de grasa cutánea es a través del aumento de la resistencia a la insulina que conduce a que las células de grasa cutánea sean incapaces de conservar su grasa almacenada. Se sabe que el PPAR-γ puede activarse por los ácidos grasos omega-3 y los polifenoles. Esto genera sus propiedades antiinflamatorias por inhibición del NF-KB. Para estimular el PPAR-γ en las reservas de grasa cutánea, necesitas o bien alcanzar un alto nivel de EPA y DHA en sangre para que llegue a la dermis o bien polifenoles altamente solubles (como las delfinidinas) para tener la oportunidad de entar en el torrente sanguíneo una vez ingeridos. Lo ideal es tomar una combinación de ambos. Yo sugeriría al menos 5 gramos de EPA y DHA al día junto con 500 miligramos de extracto de maqui rico en delfinidinas. Esto te dará resultados más satisfactorios que hacerte infiltraciones de relleno facial.

Otra cosa cierta es que a medida que pierdes grasa cutánea tu sensibilidad al frío aumenta en la misma medida, porque estás perdiendo una potente barrera térmica que te ayuda a mantener tu temperatura corporal. Por eso cuando las personas se hacen mayores pasan más tiempo en las agencias de viaje mirando información de viajes para ir a Florida, al Caribe o a México en invierno.

El pelo

La pérdida del cabello es una de las consecuencias de la vejez. Gran parte de la pérdida del cabello viene determinada por los genes, pero parece que esa predisposición genética podría ser alterada por los eicosanoides. Concretamente, por la prostaglandina PGD_2 derivada del AA que inhibe el crecimiento del cabello. Otro eicosanoide sintético que se utiliza para tratar el glaucoma puede estimular el crecimiento de las pestañas, y se están realizando estudios preliminares para ver si puede estimular el crecimiento del cabello. De nuevo es una cuestión de equilibrio entre los eicosanoides.

Otro signo evidente de envejecimiento es la pérdida del color del cabello. Las investigaciones más recientes indican que el cabello gris se debe al aumento de la formación de ROS (especies reactivas de oxígeno) dentro del folículo piloso. La mejor forma de reducir los ROS es asegurándonos dosis altas de polifenoles en nuestra dieta. Puesto que los ROS activan el NF-kB, una dieta antiinflamatoria combinada con ácidos grasos omega-3 también debería favorecer la conservación del color del cabello durante más tiempo.

Por consiguiente, la mejor forma de modular los eicosanoides y el mejor «fármaco» antioxidante, podría ser la Zona Mediterránea junto con el aceite de pescado ultraconcentrado.

Los huesos

Podemos vivir con arrugas y canas, pero la pérdida de masa ósea es otro tema. Hay dos tipos de células en el hueso: los osteoblastos que generan hueso y los osteoclastos que lo degradan y reabsorben. Solemos pensar que la pérdida de masa ósea se debe a la falta de calcio, pero en realidad es básicamente una consecuencia del aumento de la inflamación celular, que es lo que activa los osteoclastos. En los animales se ha demostrado que aumentar los niveles de ácidos grasos omega-3 mejoraba notablemente la densidad ósea. Concretamente, la resolvina derivada del EPA (RvE1) ha demostrado su eficacia para prevenir la reabsorción ósea.

La pérdida de masa muscular

Una de las razones por las que la masa muscular se reduce con la edad es porque bajan los niveles de testosterona y de la hormona del crecimiento, que son los factores anabólicos necesarios para mantener el músculo tanto en hombres como en mujeres. Esto provoca sacropenia (pérdida de masa muscular) y, en última instancia, fragilidad. Otro factor que conduce a la pérdida de masa muscular es el aumento de las citoquinas proinflamatorias que se producen a raíz del aumento de la inflamación celular. Es evidente que hay que hacer ejercicio de forma regular para estimular el crecimiento de masa muscular. A pesar de la reducción en los niveles de testosteronas y de la hormona del crecimiento que se produce con el envejecimiento, esta pérdida de masa muscular puede frenarse en parte reduciendo las citoquinas inflamatorias.

Si quieres conservar tu masa muscular con el paso de los años, tomar la dosis adecuada de proteínas y reducir la inflamación celular son dos factores dietéticos que puedes controlar. La Zona Mediterránea lo hace por ti automáticamente. No obstante, sigue siendo necesario que hagas ejercicio a diario para mantener unos niveles mínimos de testosterona y de hormona del crecimiento. Cuanto más intensa sea cada tanda breve de ejercicio (entrenamiento por intervalos) mejores serán los resultados.

Más grasa corporal

Una cosa es perder grasa en la piel, pero algo mucho peor es tener más grasa en el abdomen y las caderas. Esto suele empezar a los treinta, aunque ni tu dieta ni tu ritmo de hacer ejercicio hayan variado demasiado respecto a lo que hacías a los veinte. Esto sucede porque bajan los niveles de testosterona y estrógeno: tanto en hombres como en mujeres. Ambas hormonas son muy eficaces en prevenir la acumulación de la grasa corporal almacenada, en ambos sexos. Además, a medida que bajan los niveles de estrógeno, empiezan a subir los de la insulina, lo que hace que la grasa se dirija al tejido adiposo en lugar de ir hacia los tejidos periféricos para crear más ATP. Si a estos hechos le sumamos una mayor resistencia a la insulina provocada por el aumento de la inflamación inducida por la dieta, la acumulación de grasa se convierte en un signo más de envejecimiento. La mejor forma de rectificar esta situación es restringiendo las calorías sin pasar hambre o estar mal nutrido. Por eso, si quieres parecer veinte años más joven, lo primero que tienes que hacer es adelgazar 10 kilos de grasa. Si no tienes sobrepeso, añádele 2,5 kilos de masa muscular nueva. La Zona Mediterránea es una vía para conseguir ambas metas.

La pérdida de la vista

La pérdida de la vista es otro signo evidente de envejecimiento. La primera causa de ceguera después de los cincuenta años es la degeneración macular asociada a la edad (DMAE). La causa subyacente de la DMAE es la inflamación de la retina. En un trabajo que acabo de publicar, demuestro que los ácidos grasos omega-3 ultraconcentrados y purificados pueden invertir el DMAE por sequedad (el 90% de todos los casos de DMAE es DMAE por sequedad), hecho muy destacable puesto que no hay ningún medicamento que pueda hacerlo. Los análisis subsiguientes de los datos demostraron que existía una estrecha relación entre el ratio de AA/EPA y la recuperación de la visión. La vista de las personas con un ratio de AA/EPA de 1,5 mejora el doble que las que tienen un ratio de 2,5. Si recordamos que el estadounidense medio tiene un ratio de AA/EPA cercano a 20, esto supondría que tendría que tomar dosis muy altas de suplementos de ácidos grasos omega-3 para reducir la inflamación celular en los ojos; es un pequeño precio que se ha de pagar para recuperar la vista.

Los factores de transcripción

Toda discusión sobre el envejecimiento ha de incluir los factores de transcripción de los genes; especialmente, los que son importantes para el metabolismo. Los dos principales implicados en el envejecimiento parecen ser la mTOR (diana de rapamicina en células de mamífero) y la AMP quinasa. La mTOR es el factor de transcripción de los genes que estimula el crecimiento y es directamente activado por el aminoácido leucina. Es esencial para mantener la masa muscular. Por desgracia, también estimula el crecimiento tumoral. La AMP quinasa es un sensor de energía de los niveles de ATP en la célula y actúa como interruptor genético maestro del metabolismo. Si bajan los niveles de ATP, esta enzima se activa para reciclar el AMP en ATP. Al mismo tiempo, mejora la eficiencia general del metabolismo al reducir el proceso anabólico de reconstrucción tisular para el que se necesita mucha energía, de modo que se puede generar más ATP con menos calorías para mantener el funcionamiento de las células existentes. En el nivel molecular, mantener el equilibrio constante entre estos dos factores de transcripción de los genes es lo que determina nuestro índice de regeneración tisular y nuestra velocidad de envejecimiento.

La activación de la mTOR para la síntesis de proteínas nuevas es la consecuencia de la interacción de la leucina para estimular la mTOR, y de la necesidad de lograr niveles adecuados de insulina para llevar los nutrientes a las células que aportan la materia prima para la síntesis de nuevas proteínas. Por otra parte, la quinasa AMP también puede ser activada restringiendo las calorías y tomando polifenoles. Ambas actúan sobre el gen SIRT1, que tiene una función importante en retrasar el envejecimiento. Todos estos factores están bajo nuestro control. La Zona Mediterránea es una buena fórmula para mantener constantemente ese equilibrio entre los dos factores de transcripción de los genes opuestos y controlar así la velocidad a la que envejecemos.

Buen envejecimiento

El principal problema de envejecer es desarrollar enfermedades crónicas (descritas en el Apéndice D), que nos restan calidad de vida. Por consiguiente, tanto si se trata de retrasar el desarrollo de una enfermedad crónica como simplemente de reducir los signos físicos de la edad, ambas metas nos conducen de nuevo a reducir la inflamación inducida por la dieta.

Apéndice F

Los marcadores clínicos del bienestar

Tenemos muchos marcadores clínicos para las enfermedades, pero relativamente pocos para el bienestar. En última instancia, la verdadera reforma para la salud llegará cuando nos responsabilicemos más de nuestra salud y mantengamos un estado de bienestar. El primer factor que podemos controlar es nuestra dieta, por su potencial para controlar la inflamación celular. No obstante, con el aumento de la industrialización y la globalización de la comida, esto está siendo cada vez más difícil en todo el mundo. Pero, como ya he señalado en este libro, es relativamente fácil controlar tu futuro sanitario si te mantienes en la Zona.

Estar en la Zona es una prueba clínica, no una esperanza. Un análisis de sangre te dirá exactamente si estás en la Zona; y si no lo estás, tendrás un claro indicativo en tus resultados sobre lo que tienes que hacer desde una perspectiva dietética para conseguirlo.

En términos generales, existen tres mediciones metabólicas diferentes que determinan si estás en la Zona: 1) tu nivel de inflamación celular, 2) tu control a largo plazo de tus niveles de azúcar en sangre y 3) tus niveles de resistencia a la insulina. Esto no es uno de esos test en los que puedes marcar varias casillas. *Sólo cuando los tres marcadores se encuentran dentro de los rangos apropiados puedes considerar que estás en la Zona.* Por desgracia, cuando utilizamos este criterio descubrimos que menos del 1% de los estadounidenses lo cumple.

La inflamación celular

Puesto que la finalidad de la Zona es mantener una respuesta inflamatoria saludable, el nivel de inflamación celular es un marcador clínico de suma importancia.

Por desgracia, el marcador más común para diagnosticar la inflamación es la proteína C-reactiva (CRP), que no es de fiar. La CRP es un marcador de la activación a largo plazo del NF-kB. Muy pocos de los mediadores de la inflamación que se expresan en la célula por el NF-kB pueden llegar a la sangre. La mayoría de los mediadores inflamatorios liberados por el NF-kB actúan localmente en las células cercanas y tienen problemas para entrar en el torrente sanguíneo. Sólo hay uno, la interleucina-6 (IL-6), que parece tener bastante éxito. No obstante, incluso este tiene que alcanzar niveles muy altos en la sangre para interactuar con el hígado y producir CRP. Puesto que la CRP es un marcador más duradero en la sangre, es más fácil de medir que los productos inflamatorios más inmediatos (enzimas IL-1, IL-6, TNF y COX-2) producidos por la activación del NF-kB. Pero que sea más fácil de medir no necesariamente se traduce en que sea mejor marcador de la inflamación celular. De hecho, un ratio de AA/EPA alta suele preceder en varios años a cualquier aumento de la proteína C-reactiva, a veces incluso décadas. Un ratio AA/EPA alto indica que el NF-kB se encuentra en el punto de inflexión para una activación crónica, y que las células de todos los órganos del cuerpo están a punto para la expresión genética de una amplia variedad de mediadores inflamatorios. La medición de la CRP se limita a indicar que el NF-kB lleva mucho tiempo activado. Ésta es la razón por la que el ratio de AA/EPA en la sangre es un aviso temprano de que se está empezando a deteriorar tu salud. El otro problema con la CRP como marcador de la inflamación celular es que la menor infección bacteriana puede hacer que suba. Por lo tanto, no es fiable como marcador de la inflamación celular crónica. Por esta razón, cuando te sale un poco alta la CRP, los médicos suelen recomendar que se repitan los análisis al cabo de unas semanas para asegurarse de que no se trata de alguna pequeña infección bacteriana.

Si el ratio de AA/EPA en la sangre es el mejor marcador para comprobar cómo estás controlando tu inflamación celular, entonces, ¿cuáles deberían ser los niveles? Tras miles de análisis de sangre de estadounidenses y los datos que tenemos de los italianos y japoneses, puedo ofrecerte unas directrices:

Ratio de AA/EPA	***Comentarios***	***Razón***
Inferior a 1,5	Demasiado bajo	Puede aumentar el sangrado.
1,5-3	Ideal	Respuesta inflamatoria equilibrada.
3-6	Bueno	
6-10	Se ha de mejorar	Se está empezando a llegar a un punto de inflexión de aumento de inflamación celular.
10-15	Pobre	Inflamación celular extendida.
Más de 15	Riesgo	Probablemente se esté desarrollando una enfermedad crónica.

Lo ideal es un ratio de AA/EPA entre 1,5-3. Pues a medida que aumenta el ratio de AA/EPA, también lo hace tu nivel de inflamación celular. El promedio del ratio de AA/EPA de los estadounidenses es de 20. Por eso se está hundiendo el sistema sanitario; no porque falten recursos, sino porque los estadounidenses tienen niveles sistemática y notablemente elevados de inflamación celular.

La forma más rápida de reducir el ratio de AA/EPA es tomar suplementos de ácidos grasos omega-3. Cuanto más fiel seas a la Zona Mediterránea, menos cantidad de ácidos grasos omega-3 necesitarás tomar, puesto que ésta restringe en gran medida la ingesta de ácidos grasos omega-6 y modera los niveles de insulina, los dos factores necesarios para producir AA. Los ácidos grasos omega-3 acelerarán el proceso considerablemente y a los treinta días de seguir la Zona Mediterránea empezarás a notar un cambio significativo en el ratio AA/EPA.

En España, además de otros laboratorios, en laboratorios Teletest podrás conseguir esta analítica (www.teletest.es)

El control del azúcar a largo plazo

El segundo marcador del bienestar es tu nivel de hemoglobina glicosilada. La glucosa es un componente altamente reactivo que se puede unir a las proteínas y crear lo que se denominan productos finales de la glicosilación avanzada (AGE). La formación de estos componentes AGE procede de la reacción de Maillard que se produce siempre que mezclas glucosa, proteína y calor en un tubo de ensayo. La misma reacción química tiene lugar dentro de nuestro cuerpo si suben los niveles de glucosa en sangre. Las proteínas glicosiladas resultantes son pegajosas y terminan en los lugares equivocados, como los riñones, los ojos y el corazón. De hecho, es algo más complicado que todo esto, puesto que hay receptores para estas proteínas glicosiladas (conocidas como RAGE) que, una vez activados, inician respuestas inflamatorias a través de la activación del NF-kB. Las RAGE se parecen a los receptores de tipo Toll en cuanto a que se basan en el reconocimiento de patrones. Aunque todas las proteínas pueden glicosilarse en presencia de glucosa en la sangre, la más estudiada es la hemoglobina glicosilada conocida como HbA_1c. Puesto que la hemoglobina es una proteína de vida larga, los niveles de HbA_1c son un marcador excelente para medir los niveles de glucosa en sangre a largo plazo. Cuanto más alto es el nivel de glucosa, más productos AGE tienes en tu sangre que interactuarán con sus receptores (RAGE), esto aviva constantemente la inflamación celular activando el NF-kB. Para empeorar las cosas, cuanto más activas el NF-kB, más receptores RAGE sintetizas. El resultado es una propagación rápida de la inflamación celular. Por eso los niveles altos de RAGE se asocian a la diabetes, las enfermedades cardiovasculares, el cáncer y el Alzheimer; en definitiva, a todas las enfermedades inflamatorias.

¿Cuáles son los niveles de hemoglobina glicosilada que favorecen la longevidad? Estos niveles (expresados con el porcentaje total de glóbulos rojos) son los que indico a continuación:

Ideal	Bueno	Pobre	Riesgo alto	Diabético
5,0%	5,5%	6,0%	6,5%	>7%

¿No sería mejor un porcentaje más bajo de hemoglobina glicosilada? No necesariamente, puesto que la mortalidad empieza a aumentar si los niveles son demasiado bajos. Niveles inferiores podrían indicar que el cerebro no está recibiendo suficiente glucosa para funcionar correctamente. Como todos los marcadores del bienestar, se trata de una zona.

La mejor forma de reducir los AGE y RAGE es simplemente no consumir demasiados hidratos de carbono, en particular cereales y almidones, puesto que están compuestos por polímeros de cadena larga que son glucosa pura. La mejor solución dietética para reducir la formación de AGE es comer muchas verduras que no tengan almidón. Cuantas más verduras sin almidón utilices como fuente de hidratos de carbono en tu dieta, mejor controlarás el azúcar en la sangre a largo plazo. Puesto que la vida de un glóbulo rojo es de 120 días, espera cuatro meses para observar algún cambio significativo. Otra estrategia dietética es reducir la activación del NF-kB mediante el consumo de muchos polifenoles y ácidos grasos omega-3. Esto es justamente lo que hace la Zona Mediterránea.

La resistencia a la insulina

El último marcador del bienestar es el grado de resistencia a la insulina. Una de las principales funciones de la insulina es reducir los niveles de glucosa en sangre transportándola a sus células diana. (El cerebro necesita mucha glucosa, pero no necesita insulina para que llegue hasta él.) La resistencia a la insulina se debe a que la inflamación celular interfiere en las señales que se emiten cuando la insulina se une a su receptor en la superficie de la célula y altera la transmisión de la señal dentro de la misma. Es como si la insulina no existiese.

Los tres órganos principales responsables de la interacción de la insulina con su receptor son el tejido adiposo, el hígado y los músculos (incluidos los del corazón). Aunque la resistencia a la insulina suele empezar en las células adiposas, el indicador clínico más precoz de que se está extendiendo la resistencia a la insulina lo encontramos en el hígado.

El hígado es el centro de manufactura principal de la absorción de grasas y su transformación en lipoproteínas para enviarlas a los tejidos periféricos. La resistencia a la insulina altera este proceso de transformación de los lípidos. Suben los niveles de triglicéridos, disminuyen los del colesterol de alta densidad y las lipoproteínas de baja densidad se vuelven más pequeñas, densas y aterogénicas (lo que propicia la formación de placas en las arterias). Todos estos factores de riesgo aumentan la probabilidad de desarrollar enfermedades cardiovasculares. La razón por la que estas partículas de LDL pequeñas y densas son aterogénicas es porque parece que se oxidan más fácilmente en la sangre. Por eso los niveles de LDL oxidado son un marcador mucho más predecible del desarrollo de una futura enfermedad cardíaca que el nivel total de LDL.

La resistencia a la insulina (la verdadera inflamación celular) se extiende a los músculos, la glucosa en sangre sigue estando alta, aumenta la producción de más proteínas glicosiladas (AGE) que, a su vez, aumentan la inflamación por todo el cuerpo.

La mejor forma de medir la resistencia a la insulina es utilizando la técnica del clamp euglucémico hiperinsulinémico, que es un procedimiento extraordinariamente complejo que se realiza sólo en las investigaciones. El mejor marcador sustituto de la resistencia a la insulina es el cociente de dividir el nivel de triglicéridos (TG) por el nivel de colesterol (HDL) o lipoproteína de alta densidad. Cuanto más alto sea el ratio TG/HDL, más grado de resistencia a la insulina hay en el hígado.

¿Cuáles son los valores aceptables de TG/HDL? Los indico a continuación:

Ideal	Aceptable	Malo	Peligroso
<1	1-2	3,5	>3,5

El ratio inferior a 1 suele verse en los atletas de élite o en personas que siguen la Zona Mediterránea. El estadounidense tipo tiene un ratio medio de 3,5, que indica que está desarrollando una resistencia a la insulina generalizada. Cuando el ratio de TG/HDL es superior a 4, tienes síndrome metabólico (prediabetes) o ya has desarrollado diabetes tipo 2.

Un método alternativo para determinar la resistencia a la insulina es el nivel de insulina en ayunas. Es una prueba más cara que el ratio de TG/HDL, por lo que las aseguradoras no suelen incluirla. Si puedes hacerte esta prueba, aquí tienes las cifras en unidades internacionales por mililitros (IU/ml).

Ideal	Aceptable	Malo	Peligroso
<5	5-10	10-15	>15

Puesto que la resistencia a la insulina es el resultado de la inflamación celular, siguiendo estrictamente el programa dietético de la Zona Mediterránea, con los suplementos de los ácidos grasos omega-3 y los polifenoles, puedes esperar ver cambios notables en treinta días.

Una vez has llegado a la Zona, tu siguiente reto es mantenerte en ella toda tu vida. Estos marcadores del bienestar son unos fieles guardianes de la sangre que te avisan cuando sales de la Zona. Corregir esa situación es fácil, limítate a seguir las instrucciones dietéticas de este libro.

Apéndice G

Los valores ORAC de los polifenoles

¿Cómo calculamos la cantidad de polifenoles que tiene un alimento? La forma indirecta más sencilla es determinar su valor de ORAC (capacidad de absorción de radicales de oxígeno). La tecnología para calcular estos valores se desarrolló en la década de 1990, para evaluar las propiedades antioxidantes de varios alimentos. Aunque el valor ORAC está relacionado con la cantidad de polifenoles de un alimento, no distingue por completo entre estos y otros antioxidantes. Para que los valores ORAC fueran verdaderamente útiles, tendrían que ser sometidos a otro proceso de refinamiento para poder medir los niveles de potencial antioxidante respecto a los de hidratos de carbono absorbibles (hidratos de carbono totales menos la fibra) de un alimento. Los cereales integrales tienen buenos valores ORAC, pero muy altos en hidratos de carbono absorbibles respecto a las frutas y las verduras. Los hidratos de carbono extra tendrán un fuerte impacto en los niveles de insulina, lo que reduce los beneficios que puedan tener sus polifenoles. Por consiguiente, cuanto más alto sea el ORAC/gramo de hidratos de carbono absorbibles, mayor será el efecto de ese alimento para reducir la inflamación celular.

Los valores ORAC no son más que un indicador de la capacidad antioxidante en un entorno artificial de laboratorio, porque no nos informan sobre su absorción o acciones antioxidantes en la sangre. Por ejemplo, un estudio realizado en la Facultad de Medicina de la Universidad de Tufts, indicó que doblar la dosis de ORAC con frutas y verduras aumentaba los niveles de antioxidantes en la sangre en aproximadamente un 10%. Ésta es la razón por la que has de consumir muchos alimentos ricos en polifenoles para que se pueda apreciar en la sangre.

Sin embargo, como ya he explicado anteriormente, el verdadero objetivo de los polifenoles es controlar la composición de la flora intestinal. Visto de ese modo, considero que tomar diez mil unidades de ORAC al día es una meta dietética razonable para intentar no sólo controlar la flora intestinal, sino mejorar los niveles en sangre.

A continuación están las unidades de ORAC por 100 gramos de una serie de alimentos, así como la cantidad total de hidratos de carbono y fibra en cada uno de ellos. Al sustraer la fibra del total de hidratos de carbono nos quedamos con la cantidad de hidratos de carbono que entran en el torrente sanguíneo, y eso nos indica el efecto que tiene un alimento en la secreción de insulina. La meta de la Zona Mediterránea es ingerir alimentos que tengan los máximos polifenoles y la menor cantidad de hidratos de carbono.

FRUTAS

Frutas	*Unidades de ORAC/ 100 g*	*Calorías/ 100 g*	*Gramos de hidratos de carbono absorbibles/ 100 g*	*Unidades de ORAC/ gramos de hidratos de carbono absorbibles*
Aguacates	1.371	160	2	749
Albaricoques	1.110	48	9	122
Arándanos	4.669	57	12	386
Arándanos rojos	9.090	46	8	1.196
Arándanos silvestres	9.621	61	10	991
Bayas de saúco	14.697	73	11	1.289
Cerezas dulces	3.747	63	14	269
Ciruela	6.100	46	10	609
Dátiles sin cocer	3.895	282	67	58
Frambuesas	5.065	52	5	931
Fresas	4.302	32	6	757
Granada	4.479	83	15	305
Grosellas	7.957	63	15	517
Guayaba	1.422	68	9	159
Higo	3.383	47	16	208
Kiwi	862	61	12	74
Lima, en zumo	823	25	8	103
Lima	82	30	8	11
Limón sin piel	1.346	29	7	206
Mandarina	1.627	53	12	141

Frutas	*Unidades de ORAC/ 100 g*	*Calorías/ 100 g*	*Gramos de hidratos de carbono absorbibles/ 100 g*	*Unidades de ORAC/ gramos de hidratos de carbono absorbibles*
Mango	1.300	60	13	97
Manzanas con piel	3.049	52	11	282
Melocotón	1.922	39	8	239
Melocotón envasado sin almíbar	436	72	17	25
Melón cantalupo	319	34	7	44
Melón de piel lisa	253	36	8	31
Moras	5.905	43	4	1.370
Naranja	2.103	47	9	225
Nectarina	919	44	9	104
Papaya	300	43	9	33
Pasas sin cocer	8.059	240	57	142
Pasas sultanas amarillas sin semillas	10.450	302	76	138
Pasas sultanas sin semillas	3.406	299	75	45
Pera	1.746	57	12	142
Piña natural de todas las variedades	385	50	11	33
Plátano	795	89	20	39
Pomelo crudo, rojo y amarillo	1.548	42	9	171

Frutas	*Unidades de ORAC/ 100 g*	*Calorías/ 100 g*	*Gramos de hidratos de carbono absorbibles/ 100 g*	*Unidades de ORAC/ gramos de hidratos de carbono absorbibles*
Sandía	142	30	7	20
Uvas negras	1.837	69	17	107

VERDURAS

Verduras	*Unidades de ORAC/ 100 g*	*Calorías/ 100 g*	*Gramos de hidratos de carbono absorbibles/ 100 g*	*Unidades de ORAC/ gramos de hidratos de carbono absorbibles*
Ajo crudo	5.708	149	21	184
Alcachofas (globo) cruda	6.552	47	5	1.282
Apio crudo	552	16	1	403
Berenjena cruda	932	25	3	324
Berenjena hervida	245	33	6	43
Boniato crudo	902	86	17	53
Brócoli crudo	1.510	34	4	356
Calabacín redondo de verano, calabacín alargado con piel, crudo	180	17	2	85
Calabaza cruda	483	26	6	81

Verduras	*Unidades de ORAC/ 100 g*	*Calorías/ 100 g*	*Gramos de hidratos de carbono absorbibles/ 100 g*	*Unidades de ORAC/ gramos de hidratos de carbono absorbibles*
Calabaza de piel dura cruda	396	45	10	41
Cebolla cruda	913	40	8	120
Cebolla dulce cruda	614	32	7	92
Cebollinos crudos	2.094	30	2	1.132
Champiñón blanco crudo	691	22	2	306
Cilantro, hojas, crudo	5.141	23	1	5.909
Col cruda	529	25	3	160
Col lombarda cruda	2.496	31	5	474
Coliflor cruda	870	25	3	293
Espárragos blancos crudos	296	20	2	166
Espárragos cocidos, hervidos, escurridos	1.644	22	2	779
Espárragos crudos	2.252	20	2	1.265
Espinacas crudas	1.513	23	1	1.058
Guisantes verdes congelados sin preparar	600	77	9	66

Verduras	***Unidades de ORAC/ 100 g***	***Calorías/ 100 g***	***Gramos de hidratos de carbono absorbibles/ 100 g***	***Unidades de ORAC/ gramos de hidratos de carbono absorbibles***
Gírgola (champiñón ostra) cruda	664	33	4	175
Hinojo, bulbo, crudo	307	31	4	73
Jengibre, raíz, crudo	14.840	80	16	941
Judías verdes crudas	799	31	4	187
Ketchup	578	112	26	22
Lechuga de hoja de roble cruda	2.426	16	1	1.784
Lechuga iceberg cruda	438	14	2	247
Lechuga romana cruda	1.017	17	1	855
Maíz dulce amarillo congelado	522	88	19	28
Maíz dulce amarillo crudo	728	86	17	44
Patatas blancas, carne y piel cruda	1.058	69	13	79
Patatas piel marrón, carne y piel cruda	1.322	70	14	93

Verduras	*Unidades de ORAC/ 100 g*	*Calorías/ 100 g*	*Gramos de hidratos de carbono absorbibles/ 100 g*	*Unidades de ORAC/ gramos de hidratos de carbono absorbibles*
Patatas rojas, carne y piel cruda	1.098	70	14	77
Pepino con piel crudo	232	15	3	74
Pepino pelado crudo	140	12	1	96
Perejil crudo	1.220	36	3	403
Pimientos dulces amarillos crudos	1.043	27	5	192
Pimientos dulces rojos crudos	821	31	4	209
Pimientos dulces verdes crudos	935	20	3	318
Puerro (bulbo y parte inferior de la hoja) crudo	569	61	12	46
Rábanos crudos	1.750	16	2	972
Remolacha cruda	1.776	43	7	263
Rúcula cruda	1.904	25	2	929
Seta Portobello cruda	968	22	3	377
Tomate rojo maduro crudo de todo el año	387	18	3	144
Zanahoria cruda	697	41	7	103

CEREALES PARA EL DESAYUNO

Cereales para el desayuno	*Unidades de ORAC/ 100 g*	*Calorías/ 100 g*	*Gramos de hidratos de carbono absorbibles/ 100 g*	*Unidades de ORAC/ gramos de hidratos de carbono absorbibles*
Cereales, *Corn Flakes*	2.359	399	87	27
Cereales, trigo triturado	1.303	337	67	20
Cereales de avena listos para comer	1.517	374	71	21

ACEITES Y FRUTOS SECOS

Aceites y frutos secos	*Unidades de ORAC/ 100 g*	*Calorías/ 100 g*	*Gramos de hidratos de carbono absorbibles/ 100 g*	*Unidades de ORAC/ gramos de hidratos de carbono absorbibles*
Aceite, cacahuete, ensalada o cocinar	106	884	n/a	n/a
Aceite de oliva virgen extra	372	880	n/a	n/a

LEGUMBRES

Legumbres	*Unidades de ORAC/ 100 g*	*Calorías/ 100 g*	*Gramos de hidratos de carbono absorbibles/ 100 g*	*Unidades de ORAC/ gramos de hidratos de carbono absorbibles*
Alubia de careta cruda	4.343	336	49	88
Alubias blancas maduras crudas	8.320	343	51	162
Alubias maduras crudas	1.861	337	36	51
Alubias pintas hervidas	904	143	17	19
Alubias pintas maduras crudas	8.033	347	47	171
Alubias rojas maduras crudas	8.606	337	46	187
Cacahuetes crudos de todas las clases	3.166	567	7	415
Garbanzos crudos	847	364	43	20
Guisantes amarillos maduros crudos	741	345	36	21
Guisantes partidos maduros crudos	524	341	35	15
Habas de soja maduras crudas	5.409	446	21	259
Lentejas crudas	7.282	353	29	246
Mantequilla de cacahuete fina	3.432	588	13	253

PANES

	Unidades de ORAC/ 100 g	*Calorías/ 100 g*	*Gramos de hidratos de carbono absorbibles/ 100 g*	*Unidades de ORAC/ gramos de hidratos de carbono absorbibles*
Pan de centeno alemán Pumpernickel	1.963	250	41	48
Pan de trigo integral	1.421	265	36	40

BEBIDAS

Bebidas	*Unidades de ORAC/ 100 g*	*Calorías/ 100 g*	*Gramos de hidratos de carbono absorbibles/ 100 g*	*Unidades de ORAC/ gramos de hidratos de carbono absorbibles*
Bebidas alcohólicas: vino de mesa blanco	392	82	3	151
Bebidas alcohólicas: vino de mesa tinto, Cabernet Sauvignon	4.523	83	3	1.740
Bebidas alcohólicas: vino de mesa tinto, Merlot	2.670	83	3	1.064

Bebidas	*Unidades de ORAC/ 100 g*	*Calorías/ 100 g*	*Gramos de hidratos de carbono absorbibles/ 100 g*	*Unidades de ORAC/ gramos de hidratos de carbono absorbibles*
Bebidas alcohólicas: vino de mesa tinto, Zinfandel	2.400	88	3	839
Bebidas alcohólicas: vino de mesa tinto	3.607	85	3	1.382
Té, en infusión preparado con agua del grifo	1.128	1	0	3.760

ESPECIAS Y HIERBAS

Especias y hierbas	*Unidades de ORAC/ 100 g*	*Calorías/ 100 g*	*Gramos de hidratos de carbono absorbibles/ 100 g*	*Unidades de ORAC/ gramos de hidratos de carbono absorbibles*
Ajo en polvo	6.665	331	64	105
Albahaca fresca	4.805	23	1	4.576
Albahaca seca	61.063	23	10	6.076
Canela molida	13.142	247	28	478
Cebolla en polvo	4.289	341	64	67
Chile en polvo	23.636	282	15	1.586
Clavo molido	29.028	274	32	918

Especias y hierbas	*Unidades de ORAC/ 100 g*	*Calorías/ 100 g*	*Gramos de hidratos de carbono absorbibles/ 100 g*	*Unidades de ORAC/ gramos de hidratos de carbono absorbibles*
Comino, semillas	50.372	375	34	1.493
Curry	48.504	325	25	1.944
Cúrcuma en polvo	127.068	354	44	2.899
Eneldo fresco	4.392	43	5	893
Jengibre en polvo	39.041	335	58	679
Menta fresca	13.978	70	7	2.029
Mostaza en granos, amarilla	29.257	508	16	1.841
Nuez moscada en polvo	69.640	525	29	2.444
Orégano seco	175.295	265	26	6.635
Perejil seco	73.670	292	24	3.077
Pimentón dulce	21.932	282	19	1.149
Pimienta blanca	40.700	296	42	960
Pimienta negra	34.053	251	39	881
Pimienta roja o cayena	19.671	318	30	668
Romero seco	165.280	331	21	7.702
Salvia en polvo	119.929	315	20	5.870
Tomillo seco	157.380	276	27	5.842
Vinagre de manzana	564	21	1	606
Vinagre de vino tinto	410	19	0	1.519

DULCES Y TENTEMPIÉS

Dulces	*Unidades de ORAC/ 100 g*	*Calorías/ 100 g*	*Gramos de hidratos de carbono absorbibles/ 100 g*	*Unidades de ORAC/ gramos de hidratos de carbono absorbibles*
Agave crudo	1.294	68	10	134
Cacao en polvo sin azúcar	55.653	228	25	2.253
Caramelos blandos de leche y chocolate	7.519	535	56	134
Caramelos semidulces de chocolate	18.053	480	58	311
Chocolate negro para repostería en tableta	49.944	501	13	3.772
Sirope de arce	590	260	67	9
Tentempiés	*Unidades de ORAC/ 100 g*	*Calorías/ 100 g*	*Gramos de hidratos de carbono absorbibles/ 100 g*	*Unidades de ORAC/ gramos de hidratos de carbono absorbibles*
Palomitas de maíz sin aceite hechas en el microondas	1.743	387	63	27

Cuando miramos estas tablas vemos claramente una serie de cosas. En primer lugar, las hierbas y las especias son las que tienen mayor cantidad de unidades de ORAC por gramos de hidrato de carbono. Su principal función en la Zona Mediterránea es aportar antioxidantes, no sólo sabor. En segundo lugar, las verduras tienen una amplia gama de rangos de unidades de ORAC/gramo de hidratos de carbono. Cuando cocinamos demasiado las verduras, como cuando las hervimos, se quedan fofas y grisáceas, porque destruimos gran parte de sus polifenoles. En tercer lugar, algunas frutas, como las bayas, son excelentes fuentes de polifenoles y son las que menos hidratos de carbono tienen. No sucede lo mismo con otras, como la sandía. En cuarto lugar, los polifenoles de los cereales integrales van acompañados de una dosis altísima de hidratos de carbono. En quinto lugar, los vinos tintos son ricos en polifenoles, pero también lo es el té. Por último, el chocolate negro relativamente poco procesado es una gran fuente de polifenoles, pero los productos comerciales con este tipo de chocolate son mucho menos apetecibles. Esto se debe a que el procesamiento (refinado alcalino) que se utiliza para fabricar la mayor parte de los productos comerciales de chocolate negro, como las barritas de chocolate y caramelo, destruye la mayor parte de los polifenoles.

Aunque los valores ORAC sean la forma más sencilla de calcular los niveles de polifenoles, la mejor forma de analizar directamente su contenido es mediante técnicas más sofisticadas, como la cromatografía líquida de alta presión. Siempre que me ha sido posible he comparado estas cifras con los valores ORAC de los mismos alimentos. Los resultados de esos análisis de polifenoles de los alimentos comunes son los que se muestran a continuación.

Ingrediente alimentario	***Polifenoles (mg/100 g o 100 ml)***	***ORAC (100 g)***
Extractos de polifenoles purificados		
Delphinol® (baya de maqui)	35.200	2.835.280
Hierba y especias		
Albahaca seca	166	61.063
Comino	55	50.372
Curry en polvo	285	48.504
Jengibre seco	202	39.041

Ingrediente alimentario	*Polifenoles (mg/100 g o 100 ml)*	*ORAC (100 g)*
Orégano seco	2.137	175.295
Romero seco	522	165.280
Salvia seca	893	119.929
Tomillo seco	464	157.380
Chocolate		
Cacao en polvo	3.294	55.683
Chocolate con leche	236	7.519
Chocolate negro	1.618	18.053
Frutas		
Albaricoque	15	1.100
Alcaparra	389	Desconocido
Arándano negro	496	9.631
Baya de saúco	804	14.697
Cereza	145	3.747
Ciruela	285	6.100
Frambuesa	107	5.065
Fresa	205	4.302
Manzana	136	3.049
Melocotón	54	1.922
Mora	180	5.905
Nectarina	20	919
Oliva negra	320	Desconocido
Pera	11	1.746
Verduras		
Alcachofa corazón	154	6.552

Ingrediente alimentario	***Polifenoles (mg/100 g o 100 ml)***	***ORAC (100 g)***
Brócoli	21	1.510
Cebolla roja	99	913
Espinacas	68	1.513
Espárrago	11	1.644
Lechuga de hoja de roble	14	2.426
Zanahoria	7	697
Legumbres		
Alubias blancas	31	Desconocido
Alubias negras	36	8.494
Soja	153	5.409
Tofu	25	Desconocido
Harinas integrales		
Avena	37	Desconocido
Centeno	143	Desconocido
Lino	1.220	Desconocido
Trigo	71	Desconocido
Frutos secos y aceites		
Aceite de oliva virgen extra	33	372
Almendra	185	Desconocido
Castaña	1.215	Desconocido
Nuez	28	Desconocido
Nuez pacana	493	Desconocido
Bebidas		
Café filtrado	105	Desconocido

Ingrediente alimentario	*Polifenoles (mg/100 g o 100 ml)*	*ORAC (100 g)*
Té verde	82	1.128
Vino blanco	9	392
Vino tinto	91	3.607

Aunque existe una correlación entre los valores ORAC y los de los polifenoles, también hay una gran variedad. Esto se debe a que los valores ORAC incluyen tanto los antioxidantes polifenoles como los que no lo son. La fuente alimentaria más rica de polifenoles es el cacao en polvo. Aunque el cacao en realidad es una fruta, lo pongo en una categoría aparte como chocolate. El cacao en polvo no es sólo una de las mejores fuentes de polifenoles sino uno de los ingredientes alimentarios más populares. Pero lo «mejor de lo mejor» en cuanto a contenido de polifenoles parece ser el extracto altamente purificado de baya de maqui, que contiene el 25% de su peso en delfinidinas. Es el único polifenol purificado (comercializado como Delphinol®) que también goza del estatus GRAS (generalmente considerado seguro) como aditivo alimentario.

Apéndice H

Calcula tus necesidades de proteínas

La Dieta de la Zona no se basa en contar calorías, sino en el equilibrio hormonal que implica ingerir la dosis correcta de hidratos de carbono, proteínas y grasas, a distribuir en tres comidas principales y dos tentempiés, manteniendo la proporción de 40-30-30 en cada ingesta.

El punto de partida para determinar ese equilibrio es la cantidad de proteína que necesitamos para mantener nuestra masa muscular, a la vez que perdemos el exceso de grasa corporal. La cantidad de proteína depende de tu cantidad de masa corporal y de tu nivel de actividad. Sólo entonces puedes saber cuánta proteína necesitas cada día. Luego repártela uniformemente a lo largo del día como si fuera una medicación intravenosa. Cuando sepas la dosis de proteína que necesitas en cada comida o tentempié, añade la dosis correcta de hidratos de carbono favorables y de grasa para compensar esa proteína. Esta sencilla fórmula nos aportará el equilibrio hormonal óptimo, especialmente si estamos usando el método de bloques de la Dieta de la Zona.

El primer paso es calcular el porcentaje de grasa corporal. No necesitas ningún equipo sofisticado o tener una formación especial para ello. Basta con una cinta métrica, una báscula y un lápiz. Además de calcular las proteínas que necesitas, medir regularmente tu porcentaje de grasa corporal es la mejor forma de saber si la Dieta de la Zona te está funcionando. Si tu peso es constante y baja tu porcentaje de grasa corporal, significa que estás perdiendo el exceso de grasa corporal y ganando masa muscular. Éste es el Santo Grial de cualquier programa dietético.

Los cálculos para hombres y mujeres son un poco diferentes, por eso cada uno tiene una tabla distinta.

Cuando sepas cuál es tu porcentaje de grasa corporal, simplemente multiplica tu peso por el porcentaje de grasa corporal para saber la cantidad de kilos de grasa que tiene tu cuerpo. Aunque la cifra te asuste, si sigues la Dieta de la Zona irá descendiendo. Recuerda que cualquier programa dietético sensato te recomendará perder sólo entre 0,25 y 0,50 kg de grasa a la semana. Saber cuál es tu porcentaje de grasa corporal inicial te indicará cuánto tiempo tardarás en lograr la cantidad de grasa corporal total apropiada para tu salud. Para la mujer tipo será el 22% de grasa corporal y para el hombre tipo el 15%. Con esos porcentajes las mujeres no tendrán celulitis y los hombres no tendrán flotadores.

Ahora basta con restar la grasa del peso total. Lo que queda es la masa magra corporal. Ésta es la combinación de agua, huesos y músculo. Esta masa magra corporal es la que te indica la cantidad de proteína que necesitas. Pero antes también has de determinar tu grado de actividad, porque cuanto más activo eres más proteínas necesitas para mantener tus músculos.

Tipo de actividad	***Factor de actividad***
Sedentarismo	1,1
Trabajo sencillo sin ejercicio regular	1,3
Algo de ejercicio	1,5
Obeso (más del 30%-40%)	1,5
3 sesiones de entrenamiento a la semana	1,7
Ejercicio diario moderado	1,9
Entrenamiento diario intenso	2,1
Entrenamiento diario dos veces al día	2,2

Ahora multiplica tu masa magra corporal en kilos por el factor de actividad para averiguar la cantidad diaria de proteínas que necesitas. (La razón por la que las personas obesas necesitan más proteínas es porque básicamente están haciendo entrenamiento con cargas 24 horas al día.) Divide esta cantidad diaria total por siete para saber el número de bloques de proteína de la Dieta de la Zona que necesitas al día. Aparte de tus cálculos, la cantidad mínima de bloques de proteína de la Dieta de la Zona para una mujer tipo debería ser 11 al día. Para un hombre tipo, la cantidad mínima de bloques de proteína debería ser 14 al día.

Ahora basta con repartir uniformemente los bloques de proteínas de la Dieta de la Zona a lo largo del día y su equivalente de bloques de hidratos de carbono y grasas de la Zona en cada comida para conseguir el equilibrio hormonal óptimo.

CALCULAR EL PORCENTAJE DE LA MASA MAGRA CORPORAL EN LAS MUJERES

Puedes calcular la masa magra corporal de varias formas. El método que propongo aquí es muy sencillo y apto para todos. Necesitas una báscula y una cinta métrica. Las mediciones las realizarás sin ropa. A fin de reducir la posibilidad de error es mejor medirse tres veces y sacar un promedio.

1. Mide tu circunferencia a la altura del ombligo y de las caderas en la zona más ancha. Mantén el metro paralelo al suelo.
2. Mide tu altura descalza.
3. Compara tus medidas con las que aparecen en la Tabla 1. Ten presente que la medida de las caderas te da el valor de A, el abdomen el valor de B y la altura el valor de C. Ahora puedes obtener los valores correspondientes.
4. Haz esta sencilla operación: A + B – C.
   El resultado es el porcentaje de grasa corporal.
5. Pésate.
6. Calcula el peso de tu grasa corporal en kilos de esta manera:

$$\frac{\text{Tu peso (kg)} \times \text{\% grasa corporal}}{100} = \text{peso de grasa corporal (kg)}$$

7. Resta ahora el peso de la grasa corporal de tu peso. Así obtendrás el peso de tu masa magra corporal.

Peso – grasa corporal en kilos = peso masa magra corporal en kilos

Un ejemplo para aclarar este cálculo:

Una mujer pesa 64,4 kg y mide 160 cm.
Circunferencia del ombligo es de 83,8 cm.
Circunferencia de la cadera es de 99 cm.

A la medida de 99 cm le corresponde el valor de A.
A la medida de 83,8 cm le corresponde el valor de B.
A la medida de 160 cm le corresponde el valor de C.

A = 46,05 + B = 23,46 – C = 38,40 = 31,11% de grasa corporal

$$\frac{64{,}4 \times 31{,}11}{100} = 20{,}03 \text{ kg de grasa corporal}$$

64,4 kg – 20,03 kg = 44,37 kg de masa magra corporal

TABLA 1. CONSTANTES PARA LA CONVERSIÓN PARA EL % DE GRASA CORPORAL EN MUJERES

Caderas		**Abdomen**		**Altura**	
Centímetros	Constante A	Centímetros	Constante B	Centímetros	Constante C
75	32,75	50	14	140	33,59
76	33,39	51	14,27	141	33,83
77	33,83	52	14,55	142	34,07
78	34,44	53	14,83	143	34,31
79	34,98	54	15,11	144	34,55
80	35,70	55	15,39	145	34,79
81	36,14	56	15,67	146	35,03
82	36,59	57	15,95	147	35,27
83	37,30	58	16,23	148	35,51
84	37,75	59	16,51	149	35,75
85	38,20	60	16,79	150	35,99
86	38,90	61	17,07	151	36,23

Caderas		**Abdomen**		**Altura**	
Centímetros	Constante A	Centímetros	Constante B	Centímetros	Constante C
87	39,35	62	17,35	152	36,47
88	40,05	63	17,64	153	36,71
89	40,45	64	17,92	154	36,95
90	41	65	18,19	155	37,19
91	41,75	66	18,48	156	37,43
92	42,10	67	18,75	157	37,67
93	42,65	68	19,03	158	37,91
94	43,20	69	19,31	159	38,15
95	43,75	70	19,59	160	38,39
96	44,30	71	19,87	161	38,63
97	44,85	72	20,15	162	38,87
98	45,40	73	20,43	163	39,11
99	46,02	74	20,71	164	39,35
100	46,65	75	20,99	165	39,59
101	47,19	76	21,27	166	39,83
102	47,66	77	21,55	167	40,07
103	48,21	78	21,83	168	40,31
104	48,77	79	22,11	169	40,55
105	49,24	80	22,39	170	40,79
106	49,86	81	22,67	171	41,03
107	50,39	82	22,95	172	41,27
108	50,90	83	23,23	173	41,51
109	51,51	84	23,51	174	41,75
110	52,00	85	23,79	175	41,99
111	52,67	86	24,07	176	42,23
112	53,14	87	24,35	177	42,47
113	53,71	88	24,63	178	42,72
114	54,26	89	24,91	179	42,96
115	54,81	90	25,19	180	43,20
116	55,38	91	25,48	181	43,44
117	55,91	92	25,75	182	43,68
118	56,46	93	26,03	183	43,92
119	57,00	94	26,31	184	44,26

Caderas		**Abdomen**		**Altura**	
Centímetros	Constante A	Centímetros	Constante B	Centímetros	Constante C
120	57,56	95	26,59	185	44,40
121	58,14	96	26,87	186	44,64
122	58,66	97	27,15	187	44,88
123	59,18	98	27,43	188	45,12
124	59,72	99	27,71	189	45,36
125	50,36	100	27,99	190	45,60
126	60,87	101	28,27	191	45,84
127	61,42	102	28,55	192	46,08
128	61,96	103	28,83	193	46,32
129	62,50	104	29,11	194	46,56
130	63,06	105	29,39	195	46,80
131	63,61	106	29,67	196	47,04
132	64,16	107	29,95	197	47,18
133	64,70	108	30,23	198	47,42
134	65,26	109	30,51	199	47,66
135	65,81	110	30,79	200	47,90
136	66,36	111	31,07		
137	66,91	112	31,35		
138	67,46	113	31,64		
139	68,01	114	31,92		
140	68,55	115	32,20		
141	69,11	115	32,48		
142	69,66	117	32,75		
143	70,17	118	33,03		
144	70,76	119	33,31		
145	71,31	120	33,59		
146	71,86	121	33,87		
147	72,41	122	34,15		
148	72,96	123	34,43		
149	73,51	124	34,71		
150	74,06	125	34,99		

CÁLCULO DEL PORCENTAJE DE LA MASA MAGRA CORPORAL EN LOS HOMBRES

1. Mide tu circunferencia de la cintura a la altura del ombligo. Mantén el metro paralelo al suelo.
2. Mide la circunferencia de tu muñeca de la mano que uses más menudo, en la articulación con el antebrazo.
3. Resta la medida de la muñeca de la medida de la cintura y busca en la Tabla 2 el valor correspondiente en la fila que pone «cintura – muñeca» (cm).
4. Pésate.
5. Busca tu peso en la primera columna de la Tabla 2 y el punto de intersección entre la fila del peso y la columna que corresponde a la medida de la cintura – muñeca (cm). Aquí encontrarás el porcentaje de tu grasa corporal.
6. Calcula el peso de tu grasa corporal en kilos de esta manera:

$$\frac{\text{Tu peso (kg)} \times \text{\% grasa corporal}}{100} = \text{peso de grasa corporal (kg)}$$

7. Resta ahora el peso de la grasa corporal de tu peso. Así obtendrás el peso de tu masa corporal.

Peso – grasa corporal en kilos = peso masa corporal en kilos

Un ejemplo para aclarar este cálculo.

Un hombre pesa 79,4 kg.
Circunferencia de la cintura 98 cm.
Circunferencia de la muñeca 18 cm.
Cintura – muñeca en cm = 80 cm.

Tabla 2. En la intersección entre 79,4 kg y 80 cm es 27 que es el porcentaje de grasa corporal.

$$\frac{79{,}4 \text{ kg} \times 27}{100} = 21{,}43 \text{ grasa corporal en kg}$$

79,4 kg – 21,43 = 57,97 masa magra corporal en kg

TABLA 2. CÁLCULO DEL PORCENTAJE DE LA GRASA CORPORAL DEL HOMBRE

	Cintura – muñeca (cm):								
Peso (kg)	56	57	58	59	60	61	62	63	64
55	4	6	8	10	11	12	14	16	17
57	4	6	7	9	10	11	13	15	16
59	3	5	7	9	10	11	12	14	15
61	3	5	7	8	9	10	12	13	14
63	3	5	5	8	9	10	11	13	14
65		4	6	7	8	9	11	12	13
67		4	6	7	8	9	10	11	12
69		4	5	7	8	9	10	11	12
71		4	5	6	7	8	10	11	12
73		4	5	6	7	8	9	10	11
75		3	5	6	7	8	9	10	11
77		3	4	6	7	7	9	10	11
79			4	6	6	7	8	9	10
81			4	5	6	7	8	9	10
83			4	5	6	6	8	9	10
85			4	5	6	6	7	8	9
87			4	5	5	6	7	8	9
89			3	4	5	6	7	8	9
91			3	4	5	6	7	8	8
93	4	5	5	6	7	8			
95	4	5	5	6	7	8			
97	4	4	5	6	7	8			
99	4	4	5	6	7	8			
101	3	4	4	6	7	8			
103	3	4	4	6	7	8			
105	3	4	4	5	5	7			
107	3	3	4	5	5	7			
109		3	4	5	6	6			
111		3	4	5	6	6			
113			4	5	6	6			
115			3	4	5	6			
117			3	4	5	6			
119			3	4	5	6			
121			3	4	5	6			
123				4	5	5			
125				4	5	5			
127				4	4	5			
129				4	4	5			
131				3	4	4			
133				3	4	4			
135				3	4	4			

	Cintura – muñeca (cm):								
Peso (kg)	65	66	57	68	69	70	71	72	73
55	18	20	21	22	23	25	27	29	30
57	17	19	20	21	22	24	26	28	30
59	16	18	20	21	22	23	25	27	28
61	15	17	19	20	21	22	24	26	27
63	15	16	18	19	20	21	23	24	26
65	14	15	17	18	19	20	22	23	24
67	14	15	16	17	18	19	21	23	24
69	13	15	16	17	18	19	20	22	23
71	13	14	16	17	18	19	20	21	22
73	12	14	15	17	18	18	19	20	21
75	12	13	14	16	17	17	19	20	21
77	12	13	14	15	16	17	18	19	20
79	11	12	13	14	15	16	17	19	19
81	11	12	13	14	15	16	17	18	19
83	11	11	12	13	14	15	15	18	19
85	10	11	12	13	14	15	15	17	18
87	10	11	12	13	14	15	16	17	18
89	10	11	12	13	14	14	15	16	17
91	9	10	11	12	13	14	15	16	17
93	9	10	11	12	13	13	14	15	16
95	9	9	10	11	12	13	14	15	16
97	9	9	10	11	12	12	13	14	15
99	9	9	10	11	11	12	13	14	14
101	9	9	10	11	11	12	13	14	14
103	9	9	10	11	11	12	13	14	14
105	7	8	9	10	10	11	12	13	13
107	7	8	9	10	10	11	12	13	13
109	7	8	9	10	10	11	12	13	13
111	7	8	9	9	9	10	11	12	12
113	5	7	8	9	9	10	11	12	12
115	6	7	8	9	9	10	11	12	12
117	6	7	8	9	9	10	10	11	12
119	6	7	8	8	9	10	10	11	12
121	6	7	8	8	8	9	10	11	12
123	6	7	7	8	8	9	10	11	11
125	5	6	7	8	8	9	10	10	11
127	5	6	7	8	8	9	9	10	10
129	5	6	7	8	8	8	9	10	10
131	5	6	7	7	8	8	9	10	10
133	5	5	5	7	7	8	9	10	10
135	5	5	5	6	7	8	9	9	10

	Cintura – muñeca (cm):								
Peso (kg)	74	75	76	77	78	79	80	81	82
55	31	33	35	37	38	39	41	43	45
57	31	32	33	35	36	37	39	41	43
59	29	30	32	34	35	36	37	39	41
61	28	29	31	32	33	34	36	38	39
63	27	28	29	31	32	33	34	36	38
65	25	27	28	29	30	31	33	35	36
67	24	26	27	28	29	30	32	33	35
69	23	25	26	27	28	29	31	32	34
71	23	25	26	27	28	29	31	32	34
73	22	24	25	26	27	28	30	31	33
75	22	23	24	26	27	28	29	30	31
77	21	22	24	25	26	27	28	29	30
79	20	21	23	24	25	26	27	28	29
81	20	21	22	23	24	25	26	27	28
83	19	20	21	22	23	24	25	26	27
85	18	19	21	22	23	24	25	26	27
87	18	19	20	21	22	23	24	25	26
89	18	19	20	21	22	23	24	25	26
91	18	18	19	20	21	22	23	24	25
93	17	18	19	20	21	21	22	23	24
95	16	17	18	19	20	21	22	23	24
97	16	17	18	19	20	20	21	22	23
99	15	16	17	18	19	19	20	21	22
101	15	16	17	18	19	19	20	21	22
103	15	16	17	18	18	19	20	21	21
105	14	15	16	17	18	18	19	20	21
107	14	15	16	17	18	18	19	20	21
109	14	15	16	17	17	17	18	19	20
111	13	14	15	16	17	17	18	19	20
113	13	14	15	16	17	17	18	18	19
115	13	14	14	15	16	16	17	18	19
117	13	13	14	15	16	16	17	18	19
119	13	13	14	14	15	16	17	18	19
121	13	13	14	14	15	16	16	17	18
123	12	13	13	13	14	15	16	17	18
125	11	12	13	13	14	15	16	16	17
127	11	12	13	13	14	14	15	16	17
129	11	12	12	13	13	14	15	16	17
131	11	11	12	13	13	14	15	15	16
133	10	11	12	13	13	14	14	15	16
135	10	11	12	12	12	13	14	15	15

	Cintura – muñeca (cm):								
Peso (kg)	83	84	85	86	87	88	89	90	91
55	46	47	49	50	51	52	54		
57	44	45	46	48	49	50	52	54	
59	42	43	44	46	47	48	50	52	53
61	40	41	43	44	45	46	48	50	51
63	39	40	41	43	44	44	46	48	49
65	37	38	39	41	42	43	44	46	47
67	36	37	38	39	40	41	43	45	46
69	35	36	37	38	39	40	42	44	45
71	35	36	37	37	38	39	41	43	44
73	33	34	35	36	37	38	40	41	43
75	32	33	34	35	36	37	38	40	41
77	31	32	33	34	35	36	37	38	39
79	30	31	32	33	34	35	36	37	38
81	29	30	31	32	33	34	35	36	37
83	28	29	30	31	32	33	34	35	36
85	28	29	29	30	31	32	33	34	35
87	27	28	29	30	31	32	33	34	34
89	27	28	28	29	30	31	32	33	33
91	26	27	28	29	30	30	31	32	33
93	25	25	27	28	29	29	30	31	32
95	25	25	26	27	28	28	29	30	31
97	24	25	25	26	27	28	29	30	31
99	23	24	25	26	27	27	28	29	30
101	23	24	24	25	26	26	28	28	29
103	22	23	24	25	26	26	27	28	29
105	22	22	23	24	25	25	26	27	28
107	22	22	23	24	25	25	26	27	28
109	21	22	22	23	24	24	25	26	27
111	21	22	22	23	23	24	25	26	26
113	20	21	21	22	23	23	24	25	26
115	20	21	21	22	22	23	24	24	25
117	19	20	20	21	22	22	23	24	25
119	19	20	20	21	22	22	23	24	24
121	19	19	20	21	22	22	23	23	24
123	19	19	19	20	21	21	22	23	23
125	18	18	19	20	21	21	22	22	23
127	18	18	19	19	20	20	21	22	22
129	17	17	18	19	20	20	21	21	22
131	17	17	18	19	19	19	20	21	21
133	17	17	17	18	19	19	20	21	21
135	16	16	17	18	18	19	19	20	20

	Cintura – muñeca (cm):								
Peso (kg)	92	93	94	95	96	97	98	99	100
55									
57									
59	54	55							
61	52	53	55						
63	50	51	53	54					
65	48	49	51	52	53	54	55		
67	47	48	49	51	52	53	54	55	
69	46	47	48	50	51	52	53	54	55
71	45	46	47	49	50	51	52	53	54
73	44	45	46	47	48	49	50	51	53
75	42	43	44	45	47	48	49	50	51
77	40	41	43	44	45	46	47	48	49
79	39	40	41	43	44	45	46	47	48
81	38	39	40	41	42	43	44	45	47
83	37	38	39	40	41	42	43	44	46
85	36	37	38	39	40	41	42	43	45
87	35	36	37	38	39	40	41	42	44
89	34	35	36	37	38	39	40	41	43
91	34	35	36	37	38	39	40	40	41
93	33	34	35	36	37	38	39	39	40
95	32	33	34	35	36	37	38	38	39
97	31	32	33	34	35	36	37	37	38
99	30	31	32	33	34	35	36	36	37
101	30	31	32	33	34	35	36	36	37
103	29	30	31	32	33	34	35	35	36
105	29	30	31	32	33	34	35	35	35
107	28	29	30	31	32	33	34	34	35
109	27	28	29	30	31	32	33	33	34
111	27	27	28	29	30	31	32	32	33
113	26	27	28	29	30	30	31	31	32
115	25	26	27	28	29	30	31	31	32
117	25	26	27	27	28	29	30	30	31
119	25	26	27	27	28	29	30	30	31
121	24	25	26	27	28	28	29	29	30
123	24	25	25	26	27	28	29	29	30
125	23	24	25	25	26	27	28	28	29
127	23	24	24	25	26	27	27	28	29
129	22	23	24	25	26	26	26	27	28
131	22	23	23	25	26	26	26	27	27
133	21	22	23	24	25	25	26	26	27
135	21	22	22	23	24	24	25	26	26

	Cintura – muñeca (cm):								
Peso (kg)	101	102	103	104	105	106	107	108	109
55									
57									
59									
61									
63									
65									
67									
69									
71	55								
73	54	55							
75	52	53	54	55					
77	51	52	53	54	55				
79	49	50	51	52	53	54	55		
81	48	49	50	51	52	53	54	54	
83	47	48	49	50	51	52	53	53	54
85	46	47	48	48	49	50	51	51	53
87	45	46	47	47	48	49	50	50	52
89	44	45	46	46	47	48	49	49	50
91	42	43	44	45	46	47	48	48	50
93	41	42	43	44	45	46	47	47	48
95	40	41	42	43	44	45	46	46	47
97	39	40	41	42	43	44	45	45	46
99	38	39	40	41	42	43	44	44	45
101	38	39	40	40	41	42	43	43	44
103	37	38	39	40	40	41	42	43	44
105	37	37	38	39	40	40	41	42	43
107	36	36	37	38	39	39	40	41	42
109	35	35	36	37	38	39	40	40	41
111	34	34	35	36	37	38	39	39	40
113	33	34	35	35	36	37	38	38	39
115	33	33	34	34	35	36	37	37	38
117	32	33	33	34	35	35	36	36	37
119	32	32	33	33	34	34	35	36	37
121	31	31	32	33	34	34	35	35	36
123	31	31	32	32	33	34	34	35	36
125	30	30	31	32	32	33	33	34	35
127	29	30	30	31	32	32	33	33	34
129	29	29	30	30	31	31	32	33	34
131	28	28	29	30	31	31	31	32	33
133	27	28	28	29	30	30	31	32	32
135	27	27	28	29	29	30	30	31	32

	Cintura – muñeca (cm):								
Peso (kg)	110	111	112	113	114	115	116	117	118
55									
57									
59									
61									
63									
65									
67									
69									
71									
73									
75									
77									
79									
81									
83	55								
85	54	55	55						
87	53	54	54	55					
89	52	53	53	54	55	55			
91	51	52	52	53	54	55	55	55	
93	49	51	51	52	53	54	54	55	55
95	48	50	50	51	52	53	53	54	55
97	47	49	49	50	51	52	52	53	54
99	45	48	48	49	50	51	51	52	53
101	45	47	47	48	49	50	50	51	52
103	45	46	46	47	48	49	50	51	51
105	44	45	45	46	47	48	49	50	50
107	43	44	44	45	45	47	48	49	49
109	42	43	43	44	45	46	47	47	47
111	41	42	42	43	44	45	45	46	45
113	40	41	41	42	43	44	44	45	45
115	39	40	40	41	42	43	43	44	44
117	38	39	39	40	41	42	42	43	43
119	38	39	39	40	40	41	41	42	43
121	37	38	38	39	39	40	40	41	42
123	37	37	37	38	39	40	40	41	42
125	36	36	37	38	38	39	39	40	41
127	35	35	36	37	38	38	38	39	40
129	34	34	35	36	37	38	38	39	39
131	34	34	35	35	36	37	37	38	39
133	33	33	34	35	36	36	36	37	38
135	33	33	33	34	35	36	36	36	37

Peso (kg)	Cintura – muñeca (cm): 119	120	121	122	123	124	125	126	127
55									
57									
59									
61									
63									
65									
67									
69									
71									
73									
75									
77									
79									
81									
83									
85									
87									
89									
91									
93									
95	55								
97	54	55							
99	53	54	55	55					
101	52	53	54	54	55				
103	52	53	53	53	54	55	55		
105	51	52	52	52	53	54	55	55	56
107	50	51	51	51	52	53	54	54	55
109	48	49	50	50	51	52	53	53	54
111	47	48	49	49	50	51	52	52	53
113	46	47	48	48	49	50	51	51	52
115	45	46	47	47	48	49	50	50	51
117	44	45	46	46	47	48	49	50	50
119	44	44	45	45	46	47	48	49	49
121	44	44	45	45	46	47	48	48	49
123	43	43	44	44	45	46	47	48	48
125	42	42	43	43	44	45	46	47	47
127	41	42	42	43	43	44	45	46	46
129	40	41	42	42	43	43	44	45	45
131	39	40	41	41	42	43	43	44	44
133	39	39	40	40	41	42	43	43	43
135	38	39	39	39	40	41	42	43	43

CÁLCULO DEL PORCENTAJE DE LA MASA MAGRA CORPORAL EN LOS HOMBRES Y EN LAS MUJERES

Cuando conocemos el porcentaje de la grasa corporal el paso siguiente es utilizar esta información para calcular el peso en kilos de grasa corporal. Éste se obtiene multiplicando el peso por el porcentaje de grasa corporal y dividiendo el resultado por 100.

$$\frac{\text{Tu peso (kg)} \times \text{\% grasa corporal}}{100} = \text{peso de grasa corporal (kg)}$$

Cuando conoces el peso total de tu tejido adiposo, éste con el peso total de tu cuerpo te ayudará a desvelar tu masa magra corporal. La masa corporal equivale al peso total de tu cuerpo sin el tejido adiposo.

Peso (kg) – grasa corporal en kilos = peso masa magra corporal en kilos

En www.enerzona.net dispones de una calculadora. Sólo necesitarás tener a mano tus medidas.

Apéndice I

La Zona Mediterránea más exacta

Lo que hace tan eficaz a la Dieta de la Zona es su flexibilidad. No hay nada prohibido siempre que en cada comida el contenido de tu plato esté equilibrado. Sin embargo, comer más de algunos alimentos (favorables) y menos de otros (desfavorables) hará que te sea mucho más fácil entrar en la Dieta de la Zona y seguirla de por vida.

Antes ya he hablado de algunos ingredientes favorables y desfavorables para las comidas de la Dieta de la Zona. Vamos a repetirlos y a ampliarlos con alimentos comunes en la dieta mediterránea porque ésta es la clave para preparar comidas de la Dieta de la Zona para toda la vida.

HIDRATOS DE CARBONO FAVORABLES

- Albaricoques, naranjas, cerezas, clementinas, fresas, kiwis, frambuesas, limones, mandarinas, manzanas, arándanos azules, peras, melocotones, pomelos, ciruelas, grosella negra, etc.
- Espárragos, acelga, brócoli, alcachofas, cardo, zanahoria, coliflor, repollo, garbanzos, pepino, achicoria, cebolla, berros, judías secas, judías verdes, habas, hinojo, hojas de nabo, champiñones, lechuga, lentejas, altramuces, berenjenas, pimientos rojos, tomate, puerro, radicchio, nabo, rábano, rúcula, apio, espinacas, trufa, col rizada (puntas), calabacines, etc.
- Avena, cebada y centeno.

PROTEÍNAS FAVORABLES

- Todo el pescado, especialmente el rico en omega-3, anchoas, arenques, pescado blanco, salmón, sardinas en aceite, caballa, atún fresco. Pero también: lubina, calamar, mero, mejillones, gambas, cangrejo, fletán, lucio, bacalao, bacalao seco, dorada, besugo, cazón, perca, pez espada, pulpo, sepia, salmonete, trucha, almejas, etc.
- Partes magras del pollo, pavo, avestruz, caza, ternera. También: conejo, partes magras del buey, caballo, cerdo, etc.
- Embutidos magros curados como pavo. Pero también jamón sacando la grasa visible.
- Claras de huevo.
- Queso con menos del 20% de grasa como el queso feta, queso rallado, mozzarella, requesón. Y también: fontina, parmesano, provolone, etc.
- Soja y derivados de la soja.

GRASAS FAVORABLES

- El aceite de oliva virgen extra es el mejor porque es bajo en grasas saturadas y ácidos grasos omega-6. Otros aceites bajos en grasas saturadas son el aceite de oliva refinado y el aceite de cacahuete. La mantequilla y la manteca son bajas en ácidos grasos omega-6, pero ricas en grasas saturadas, lo que significa que en la Dieta de la Zona se pueden consumir en pequeñas dosis.
- Aceitunas, anacardos, cacahuetes, aguacates, almendras, piñones, pistachos, etc.

Los hidratos de carbono favorables son las verduras, pues con ellas obtenemos la mejor micro-nutrición (vitaminas, minerales, fibra y polifenoles) con la mínima dosis de hidratos de carbono. Las legumbres se encuentran entre los hidratos de carbono favorables porque aportan más hidratos de carbono que proteínas.

En cuanto a las frutas, las opciones son igualmente amplias. Sin embargo, se han de consumir con moderación puesto que contienen muchos más hidratos de carbono que las verduras. Por eso has de tener especial cuidado con algunas de ellas (melón, sandía y frutas tropicales), puesto que entran en el torrente sanguíneo con mayor rapidez que los frutos del bosque o las manzanas.

Cuantos más hidratos de carbono, proteínas y grasas favorables comamos, más fácil nos resultará mantenernos en la «Zona» y preparar una gran variedad de comidas de la Dieta de la Zona. Por otra parte, cuanto más desfavorables sean los alimentos que utilicemos para preparar nuestras comidas, mayor la dificultad (por no decir que menor la cantidad que podemos comer) para entrar y permanecer en la Zona.

A continuación tienes los alimentos que hay que consumir con suma moderación en la Dieta de la Zona.

HIDRATOS DE CARBONO DESFAVORABLES

- Frutas: plátanos, castañas, higos, higos chumbos, fruta envasada o confitada, caqui, mango, papaya, etc.
- Verduras con almidón: remolacha, maíz, patatas, guisantes, calabaza, etc.
- Todos los cereales y sus derivados a excepción de la avena, la cebada y el centeno.
- Dulces y edulcorantes. El mejor es la fructosa.
- Refrescos y licores como vino, cerveza, aperitivos, etc.
- Zumos envasados y naturales.

PROTEÍNAS DESFAVORABLES

- Carne roja con grasa.
- Conejo, muslo.
- Embutidos con grasa o adobados como el salami, salchichas, tocino, etc.
- Vísceras como hígado, tripa, etc.
- Yemas de huevo.
- Quesos grasos como (mozzarella y queso cremoso), mascarpone, etc.

GRASAS DESFAVORABLES

- La grasa visible de la carne y de los embutidos.
- Margarina hecha con grasas hidrogenadas o parcialmente hidrogenadas.
- Mayonesa.
- Nata.
- Todos los aceites vegetales.

La carne roja con grasa, las yemas de huevo y las vísceras siempre se han de consumir con suma moderación debido a su alto contenido en Grasa Tóxica. El cuerpo necesita sólo una mínima dosis de este ácido graso en particular. Dosis más altas activan constantemente el proceso inflamatorio que acelera el desarrollo de las enfermedades crónicas y el proceso de envejecimiento.

También se deberá limitar el consumo de grasa saturada. Las grasas normalmente se encuentran en las proteínas de origen animal: carnes grasas, leche y productos lácteos enteros, embutidos con un alto contenido en grasa, etc. Aunque menos peligrosas que las grasas ricas en ácidos grasos omega-6, las grasas saturadas también pueden provocar inflamación.

Hemos de eliminar de nuestros hábitos alimenticios las grasas hidrogenadas o parcialmente hidrogenadas, conocidas también como grasas trans que se encuentran en las margarinas y en los alimentos procesados de larga duración. También se utilizan como aceites para cocinar en los restaurantes de comida rápida. Sólo se pueden hacer grasas trans con aceites vegetales ricos en ácidos grasos omega-6. Una razón más para evitar los ácidos grasos omega-6.

Los hidratos de carbono desfavorables son los que generan una gran producción de insulina. El pan, la pasta, el arroz, las patatas, los higos, las frutas pasas, el mango, la papaya, los zumos de frutas, los dulces y otros no es necesario erradicarlos por completo de nuestras mesas, pero se tomarán con moderación y cuidado.

El pan oriental durum es mejor que el pan blanco hecho de trigo blando. En general, son mejores los alimentos que contienen poca cantidad de este tipo de harina. Es necesario usar harina de trigo blando para leudar la masa, pero es la responsable del aumento de la producción de insulina.

El arroz tiene un efecto glucémico superior al de la pasta, pero se pueden elegir variedades menos desfavorables como carnaroli y basmati. Cocinar al dente estos hidratos de carbono, los hace menos desfavorables, mientras que los precocinados o los instantáneos no son recomendables. En cuanto a las patatas siempre se han de consumir con moderación. Es preferible consumir patatas nuevas, pero hervidas, en lugar de hacerlas al horno o en el microondas.

El vino, como todas las bebidas alcohólicas, es considerado un hidrato de carbono con alta carga glucémica porque el cuerpo lo metaboliza de la misma manera. Si bebemos vino o cerveza, hemos de hacerlo acompañándolo de un alimento proteico para compensar el alcohol.

La leche y el yogur merecen un trato especial. Sin duda son excelentes opciones para el enfoque dietético de la Zona que prefiere la leche semidesnatada y los yogures desnatados naturales. En general, una ración de leche o yogur semidesnatado contiene los tres macronutrientes en las proporciones necesarias para permanecer en la Dieta de la Zona. Por consiguiente, si se utilizan como tentempiés, también incluyen todos los hidratos de carbono, proteínas y grasas necesarios y no habrá que añadirles nada. Puesto que son líquidos se absorben con mayor rapidez que los sólidos. Por consiguiente, el control hormonal es menor.

COMIDAS EQUILIBRADAS

Ahora que ya tenemos presente esto, podemos aprender a preparar nuestras comidas en la Dieta de la Zona. Tal como he dicho anteriormente, el método de la mano y el ojo es la forma más sencilla de empezar. Pero muchas personas prefieren un sistema más concreto. Con los años he desarrollado un método más preciso para preparar las comidas y tentempiés de la Dieta de la Zona: el método de los bloques de la Dieta de la Zona, que se basa en equilibrar las proteínas, los hidratos de carbono y las grasas, distribuyéndolas en tres comidas principales y dos tentempiés con la proporción de 40-30-30 cada vez que comemos.

LOS BLOQUES DE ALIMENTOS DE LA DIETA DE LA ZONA

El método de los bloques de alimentos de la Dieta de la Zona es el más exacto para determinar la cantidad de hidratos de carbono que necesitamos en una comida, puesto que tiene en cuenta la cantidad de fibra que contienen los hidratos de carbono, ya que ésta no tiene ningún efecto sobre la insulina.

Simplemente utiliza el método de la mano y el ojo para calcular la cantidad de proteína que necesitas en cada comida y luego añade una pizca de grasa baja en ácidos grasos omega-6 y en grasas saturadas. Ahora, de ti depende cuántos hidratos de carbono tendrás que añadir para completar la comida. Normalmente, la mujer tipo tomará tres bloques de hidratos de carbono en cada comida; mientras que el hombre tipo tomará cuatro bloques.

Cuanto más baja sea la carga glucémica de los hidratos de carbono, como verduras sin almidón, más cantidad puedes tomar en cada comida. Por el contrario, si tomas hidratos de carbono de alta carga glucémica, como cereales, pan y pasta, más vacío estará tu plato. A diferencia de lo que sucede con las proteínas y las grasas, que muchas veces consumimos como alimento único, en la Dieta de la Zona puedes añadir tanta variedad de bloques de hidratos de carbono como gustes hasta alcanzar la cantidad necesaria para equilibrar esa comida. Procura tomar hidratos de carbono de color, puesto que eso indica que son ricos en polifenoles.

A continuación cito los bloques de hidratos de carbono bajos en carga glucémica (buenos) y los altos (malos) de la Dieta de la Zona. Esto ilustra el poder de esta dieta: nunca elimines nada de tu plato, pero utiliza los hidratos de carbono altos en carga glucémica como si fueran condimentos. Esta guía también te será útil cuando sustituyas algo en las comidas de la Zona. ¿No quieres media manzana (90 g)? Sustitúyela por un melocotón (150 g) o ½ naranja (115 g) o uvas (60 g), o (fresas) (170 g), etc. ¿No te gustan las judías verdes? En vez de tomar 380 g de judías verdes toma 640 g de calabacines, o 250 g de tomates. Es bastante fácil conseguir una infinita variedad de comidas utilizando los alimentos que te gustan.

Éste es un sencillo ejemplo de una comida de 3 bloques:

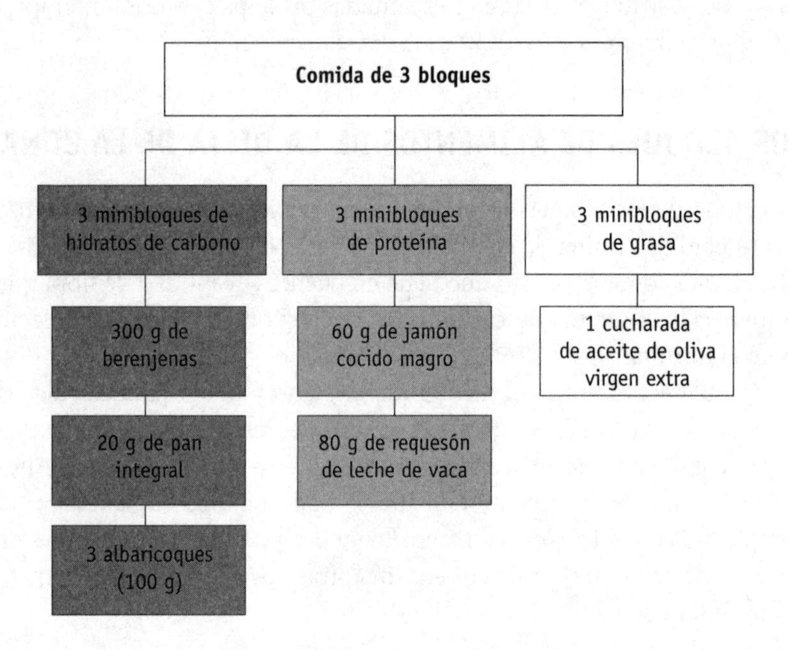

Apéndice J

Bloques de alimentos para la Zona

GUÍA DE ELECCIÓN DE ALIMENTOS

Para preparar las comidas en la Zona has de comprender las elecciones apropiadas que has de realizar a fin de obtener el beneficio hormonal óptimo. En la Zona no hay alimentos prohibidos, siempre y cuando mantengas el equilibrio correcto entre proteínas, hidratos de carbono y grasas en cada comida. Sin embargo, algunas son mejores que otras para estabilizar al máximo la insulina.

A continuación están los bloques de proteínas e hidratos de carbono de la Zona bajos en carga glucémica (favorables) y altos (desfavorables). Las cantidades corresponden a 1 minibloque de un macronutriente. Los datos se refieren a la parte comestible del alimento. Los alimentos envasados con especificaciones en la etiqueta deberán ser evaluados de acuerdo con la misma.

HIDRATOS DE CARBONO DE BAJA CARGA GLUCÉMICA

Verduras cocidas	*Cantidad para 1 bloque de hidratos de carbono*
Acelgas troceadas	2 tazas
Alcachofas	4 grandes
Alcachofas, corazones de	1 taza
Alubias rojas	$^1/_4$ de taza
Berenjenas	2 tazas
Bok choi	3 tazas
Brécoles	2 tazas
Calabacines en rodajas	2 tazas
Calabaza amarilla cortada	2 tazas
Cardo troceado	2 tazas
Cebollas cortadas y cocidas	$^1/_2$ taza
Champiñones hervidos	2 tazas
Col	2 tazas
Col rizada troceada	2 tazas
Coles de Bruselas	2 tazas
Coliflor	2 tazas
Espárragos	1 taza (12 puntas)
Espinacas troceadas	2 tazas
Fríjoles	$^1/_4$ de taza
Garbanzos	$^1/_4$ de taza
Judías verdes	2 tazas
Lentejas	$^1/_4$ de taza
Nabo, puré	1 $^1/_2$ tazas
Nabo, hojas troceadas	4 tazas
Pimiento rojo o verde troceado	1 taza
Puerros	1 taza
Repollo	2 tazas
Zanahorias en rodajas	1 taza

Verduras crudas	***Cantidad para 1 bloque de hidratos de carbono***
Alfalfa, brotes	libre
Apio en rodajas	2 tazas
Bambú, tallos	4 tazas
Berros	libre
Brécoles, cogollos	4 tazas
Castaña de agua	1/2 taza
Cebollas en rodajas	2 tazas
Champiñones cortados	4 tazas
Col a tiras	4 tazas
Coliflor, cogollos	4 tazas
Endibias troceadas	libre
Escarola troceada	libre
Espinacas troceadas	libre
Guisantes	1/2 taza
Hummus	1/4 de taza
Lechuga iceberg y romana	libre
Pepino (pieza)	1 1/2 mediano
Pepino en rodajas	4 tazas
Pimientos verdes o rojos (piezas)	2
Pimientos verdes o rojos troceados	2 tazas
Pimientos jalapeños	2 tazas
Rábanos en rodajas	4 tazas
Tomates (pieza)	2
Tomates cherry	2 tazas
Tomates troceados	2 tazas
Zanahoria en tiras o rodajas	1 taza

Frutas	*Cantidad para 1 bloque de hidratos de carbono*
Albaricoques	3
Cerezas	8
Ciruelas	1
Frambuesas	1 taza
Fresas en rodajas finas	1 taza
Kiwi	1
Limón	1
Macedonia de frutas (natural sin almibar)	$^{1}/_{3}$ de taza
Mandarina	1
Manzana pequeña	1
Melocotón	1
Melocotón envasado sin almibar	$^{1}/_{2}$ taza
Moras	$^{3}/_{4}$ de taza
Naranja pequeña	1
Nectarina pequeña	1
Pera pequeña	1
Pomelo	$^{1}/_{2}$
Uvas	$^{1}/_{2}$ taza
Cereales	*Cantidad para 1 bloque de hidratos de carbono*
Copos de avena de cocción lenta	$^{1}/_{3}$ de taza (cocida)
Copos de avena de cocción lenta	15 g (secos)
Lácteos	*Cantidad para 1 bloque de hidratos de carbono y de proteínas*
Leche (desnatada)	1 taza
Leche (semidesnatada)*	1 taza
Leche de soja	1 taza
Yogur desnatado (unidad)	1 taza

Otros	
Ensalada de espinacas	(3 tazas de espinacas crudas, $^1/_2$ tomate)
Ensalada mixta	(3 tazas de lechuga, $^1/_2$ pimiento, 1 tomate)

*Contiene un bloque de proteínas, de hidratos de carbono y de grasa.

HIDRATOS DE CARBONO DE ALTA CARGA GLUCÉMICA

Verduras cocinadas	***Cantidad para 1 bloque de hidratos de carbono***
Batata cocida	$^1/_3$ de taza
Batata, en puré	$^1/_4$ de taza
Calabaza	$^1/_2$ taza
Guisantes	$^1/_2$ taza
Habas	$^1/_4$ taza
Judías blancas, pintas	$^1/_4$ de taza
Maíz	$^1/_4$ de taza
Patata, asada	$^1/_4$
Patata, hervida	$^1/_3$ de taza
Puré de patatas	$^1/_4$ de taza
Patatas fritas	5 unidades
Remolacha en rodajas	$^1/_2$ taza
Frutas	***Cantidad para 1 bloque de hidratos de carbono***
Arándanos	$^3/_4$ de taza
Arándanos (salsa)	3 cucharaditas
Ciruelas secas	2
Guayaba	1
Higos	1
Mango en rodajas	$^1/_3$ de taza
Melón en dados	$^3/_4$ de taza

Papaya, en dados	$^{3}/_{4}$ de taza
Pasas	1 cucharada rasa
Piña, troceada	$^{1}/_{2}$ taza
Plátano	$^{1}/_{3}$
Sandía en dados	$^{3}/_{4}$ de taza
Zumos de frutas	***Cantidad para 1 bloque de hidratos de carbono***
Arándanos	$^{1}/_{4}$ de taza
Hortalizas	$^{3}/_{4}$ de taza
Lima	$^{1}/_{3}$ de taza
Limonada sin azúcar	$^{1}/_{3}$ de taza
Macedonia de frutas	$^{1}/_{4}$ de taza
Manzana	$^{1}/_{3}$ de taza
Naranja	$^{1}/_{3}$ de taza
Piña	$^{1}/_{4}$ de taza
Pomelo	$^{1}/_{3}$ de taza
Sidra de manzana	$^{1}/_{3}$ de taza
Tomate	1 taza
Uva	$^{1}/_{4}$ de taza
Cereales, harinas y panes	***Cantidad para 1 bloque de hidratos de carbono***
Arroz blanco hervido	2 cucharadas
Arroz integral hervido	2 cucharadas
Biscotes de pan, duros	2
Cereales secos para el desayuno	15 g
Cuscús cocido	$^{1}/_{3}$ de taza
Cuscús, seco	15 g
Fideos de huevo, hervidos	$^{1}/_{4}$ de taza
Trigo sarraceno seco	15 g
Trigo bulgur seco	15 g
Harina de maíz	4 cucharaditas
Mijo, seco	15 g
Palomitas de maíz (cocinadas)	2 tazas

Pan, blanco o integral	1 rebanada
Pan rallado	15 g
Pan de maíz	1 rebanada de 10 cm
Pan de pita	1/2 unidad
Pan de pita pequeño	1 unidad
Pan (picos)	4
Panecillo de hamburguesa	1/2 unidad
Pasta, hervida	1/4 de taza
Sémola cocida	1/3 de taza
Alcohol	***Cantidad para 1 bloque de hidratos de carbono***
Cerveza, *light*	1 botellín (1/5)
Cerveza, normal	1 botellín (1/5)
Licores destilados	1 chupito
Vino	1 copa
Otros	***Cantidad para 1 bloque de hidratos de carbono***
Azúcar granulado	2 cucharaditas
Azúcar integral	2 cucharaditas
Compota de ciruela	1 1/2 cucharada
Helado vainilla, chocolate, nata, fresa	1/4 de taza
Ketchup	2 cucharadas
Mermelada o gelatina	1 cucharada rasa
Miel	1/2 cucharada
Nachos	15 g
Patatas fritas de bolsa	15 g
Salsa barbacoa	2 cucharadas
Salsa rosa	2 cucharadas
Salsa de soja	1 cucharada
Salsa teriyaki	1 cucharada
Salsa de tomate triturado	2 tazas
Tofu congelado	1/6 de taza

LA PARADOJA DE LA DIETA DE LA ZONA

Como verás, si combinas todas tus comidas con verduras de baja carga glucémica o «favorables», comerás un gran volumen de alimentos consumiendo relativamente pocas calorías. En realidad, consumirás de 10 a 15 raciones de frutas y verduras según las raciones del USDA. Eso supone de 3 a 5 raciones de frutas y verduras por comida, y la mayor parte de los estadounidenses nunca consumen más de 2 raciones al día (generalmente en patatas fritas y ketchup). Al mismo tiempo, consumirás entre 1.200 y 1.500 calorías diarias sin pasar hambre.

Por otra parte, consumir hidratos de carbono de alta carga glucémica o «desfavorables» hará que tu plato esté muy vacío (si consumes la dosis correcta de bloques de la Zona), o que produzcas un exceso de insulina (si consumes las raciones típicas como sucede en Estados Unidos).

BLOQUES DE PROTEÍNAS Y DE GRASA

Si eres de los que piensan que comer la proteína que cabe en la palma de la mano y añadir un poco de grasa no es suficientemente riguroso para ti, aquí tienes las cantidades correspondientes, por categorías de alimentos, de las proteínas y de la grasa.

BLOQUES DE PROTEÍNAS DE LA ZONA

Mejores opciones (bajas en grasas saturadas)	***Peso (g)***
Pavo, picado	45
Pavo, fiambre sin almidón (pechuga)	30
Pavo sin piel (pechuga)	30
Pollo, fiambre sin almidón (pechuga)	45
Pollo sin piel (pechuga)	30

Opciones correctas (moderadas en grasas saturadas)	***Peso (g)***
Buey, corte magro	30
Buey, picado (menos de un 10% de grasa)	45
Cerdo	35
Conejo	35
Cordero, magro	30
Jamón cocido sin almidón	30
Jamón serrano o ibérico, sin grasa	30
Pato	30
Pavo, sin piel, muslo	30
Pollo, sin piel, muslo	30
Ternera	30

PESCADO Y FRUTOS DEL MAR*

	Peso (g)
Abadejo	45
Almejas	45
Anchoas en aceite	30
Atún, enlatado en agua	30
Atún (filete)	30
Bacalao	45
Bogavante	45
Boquerones	45
Caballa	45
Calamares, sepia	45

* Peso en limpio.

	Peso (g)
Cangrejo (carne)	45
Dorada	45
Gallo	45
Langosta	45
Langostinos	45
Lenguado	45
Lubina	45
Mejillón	60
Merluza	45
Mero	45
Pargo	45
Pez espada	45
Pulpo	65
Rape	45
Rodaballo	45
Salmón	45
Salmón ahumado	30
Sardina	30
Trucha	45
Vieiras	45

HUEVOS

Mejores opciones	***Cantidad***
Huevina	1/4 de taza
Huevo, clara, baja en grasa	2
Otra opción	***Cantidad***
Huevo entero [La yema es rica en ácido araquidónico (AA)]	1

LÁCTEOS RICOS EN PROTEÍNA

Mejores opciones	***Cantidad***
Quesos *light* o desnatados	30 g
Opciones correctas	***Peso (g)***
Brie	35
Mozzarella, desnatada	30
Parmesano	20
Queso bajo en grasa	30
Queso curado	30
Queso de cabra fresco	60
Queso fresco tipo Burgos (bajo en grasa)	30
Requesón, desnatado	80
Ricotta (desnatado)	60
Opciones ricas en proteína para vegetarianos (comprobar siempre esta información con la que aparece en el etiquetado nutricional de los productos)	***Cantidad***
Hamburguesa de soja	1/2 ración
Salchicha de soja congelada	1
Salchicha de soja tipo Fráncfort	1
Salchichas de soja	2
Soja texturizada	1/2 taza
Tempeh	45 g
Tofu, duro	60 g

BLOQUES DE GRASA

	Cantidad
Aceite de oliva virgen extra	1 cucharadita
Aceitunas	3
Aguacate	1 cucharada
Almendras enteras	3
Almendras laminadas	1 cucharadita
Anacardos	2
Avellanas	3
Cacahuetes	6
Macadamia, nueces	1
Nueces, sin cáscara y troceadas	1/2 cucharadita
Nuez	1
Piñones	8
Pistachos	3
Salsas	***Cantidad***
Guacamole	1 cucharada
Mayonesa *light*	1 cucharadita
Salsa cocktail	1 cucharadita
Tahini (mantequilla de sésamo)	2 cucharaditas
Unidades de medida	
Taza: equivale al volumen de un vaso de 250 ml.	
Cucharada: contenido de una cucharada sopera.	
Cucharadita: contenido de una cucharada de café.	

Apéndice K

Referencias

INTRODUCCIÓN

Agus, M. S., J. F. Swain, C. L. Larson, E. A. Eckert y D. S. Ludwig, «Dietary composition and physiologic adaptations to energy restriction», *Am. J. Clin. Nutr.,* 71: 901-907 (2000).

Dumesnil, J. G., J. Turgeon, A. Tremblay, P. Poirier, M. Gilbert, L. Gagnon, S. St.-Pierre, C. Garneau, I. Lemieux, A. Pascot, J. Bergeron y J. P. Despres, «Effect of a low-glycaemic index-low-fat-high protein diet on the atherogenic metabolic risk profile of abdominally obese men», *Br. J. Nutr.* 86: 557-568 (2001).

Ebbeling, C. B., M. M. Leidig, H. A. Feldman, M. M. Lovesky y D. S. Ludwig, «Effects of a low-glycemic load vs low-fat diet in obese young adults: a randomized trial», JAMA 297: 2092-2102 (2007).

Gannon, M. C. y F. Q. Nuttall, «Control of blood glucose in type 2 diabetes without weight loss by modification of diet composition», *Nutr. Metab.* 3: 16 (2006).

Hamdy, O. y C. Carver, «The Why WAIT program: improving clinical outcomes through weight management in type 2 diabetes», *Curr. Diab. Rep.* 8: 413-420 (2008).

Johnston, C. S., S. L. Tjonn, P. D. Swan, A. White, H. Hutchins y B. Sears, «Ketogenic low-carbohydrate diets have no metabolic advantage over nonketogenic low-carbohydrate diets», *Am. J. Clin. Nutr.* 83: 1055-1061 (2006).

Lasker, D. A., E. M. Evans y D. K. Layman, «Moderate carbohydrate, moderate protein weight loss diet reduces cardiovascular disease risk compared to high carbohydrate, low protein diet in obese adults: A randomized clinical trial», *Nutr. Metab.* 5: 30 (2008).

Layman, D. K., R. A. Boileau, D. J. Erickson, J. E. Painter, H. Shiue, C. Sather y D. D.

Christou, «A reduced ratio of dietary carbohydrate to protein improves body composition and blood lipid profiles during weight loss in adult women», *J. Nutr.* 133: 411-417 (2003).

Layman, D. K., H. Shiue, C. Sather, D. J. Erickson y J. Baum, «Increased dietary protein modifies glucose and insulin homeostasis in adult women during weight loss», *J. Nutr.* 133: 405-410 (2003).

Layman, D. K., E. M. Evans, D. Erickson, J. Seyler, J. Weber , D. Bagshaw, A. Griel, T. Psota y P. Kris-Etherton, «A moderate-protein diet produces sustained weight loss and long-term changes in body composition and blood lipids in obese adults», *J. Nutr.*, 139: 514-521 (2009).

Ludwig, D. S., J. A. Majzoub, A. Al-Zahrani, G. E. Dallal, I. Blanco y S. B. Roberts, «High glycemic index foods, overeating, and obesity», *Pediatrics,* 103: E26 (1999).

Markovic, T. P., L. V. Campbell, S. Balasubramanian, A. B. Jenkins, A. C. Fleury, L. A. Simons y D. J. Chisholm, «Beneficial effect on average lipid levels from energy restriction and fat loss in obese individuals with or without type 2 diabetes», *Diabetes Care,* 21: 695-700 (1998).

Nuttall, F. Q., M. C. Gannon, A. Saeed, K. Jordan y H. Hoover, «The metabolic response of subjects with type 2 diabetes to a high-protein, weight-maintenance diet», *J. Clin. Endocrinol. Metab.*, 2003 88: 3577-3583 (2003).

Oates, J. A. «The 1982 Nobel Prize in Physiology or Medicine», *Science,* 218: 765-768 (1982).

Pereira, M. A., J. Swain, A. B. Goldfine, N. Rifai y D. S. Ludwig, «Effects of a low-glycemic load diet on resting energy expenditure and heart disease risk factors during weight loss», *JAMA,* 292: 2482-2490 (2004).

Sears, B., *Dieta para estar en la Zona,*Urano, Barcelona, 1996.

Sears, B., *En la Zona con Omega 3 Rx,* Urano, Barcelona, 2005.

Tollefsbol, T. (ed.), *Epigenetics in Human Disease,* Academic Press, Nueva York, NY, 2012.

CAPÍTULO 1: LO QUE SE AVECINA

Alzheimer's Organization, *Hechos y cifras sobre el Alzheimer*, 2013.

Crane, P. K., R. Walker, R. A. Hubbard, G. Li, D. M. Nathan, H. Zheng, S. Haneuse, S. Craft, T. J. Montine, S. E. Kahn, W. McCormick, S. M. McCurry, J. D. Bowen y E. B. Larson, «Glucose levels and risk of dementia», *N. Engl. J. Med.*, 369: 540-548 (2013).

Holmes, C., «Review: systemic inflammation and Alzheimer's disease», *Neuropathol. Appl. Neurobiol.*, 39: 51-68 (2013).

James, B. D., S. E. Leurgans, L. E. Hebert, P. A. Scherr, K. Yaffe y D. A. Bennett, «Contribution of Alzheimer disease to mortality in the United States», *Neurology* 82: 1045-1050 (2014).

Mehla, J., B. C. Chauhan y N. B. Chauhan, «Experimental induction of type 2 diabetes in aging-accelerated mice triggered Alzheimer-like pathology and memory deficits», *J. Alzheimer's Dis.*, 39: 145-162 (2014).

Ohara, T., Y. Doi, T. Ninomiya, Y. Hirakawa, J. Hata, T. Iwaki, S. Kanba y Y. Kiyohara, «Glucose tolerance status and risk of dementia in the community: the Hisayama study», *Neurology,* 77: 1126-1134 (2011).

Sears, B., *Dieta para estar en la Zona,* Urano, Barcelona, 1996.

Spite, M., J. Clària y C. N. Serhan, «Resolvins, specialized proresolving lipid mediators and their potential roles in metabolic diseases», *Cell Metabolism,* 19: 21-36 (2014).

Wang, X., M. Zhu, E. Hjorth, V. Cortés-Toro, H. Eyjolfsdottir , C. Graff, I. Nennesmo, J. Palmblad, M. Eriksdotter, K. Sambamurti, J. M. Fitzgerald , C. N. Serhan, A. C. Granholm y M. Schultzberg, «Resolution of inflammation is altered in Alzheimer's disease», *Alzheimer's Dement,* 10: doi: 10.1016/j.jalz.2013.12.024 (2014).

CAPÍTULO 2: LA INFLAMACIÓN: LA VERDADERA RAZÓN POR LA QUE ENGORDAMOS, ENFERMAMOS Y ENVEJECEMOS MÁS RÁPIDO

Alzheimer's Organization, *Hechos y cifras sobre el Alzheimer,* 2013.

Berg, J. M., J. L. Tymoczko y L. Stryer, *Biochemistry, 5th edition,* W.H. Freeman, Nueva York, NY, 2002.

Blasbalg, T. L., J. B. Hibbeln, C. E. Ramsden, S. F. Majchrzak y R. R. Rawlings, «Changes in consumption of omega-3 and omega-6 fatty acids in the United States during the 20th century», *Am. J. Clin. Nutr.,* 93: 950-962 (2011).

Centers for Disease Control. www.cdc.gov/aging/aginginfo/alzheimers.htm (2011).

Czech, M. P., M. Tencerova, D. J. Pedersen y M. Aouadi, «Insulin signaling mechanisms for triacylglycerol storage», *Diabetologia,* 56: 949-964 (2013).

Dimitriadis, G., P. Mitrou, V. Lambadiari, E. Maratou y S. A. Raptis, «Insulin effects in muscle and adipose tissue», *Diabetes Res. Clin. Pract.,* 93: S52-59 (2011).

Liebman, B., «The changing American diet», *Nutritional Action Newsletter,* Septiembre, 2013 (http: //cspinet.org/new/pdf/changing_american_diet_13.pdf).(2013).

Nam, T. G., «Lipid peroxidation and its toxicological implications», *Toxicol Res.,* 27: 1-6 (2011).

Ohara, T., Y. Doi, T. Ninomiya, Y. Hirakawa, J. Hata, T. Iwaki, S. Kanba y Y. Kiyohara, «Glucose tolerance status and risk of dementia in the community: the Hisayama study», *Neurology* 77: 1126-1134 (2011).

Sadur, C. N. y R. H. Eckel, «Insulin stimulation of adipose tissue lipoprotein Lipase», *J. Clin. Invest* 69: 1119-1123 (1982).

Scalbert, A., I. T. Johnson y M. Saltmarsh, «Polyphenols: antioxidants and beyond», *Am. J. Clin. Nutr.,* 81: 215S-217S (2005).

Schenk, S., M. Saberi y J. M. Olefsky, «Insulin sensitivity: modulation by nutrients and inflammation», *J. Clin. Invest.,* 118: 2992-3002 (2008).

Sears, B., *Dieta para estar en la Zona,* Urano, Barcelona, 1996.

Sears, B., *Rejuvenecer en la Zona,* Urano, Barcelona, 2001.

Sears, B., *La inflamación silenciosa,* Urano, Barcelona, 2007.

Sears, B., *Grasa tóxica,* Urano, Barcelona, 2008.

Tabues, G., «Prosperity's Plague», *Science,* 325: 256-260, 2009.

Xu, A., Y. Wang, J. Y. Xu, D. Stejskal, S. Tam, J. Zhang, N. M. Wat, W. K. Wong y K. S. Lam, «Adipocyte fatty acid-binding protein is a plasma biomarker closely associated with obesity and metabolic syndrome», *Clin. Chem.*, 52: 405-413 (2006).

CAPÍTULO 3. DOMINA LA DIETA DE LA ZONA PARA TODA LA VIDA

Bell, S. J. y B. Sears, «Low-glycemic-load diets: impact on obesity and chronic diseases», *Crit. Rev. Food Sci. Nutr.*, 43: 357-377 (2003).

Berg, J. M., J. L. Tymoczko y L. Stryer, *Biochemistry, 5th edition*. W.H. Freeman, Nueva York, NY, 2002.

Bierhaus, A., D. M. Stern y P. P. Nawroth, «RAGE in inflammation: a new therapeutic target?», *Curr. Opin. Investig. Drugs*, 7: 985-991 (2006).

Curtiss, L. K. «Reversing atherosclerosis?», *N. Engl. J. Med.*, 360: 1144-1146 (2009).

Davidenko, O., N. Darcel, G. Fromentin y D. Tome, «Control of protein and energy intake - brain mechanisms», *Eur. J. Clin. Nutr.*, 67: 455-461 (2013).

Ebbeling, C. B., J. F. Swain, H. A. Feldman, W. W. Wong, D. L. Hachey, E. García-Lago y D. S. Ludwig, «Effects of dietary composition on energy expenditure during weight-loss maintenance», *JAMA*, 307: 2627-2634 (2012).

Holvoet, P., «Oxidized LDL and coronary heart disease», *Acta Cardiológica*, 59: 479-484 (2004).

Ishigaki, Y., Y. Oka y H. Katagiri, «Circulating oxidized LDL: a biomarker and a pathogenic factor», *Curr. Opin. Lipidol.*, 20: 363-369 (2009).

Johnston, C. S., S. L. Tjonn, P. D . Swan, A. White, H. Hutchins y B. Sears, «Ketogenic low-carbohydrate diets have no metabolic advantage over nonketogenic low-carbohydrate diets», *Am. J. Clin. Nutr.*, 83: 1055-1061 (2006).

Joslin Diabetes Research Center. www.joslin.org/docs/Nutrition_Guideline_Graded.pdfEPIC and Diabetes (2007).

Kawabata, T., S. Hirota, T. Hirayama, N. Adachi, C. Hagiwara, N. Iwama, K. Kamachi, E. Araki, H. Kawashima y Y. Kiso, «Age-related changes of dietary intake and blood eicosapentaenoic acid, docosahexaenoic acid y arachidonic acid levels in Japanese men and women», *Prostaglandins Leukot. Essent. Fatty Acids* 84: 131-137 (2011).

Kuipers, R. S., M. F. Luxwolda, D. A. Dijck-Brouwer, S. B. Eaton, M. A. Crawford, L. Cordain y F. A. Muskiet, «Estimated macronutrient and fatty acid intakes from an East African Paleolithic diet», *Br. J. Nutr.*, 104: 1666-1687 (2010).

Ludwig, D. S., J. A. Majzoub, A. Al-Zahrani, G. E. Dallal, I. Blanco y S. B. Roberts, «High glycemic index foods, overeating, and obesity», *Pediatrics*, 103: E26 (1999).

McLaughlin, T., G. Reaven, F. Abbasi, C. Lamendola, M. Saad, D. Waters, J. Simon y R. M. Krauss, «Is there a simple way to identify insulin-resistant individuals at increased risk of cardiovascular disease?», *Am. J. Cardiol.*, 96: 399-404 (2005).

Pereira, M. A., J. Swain, A. B. Goldfine, N. Rifai y D. S. Ludwig, «Effects of a low-glycemic load diet on resting energy expenditure and heart disease risk factors during weight loss», *JAMA*, 292: 2482-2490 (2004).

Pittas, A. G., S. B. Roberts, S. K. Das, C. H. Gilhooly, E. Saltzman, J. Golden, P. C. Stark y A. S. Greenberg, «The effects of the dietary glycemic load on type 2 diabetes risk factors during weight loss», *Obesity*, 14: 2200-2209 (2006).

Ramasamy, R., S. J. Vannucci, S. S. Yan, K. Herold, S. F. Yan y A. M. Schmidt, «Advanced glycation end products and RAGE: a common thread in aging, diabetes, neurodegeneration, and inflammation», *Glycobiology,* 15: 16R-28R (2005).

Sears, B., *Dieta para estar en la Zona,* Urano, Barcelona, 1996.

Sears, B., *La revolucionaria dieta de la Zona,* Urano, Barcelona, 1998.

Sears, B., *Zone Perfect Meals in Minutes,* Regan Books, Nueva York, NY, 1998.

Sears, B., *En la Zona con Omega 3 Rx,* Urano, Barcelona, 2005.

Sears, B., y L. Sears, *Zone Meals in Seconds,* Regan Books, Nueva York, NY, 2005.

Stout, R. L., M. Fulks, V. F. Dolan, M. E. Magee y L. Suarez, «Relationship of hemoglobin A1c to mortality in nonsmoking insurance applicants», *J. Insur. Med.,* 39: 174-181 (2007).

Yokoyama, M., H. Origasa, M. Matsuzaki, Y. Matsuzawa, Y. Saito, Y. Ishikawa, S. Oikawa, J. Sasaki, H. Hishida, H. Itakura, T. Kita, A. Kitabatake, N. Nakaya, T. Sakata, K. Shimada y K. Shirato, «Effects of eicosapentaenoic acid on major coronary events in hypercholesterolaemic patients (JELIS): a randomised open-label, blinded endpoint analysis», *Lancet,* 369: 1090-1098 (2007).

CÁPITULO 4: LA DIETA MEDITERRÁNEA: HECHOS Y FICCIONES

Ahrens, E. H. «Dietary fats and coronary heart disease: unfinished business», *Lancet,* 2: 1345-1348 (1979).

Asociacion Norteamericana para el Corazón, «Dietary guidelines for healthy American adults. A statement for physicians and health professionals by the Nutrition Committee, American Heart Association», *Circulation,* 77: 721-724A (1988).

Boccardi, V., A. Esposito, M. R., Rizzo, R. Marfella, M. Barbieri y G. Paolisso, «Mediterranean diet, telomere maintenance and health status among elderly», *PLoS ONE,* 8: e62781 (2013).

Buckland, G., A. Bach y L. Serra-Majem, «Obesity and the Mediterranean diet: a systematic review of observational and intervention studies», *Obes.*, 9: 582-593 (2008).

Buckland, G., A. Agudo, N. Travier, J. M. Huerta, L. Cirera , M. J. Tormo, C. Navarro, M. D. Chirlaque, C. Moreno-Iribas, E. Ardanaz, A. Barricarte, J. Etxeberria, P. Marin, J. R. Quirós, M. L. Redondo, N. Larrañaga, P. Amiano, M. Dorronsoro, L. Arriola, M. Basterretxea, M. J. Sánchez, E. Molina y C. A. González, «Adherence to the Mediterranean diet reduces mortality in the Spanish cohort of the European Prospective Investigation into Cancer and Nutrition (EPIC-Spain)», *Br. J. Nutr.*, 106: 1581-1591 (2011).

Dedoussis, G. V., S. Kanoni, E. Mariani, L. Cattini, G. Herbein, T. Fulop, A. Varin, L. Rink, J. Jajte, D. Monti, F. Marcellini, M. Malavolta y E. Mocchegiani «Mediterranean diet and plasma concentration of inflammatory markers in old and very old subjects in the ZINCAGE population study», *Clin. Chem. Lab. Med.*, 46: 990-996 (2008).

De Lorgeril, M., S. Renaud, N. Mamelle, P. Salen, J. L. Martin, I. Monjaud, J. Guidollet, P. Touboul y J. Delaye, «Mediterranean alpha-linolenic acid-rich diet in secondary prevention of coronary heart disease», *Lancet,* 343: 1454-1559 (1994).

De Lorgeril, M., P. Salen, J. L Martin, I. Monjaud, P. Boucher y N. Mamelle, «Mediterranean dietary pattern in a randomized trial: prolonged survival and possible reduced cancer rate», *Arch. Intern. Med.*, 158: 1181-1187 (1998).

De Lorgeril, M., P. Salen, J. L. Martin, I. Monjaud, J. Delaye y N. Mamelle, «Mediterranean diet, traditional risk factors, and the rate of cardiovascular complications after myocardial infarction: final report of the Lyon Diet Heart Study», *Circulation*, 99: 779-785 (1999).

De Lorgeril, M. y P. Salen, «Mediterranean diet in secondary prevention of CHD», *Public Health Nutr.*, 14: 2333-2337 (2011).

De Lorgeril, M., «Mediterranean diet and cardiovascular disease: historical perspective and latest evidence», *Curr. Athosclero. Rep.*, 15: 370 (2013).

Djuric, Z., «The Mediterranean diet: effects on proteins that mediate fatty acid metabolism in the colon», *Nutr. Rev.*, 69: 730-744 (2011).

Estruch, R., E. Ros, J. Salas-Salvadó, M. I. Covas, D. Corella, F. Arós, E. Gómez-Gracia, V. Ruiz-Gutiérrez, M. Fiol, J. Lapetra, R. M. Lamuela-Raventós, L. Serra-Majem, X. Pintó, J. Basora, M. A. Muñoz, J. V. Sorlí, J. A. Martínez y M. A. Martínez-González, «Primary prevention of cardiovascular disease with a Mediterranean diet», *N. Engl. J. Med.*, 368: 1279-1290 (2013).

Feart, C., C. Samieri, V. Rondeau, H. Amieva, F. Portet, J. F. Dartigues, N. Scarmeas y P. Barberger-Gateau, «Adherence to a Mediterranean diet, cognitive decline, and risk of dementia», *JAMA*, 302: 638-648 (2009).

Feart, C., C. Samieri y P. Barberger-Gateau, «Mediterranean diet and cognitive function in older adults», *Curr. Opin. Clin. Nutr. Metab. Care*, 13: 14-18 (2010).

Feart, C., M. J. Torres, C. Samieri, M. A. Jutand, E. Peuchant, A. P. Simopoulos y P. Barberger-Gateau, «Adherence to a Mediterranean diet and plasma fatty acids: data from the Bordeaux sample of the Three-City study», *Br. J. Nutr.*, 106: 149-158 (2011).

Feart, C., M. J. Torres, C. Samieri, M. A. Jutand, E. Peuchant, A. P. Simopoulos y P. Barberger-Gateau, «Potential benefits of adherence to the Mediterranean diet on cognitive health», *Proc. Nutr. Soc.*, 72: 140-152 (2013).

Fragopoulou, E., D. B. Panagiotakos, C. Pitsavos, M. Tampourlou, C. Chrysohoou, T. Nomikos, S. Antonopoulou y C. Stefanadis, «The association between adherence to the Mediterranean diet and adiponectin levels among healthy adults: the ATTICA study», *J. Nutr. Biochem.*, 21: 285-289 (2010).

Gardener, S., Y. Gu, S. R. Rainey-Smith, J. B. Keogh, P. M. Clifton, S. L. Mathieson, K. Taddei, A. Mondal, V. K. Ward, N. Scarmeas, M. Barnes, K. A. Ellis, R. Head, C. L. Masters, D. Ames, S. L. Macaulay, C. C. Rowe, C. Szoeke y R. N. Martins, «Adherence to a Mediterranean diet and Alzheimer's disease risk in an Australian population», *Transl. Psychiatry*, 2: e164 (2012).

Hoevenaar-Blom, M. P., A. C. Nooyens, D. Kromhout, A. M. Spijkerman, J. W. Beulens, Y. T. van der Schouw, B. Bueno-de-Mesquita y W. M. Verschuren, «Mediterranean style diet and 12-year incidence of cardiovascular diseases: the EPIC-NL cohort study», *PLoS ONE*, 7: e45458 (2012).

Itsiopoulos, C., L. Brazionis, M. Kaimakamis, M. Cameron M., J. D. Best, K. O'Dea y K. Rowley, «Can the Mediterranean diet lower HbA1c in type 2 diabetes? Results from a randomized cross-over study», *Nutr. Metab. Cardiovasc. Dis.*, 21: 740-747 (2011).

Jones, J. L., M. Comperatore, J. Barona, M. C. Calle, C. Andersen, M. McIntosh, W. Najm, R. H. Lerman y M. L. Fernández, «A Mediterranean-style, low-glycemic-load diet decreases atherogenic lipoproteins and reduces lipoprotein (a) and oxidized low-density lipoprotein in women with metabolic syndrome», *Metabolism*, 61: 366-372 (2012).

Kafatos, A., A. Diacatou, G. Voukiklaris, N. Nikolakakis, J. Vlachonikolis, D. Kounali, G. Mamalakis, A. S. Dontas, «Heart disease risk-factor status and dietary changes in the Cretan population over the past 30 y: the Seven Countries Study», *Am. J. Clin. Nutr.*, 65: 1882-1886 (1997).

Kesse-Guyot, E., V. A. Andreeva, C. Lassale, M. Ferry, C. Jeandel, S. Hercberg y P. Galan, «Mediterranean diet and cognitive function: a French study», *Am. J. Clin. Nutr.*, 97: 369-376 (2013).

Lourida, I., M. Soni, J. Thompson-Coon, N. Purandare, I. A. Lang, O. C. Ukoumunne y D. J. Llewellyn, «Mediterranean diet, cognitive function, and dementia: a systematic review», *Epidemiology*, 24: 479-489 (2013).

Martínez-González, M. A., C. de la Fuente-Arrillaga, J. M. Núñez-Córdoba, F. J. Basterra-Gortari, J. J. Beunza, Z. Vázquez, S. Benito, A. Tortosa y M. Bes-Rastrollo, «Adherence to Mediterranean diet and risk of developing diabetes: prospective cohort study», *BMJ*, 336: 1348-1351 (2008).

Menotti, A., A. Keys, D. Kromhout, H. Blackburn, C. Aravanis, B. Bloemberg, R. Buzina, A. Dontas, F. Fidanza y S. Giampaoli, «Inter-cohort differences in coronary heart disease mortality in the 25-year follow-up of the seven countries study», *Eur. J. Epidemiol.*, 9: 527-536 (1993).

Mitrou, P. N., V. Kipnis, A. C. Thiébaut, J. Reedy, A. F. Subar, E. Wirfält, A. Flood, T. Mouw, A. R. Hollenbeck, M. F. Leitzmann y A. Schatzkin, «Mediterranean dietary pattern and prediction of all-cause mortality in a US population: results from the NIH-AARP Diet and Health Study», *Arch. Intern. Med.*, 167: 2461-2468 (2007).

Pitsavos, C., D. B. Panagiotakos, N. Tzima, C. Chrysohoou, M. Economou, A. Zampelas y C. Stefanadis, «Adherence to the Mediterranean diet is associated with total antioxidant capacity in healthy adults: the ATTICA study», *Am. J. Clin. Nutr.*, 82: 694-699 (2005).

Pérez-López, F. R., P. Chedraui, J. Haya y J. L. Cuadros, «Effects of the Mediterranean diet on longevity and age-related morbid conditions», *Maturitas*, 64: 67-79 (2009).

Salas-Salvadó, J., M. Bulló, N. Babio, M. Á. Martínez-González, N. Ibarrola-Jurado, J. Basora, R. Estruch, M. I. Covas, D. Corella, F. Arós, V. Ruiz-Gutiérrez y E. Ros, «Reduction in the incidence of type 2 diabetes with the Mediterranean diet: results of the PREDIMED-Reus nutrition intervention randomized trial», *Diabetes Care*, 34: 14-19 (2011).

Renaud, S. y M. de Lorgeril, «Wine, alcohol, platelets, and the French paradox for coronary heart disease», *Lancet*, 339: 1523-1526 (1992).

Rossi, M., F. Turati, P. Lagiou, D. Trichopoulos, L. S. Augustin, C. La Vecchia y Trichopoulu. «Mediterranean diet and glycaemic load in relation to incidence of type 2 diabetes.» *Diabetologia* 56: 2405-13 (2013).

Samieri, C., O. I. Okereke, E. Devore y F. Grodstein, «Long-term adherence to the Mediterranean diet is associated with overall cognitive status, but not cognitive decline, in women», *J. Nutr.*, 143: 493-499 (2013).

Samieri, C., F. Grodstein, B. A. Rosner, J. H. Kang, N. R. Cook, J. E. Manson, J. E. Buring, W. C. Willett y O. I. Okereke, «Mediterranean diet and cognitive function in older age», *Epidemiology*, 24: 490-499 (2013).

Scarmeas, N., J. A. Luchsinger, R. Mayeux y Y. Stern, «Mediterranean diet and Alzheimer disease mortality», *Neurology*, 69: 1084-1093 (2007).

Scarmeas, N., J. A. Luchsinger, Y. Stern, Y. Gu, J. He, C. DeCarli, T. Brown y A. M. Brickman, «Mediterranean diet and magnetic resonance imaging-assessed cerebrovascular disease», *Ann. Neurol.*, 69: 257-268 (2011).

Serra-Majem, L., B. Roman y R. Estruch, «Scientific evidence of interventions using the Mediterranean diet: a systematic review», *Nutr. Rev.*, 64: S27-S47 (2006).

Shai, I., D. Schwarzfuchs, Y. Henkin, D. R. Shahar, S. Witkow, I. Greenberg, R. Golan, D. Fraser, A. Bolotin, H. Vardi, O. Tangi-Rozental, R. Zuk-Ramot, B. Sarusi, D. Brickner, Z. Schwartz, E. Sheiner, R. Marko, E. Katorza, J. Thiery, G. M. Fiedler, M. Blüher, M. Stumvoll y M. J. Stampfer, «Dietary Intervention Randomized Controlled Trial (DIRECT) Group. «Weight loss with a low-carbohydrate, Mediterranean, or low-fat diet», *N. Engl. J. Med.*, 359: 229-241 (2008).

Siri-Tarino, P.W., Q. Sun, F. B. Hu y R. M. Krauss, «Meta-analysis of prospective cohort studies evaluating the association of saturated fat with cardiovascular disease», *Am. J. Clin. Nutr.*, 91: 535-546 (2010).

Singh, B., A. K. Parsaik, M. M. Mielke, P. J. Erwin, D. S. Knopman, R. C Petersen y R. O. Roberts, «Association of Mediterranean diet with mild cognitive impairment and Alzheimer's disease», *J. Alzheimer's Dis.*, 39: 271-282 (2013).

Sjogren, P., W. Becker, E. Warensjö, E. Olsson, L. Byberg, I. B. Gustafsson, B. Karlström y T. Cederholm, «Mediterranean and carbohydrate-restricted diets and mortality among elderly men: a cohort study in Sweden», *Am. J. Clin. Nutr.*, 92: 967-974 (2010).

Sofi, F., C. Macchi, R. Abbate, G. F. Gensini y A. Casini, «Effectiveness of the Mediterranean diet: can it help delay or prevent Alzheimer's disease?», *J. Alzheimer's Dis.*, 20: 795-801 (2010).

Tangney, C. C., M. J. Kwasny, H. Li, R. S. Wilson, D. A. Evans y M. C. Morris, «Adherence to a Mediterranean-type dietary pattern and cognitive decline in a community population», *Am. J. Clin. Nutr.*, 93: 601-607 (2011).

Tognon, G., M. J. Kwasny, H. Li, R. S. Wilson, D. A. Evans y M. C. Morris, «Does the Mediterranean diet predict longevity in the elderly? A Swedish perspective», *Age*, 33: 439-450 (2011).

Trichopoulou, A., T. Costacou, C. Bamia y D. Trichopoulos, «Adherence to a Mediterranean diet and survival in a Greek population», *N. Engl. J. Med.* 348: 2599-2608 (2003).

Trichopoulo, A., A. Naska, P. Orfanos y D. Trichopoulos, «Mediterranean diet in relation to body mass index and waist-to-hip ratio: the Greek European Prospective Investigation into Cancer and Nutrition Study», *Am. J. Clin. Nutr.,* 82: 935-40 (2005).

Tsivgoulis, G., S. Judd, A. J. Letter, A. V. Alexandrov, G. Howard, F. Nahab, F. W. Unverzagt, C. Moy, V. J. Howard, B. Kissela y V. G. Wadley, «Adherence to a Mediterranean diet and risk of incident cognitive impairment», *Neurology,* 80: 1684-1692 (2013).

Valls-Pedret, C., R. M. Lamuela-Raventós, A. Medina Remón, M. Quintana, D. Corella, X. Pintó, M. Á. Martínez-González, R. Estruch y E. Ros, «Polyphenol-rich foods in the Mediterranean diet are associated with better cognitive function in elderly subjects at high cardiovascular risk», *J. Alzheimer's Dis.*, 29: 773-782 (2012).

Vassallo, N. y C. Scerri, «Mediterranean diet and dementia of the Alzheimer type», *Curr. Aging Sci.*, 6: 150-162 (2013).

Vasto, S., G. Scapagnini, C. Rizzo, R. Monastero, A. Marchese y C. Caruso, «Mediterranean diet and longevity in Sicily: survey in a Sicani Mountains population», *Rejuvenation Res.,* 15: 184-188 (2012).

Willett, W. C., F. Sacks, A. Trichopoulou, G. Drescher, A. Ferro-Luzzi, E. Helsing y D. Trichopoulos, «Mediterranean diet pyramid: a cultural model for healthy eating», *Am. J. Clin. Nutr.,* 61: 1402-1406S (1995).

CAPÍTULO 6. SUPLEMENTOS ANTIINFLAMATORIOS PARA LA ZONA MEDITERRÁNEA

Chung, S., H. Yao, S. Caito, J. W. Hwang, G. Arunachalam y I. Rahman, «Regulation of SIRT1 in cellular functions: role of polyphenols», *Arch. Biochem. Biophys.,* 501: 79-90 (2010).

Consumer Reports. «Fish oil pills vs. claims», enero de 2012 (2012).

Depner, C. M., M. G. Taber, G. Bobe, E. Kensicki, K. M. Bohren y D. B. Jump, «A metabolomics analysis of omega-3 fatty acid-mediated attenuation of Western diet-induced nonalcoholic steatohaptitis in LDLR-/-mice», *PLoS ONE,* 8: e83756 (2013).

Easton, M. D. L., D. Luszniak y E. Von der Geest, «Preliminary examination of contaminant loadings in farmed salmon, wild salmon and commercial salmon feed», *Chemosphere,* 46: 1053-1074 (2002).

Endres, S., R. Ghorbani, V. E. Kelley, K. Georgilis, G. Lonnemann, J. W. van der Meer, J. G. Cannon, T. S. Rogers, M. S. Klempner, P. C. Weber, E. J. Schafter , S. M. Wolff y C. A. Dinarello, «The effect of dietary supplementation with n-3 polyunsaturated fatty acids on the synthesis of interleukin-1 and tumor necrosis factor by mononuclear cells», *N. Engl. J. Med.*, 320: 265-271 (1989).

Freeman, D., «American Kids Aren't the Fattest After All: Go Spain and Italy!», *CBS News* (http: //www.cbsnews.com/news/american-kids-arent-the-fattest-after-all-go-spain-and-italy), 25 de junio, 2010 (2010).

Haorah, J., B. Knipe, J. Leibhart, A. Ghorpade y Y. Persidsky, «Alcohol-induced oxidative stress in brain endothelial cells causes blood-brain barrier dysfunction», *J. Leukoc. Biol.*, 78: 1223-1232 (2005).

Harris, W. S., J. V. Pottala, S. A. Varvel, J. J. Borowski, J. N. Ward y J. P. McConnell, «Erythrocyte omega-3 fatty acids increase and linoleic acid decreases with age: observations from 160,000 patients», *Prostaglandins Leukot. Essent. Fatty Acids,* 88: 257-263 (2013).

Holub, D. J., y B. J. Holub, «Omega-3 fatty acids from fish oils and cardiovascular disease», *Mol. Cell Biochem.*, 263: 217-225 (2004).

Hwang, J. T., D. Y. Kwon y S. H. Yoon, «AMP-activated protein kinase: a potential target for the diseases prevention by natural occurring polyphenols», *N. Biotechnol.*, 26: 17-22 (2009).

Kawabata, T., S. Hirota, T. Hirayama, N. Adachi, C. Hagiwara, N. Iwama, K. Kamachi, E. Araki, H. Kawashima y Y. Kiso, «Age-related changes of dietary intake and blood eicosapentaenoic acid, docosahexaenoic acid y arachidonic acid levels in Japanese men and women», *Prostaglandins Leukot. Essent. Fatty Acids,* 84: 131-137 (2011).

Kiecolt-Glaser, J. K., E. S. Epel, M. A. Belury, R. Andridge, J. Lin, R. Glaser, W. B. Malarkey, B. S. Hwang y E. Blackburn, «Omega-3 fatty acids, oxidative stress, and leukocyte telomere length: A randomized controlled trial», *Brain Behav. Immun.*, 28: 16-24 (2013).

MacFarlane, N., J. Salt, R. Birkin y A. Kendrick, «The FAST Index -a fishy scale. A search for a test to quantify fish flavor», *INFORM,* 12: 244-249 (2001).

Mueller, T., *Extra Virginity: The Sublime and Scandalous World of Olive Oil*, W.W. Norton, Nueva York, NY, 2011.

Pérez-Jiménez, J., V. Neveu, F. Vos y A. Scalbert, «Identification of the 100 richest dietary sources of polyphenols», *Eur. J. Clin. Nutr.,* 64: S112-S120 (2010).

Rizzo, A. M., G. Montorfano, M. Negroni, L. Adorni, P. Berselli, P. Corsetto, K. Wahle y B. Berra, «A rapid method for determining arachidonic: eicosapentaenoic acid ratios in whole blood lipids: correlation with erythrocyte membrane ratios and validation in a large Italian population of various ages and pathologies», *Lipids Health Dis.,* 9: 7 (2010).

Sears, B., *En la Zona con Omega 3 Rx,* Urano, Barcelona, 2005.

CAPÍTULO 7: LOS POLIFENOLES: LOS PRÓXIMOS NUTRIENTES ESENCIALES

Andújar, I., M. C. Recio, R. M. Giner y J. L. Ríos, «Cocoa polyphenols and their potential benefits for human health», *Oxid. Med. Cell Longev.*, 2012: 906252 (2012).

Christaki, E. y S. M. Opal, «Is the mortality rate for septic shock really decreasing?», *Curr. Opin. Crit., Care* 14: 580-586 (2008).

Daglia, M., «Polyphenols as antimicrobial agents», *Curr. Opin. Biotechnol.*, 23: 174-181 (2012).

Faller, A. L. K. y E. Fialho, «Polyphenol content and antioxidant capacity in organic and conventional plant foods», *J. Food Composition and Analysis,* 23: 561-568 (2010).

Frankenburg, F. R., *Vitamin Discoveries and Disasters: History, Science, and Controversies*, Praeger Press, Westport, CT., 2009.

Hwang, J. T., D. Y. Kwon y S. H. Yoon, «AMP-activated protein kinase: a potential target for the diseases prevention by natural occurring polyphenols», *N. Biotechnol.*, 26: 17-22 (2009).

Lippi, D., «Chocolate in history: food, medicine, medi-food», *Nutrients,* 5: 1573-1585 (2013).

Landete, J. M., «Updated knowledge about polyphenols: functions, bioavailability, metabolism, and health», *Crit. Rev. Food Sci. Nutr.*, 52: 936-948 (2012).

Miller, K. B., W. J. Hurst, N. Flannigan, B. Ou, C. Y. Lee, N. Smith y D. A. Stuart, «Survey of commercially available chocolate-and cocoa-containing products in the United States. Comparison of flavan-3-ol content with nonfat cocoa solids, total polyphenols, and percent cacao», *J. Agric. Food Chem.*, 57: 9169-9180 (2009).

Obrenovich, M. E., N. G. Nair, A. Beyaz, G. Aliev y V. P. Reddy, «The role of polyphenolic antioxidants in health, disease, and aging», *Rejuvenation Res.*, 13: 631-643 (2010).

Pérez-Jiménez, J., V. Neveu, F. Vos y A. Scalbert, «Identification of the 100 richest dietary sources of polyphenols», *Eur. J.Clin. Nutr.*, 64: S112-S120 (2010).

Rawel, H. W., y S. E. Kulling, «Nutritional contribution of coffee, cocoa, and tea phenolics to human health», *J. Consumer Protection and Food Safety,* 2: 399-407 (2007).

Scapagnini, G., S. Vasto, N. G. Abraham, C. Caruso, D. Zella y G. Fabio, «Modulation of Nrf2/ARE pathway by food polyphenols: a nutritional neuroprotective strategy for cognitive and neurodegenerative disorders», *Mol. Neurobiol.*, 44: 192-201 (2011).

Scholz, S. y G. Williamson, «Interactions affecting the bioavailability of dietary polyphenols in vivo», *Int. J. Vitam. Nutr. Res.*, 77: 224-235 (2007).

Visioli, F., C. A. de La Lastra, C. Andres-Lacueva, M. Aviram, C. Calhau, A. Cassano, M. D'Archivio, A. Faria, G. Fave, V. Fogliano, R. Llorach, P. Vitaglione, M. Zoratti y M. Edeas, «Polyphenols and human health: a prospectus», *Crit. Rev. Food Sci. Nutr.*, 51: 524-546 (2011).

Wilson, P. K. y W. J. Hurst, *Chocolate as Medicine,* RSC Publishers, Cambridge, RU, 2012.

CAPÍTULO 8: LOS POLIFENOLES Y LA SALUD INTESTINAL

Cardona, F., C. Andrés Lacueva, S. Tulipani, F. J. Tinahones y M. I. Queipo-Ortuño, «Benefits of polyphenols on gut microbiota and implications in human health», *J. Nutr. Biochem.*, 24: 1415-1422 (2013).

Caricilli, A. M. y M. J. Saad, «The role of gut microbiota on insulin resistance», *Nutrients,* 5: 829-851 (2013).

Clemente, J. C., L. K. Ursell, L. W. Parfrey y R. Knight «The impact of the gut microbiota on human health: an integrative view», *Cell,* 148: 1258-1270 (2012).

Davis, J. E., N. K. Gabler, J. Walker-Daniels y M. E. Spurlock, «TLR-4 deficiency selectively protects against obesity induced by diets high in saturated fat», *Obesity,* 16: 1248- 1255 (2008).

Fresno, M., R. Álvarez y N. Cuesta, «Toll-like receptors, inflammation, metabolism and obesity», *Arch. Physiol. Biochem.*, 117: 151-164 (2011).

Gershon, M., *The Second Brain,* Harper Perennial, Nueva York, NY, 1999.

Kayama, H. y K. Takeda, «Regulation of intestinal homeostasis by innate and adaptive immunity», *Int. Immunol.*, 24: 673-680 (2012).

Kennedy, P., «The Fat Drug», *New York Times,* 8 de marzo de 2014.

Kim, J. J. y D. D. Sears, «TLR4 and insulin resistance», *Gastroenterol Res. Pract.*, 2010: S1687 (2010).

David, L. A., C. F. Maurice, R. N. Carmody, D. B. Gootenberg, J. E. Button, B. E. Wolfe, A. V. Ling, A. S. Devlin, Y. Varma, M. A. Fischbach, S. B. Biddinger, R. J. Dutton y P. J. Turnbaugh, «Diet rapidly and reproducibly alters the human gut microbiome», *Nature,* 505: 559-563 (2014).

Ley, R. E., P. J. Turnbaugh, S. Klein y J. I. Gordon, «Microbial ecology: human gut microbes associated with obesity», *Nature,* 444: 1022-1023 (2006).

Mirsky, S., «2011 Nobel Prize in Physiology or Medicine», *Scientific American,* 3 de octubre de 2011 (2011).

Rodríguez-Lagunas, M. J., C. E. Storniolo, R. Ferrer y J. J. Moreno, «5-hydroxyeicosatetraenoic acid and leukotriene D4 increase intestinal epithelial paracellular permeability», *Int. J. Biochem. Cell Biol.*, 45: 1318-1326 (2013).

Shi, H., M. V. Kokoeva, K. Inouye, I. Tzameli, H. Yin y J. S. Flier, «TLR4 links innate immunity and fatty acid-induced insulin resistance», *J. Clin. Invest.*, 116: 3015-3025 (2006).

Sykes, B., *The Seven Daughters of Eve,* W. W. Norton, Nueva York, NY, 2002.

Van Houte, J. y R. J. Gibbons, «Studies of the cultivable flora of normal human feces», *Antonie van Leeuwenhoek,* 32: 212-222 (1966).

Watanabe, Y., Y. Nagai y K. Takatsu, «Activation and regulation of the pattern recognition receptors in obesity-induced adipose tissue inflammation and insulin resistance» *Nutrients,* 5: 3757-3778 (2013).

Zhang, X., G. Zhang, H. Zhang, M. Karin, H. Bai y D. Cai, «Hypothalamic IKKbeta/NF-kappaB and ER stress link overnutrition to energy imbalance and obesity», *Cell,* 135: 61-73 (2008).

CAPÍTULO 9: LOS POLIFENOLES Y EL ESTRÉS OXIDATIVO

Basu, A., M. Du, M. J. Leyva, K. Sánchez, N. M. Betts, M. Wu, C. E. Aston y T. J. Lyons, «Blueberries decrease cardiovascular risk factors in obese men and women with metabolic syndrome», *J. Nutr.,* 140: 1582-1587 (2010).

Cao, G., S. L. Booth, J. A. Sadowski y R. L. Prior, «Increases in human plasma antioxidant capacity after consumption of controlled diets high in fruit and vegetables», *Am. J. Clin. Nutr.*, 68: 1081-1087 (1998).

Chen, C.Y., L. Yi, X. Jin, M. T. Mi, T. Zhang, W. H. Ling y B. Yu, «Delphinidin attenuates stress injury induced by oxidized low-density lipoprotein in human umbilical vein endothelial cells», *Chem. Biol. Interact.,* 183: 105-112 (2010).

Conklin, K. A., «Dietary antioxidants during cancer chemotherapy: impact on chemotherapeutic effectiveness and development of side effects», *Nutrition and Cancer,* 37: 1-18 (2000).

Erlank, H., A. Elmann, R. Kohen y J. Kanner, «Polyphenols activate Nrf2 in astrocytes via H2O2, semiquinones y quinones», *Free Radic. Biol. Med.*, 51: 2319-27 (2011).

Holvoet, P., «Oxidized LDL and coronary heart disease», *Acta Cardiológica*, 59: 479-484 (2004).

Hybertson, B. M., B. Gao, S. K. Bose y J. M. McCord, «Oxidative stress in health and disease: the therapeutic potential of Nrf2 activation», *Mol. Aspects Med.*, 32: 234-246 (2011).

Krikorian, R., M. D. Shidler, T. A. Nash, W. Kalt, M. R. Vinqvist-Tymchuk, B. Shukitt-Hale y J. A. Joseph, «Blueberry supplementation improves memory in older adults», *J. Agric. Food Chem.*, 58: 3996-4000 (2010).

Knight, J. A., «Review: Free radicals, antioxidants y the immune system», *Ann. Clin. Lab. Sci.*, 30: 145-158 (2000).

Li, Y., M. Daniel y T. O. Tollefsbol, «Epigenetic regulation of caloric restriction in aging», *BMC Med.*, 9: 98 (2011).

Li, W., T. O. Khor, C. Xu, G. Shen, W. S. Jeong, S. Yu y A. N. Kong, «Activation of Nrf2-antioxidant signaling attenuates NF-kappaB-inflammatory response and elicits apoptosis», *Biochem. Pharmacol.*, 76: 1485-1489 (2008).

Manach, C., A. Scalbert, C. Morand, C. Remesy y L. Jiménez, «Polyphenols: food sources and bioavailability», *Am. J. Clin. Nutr.*, 79: 727-747 (2004).

Nathan, C., «Points of control in inflammation», *Nature,* 420: 846-852 (2002).

Nathan, C. y A. Ding, «Nonresolving inflammation», *Cell,* 140: 871-882 (2010).

Prior, R. L., G. Cao, R. L. Prior y G. Cao, «Analysis of botanicals and dietary supplements for antioxidant capacity: a review», *J. AOAC. Int.*, 83: 950-956 (2000).

Scapagnini, G., S. Vasto, N. G. Abraham, C. Caruso, D. Zella y G. Fabio, «Modulation of Nrf2/ARE pathway by food polyphenols: a nutritional neuroprotective strategy for cognitive and neurodegenerative disorders», *Mol. Neurobiol.*, 44: 192-201 (2011).

Scholz, S. y G. Williamson, «Interactions affecting the bioavailability of dietary polyphenols in vivo», *Int. J. Vitam. Nutr. Res.*, 77: 224-235 (2007).

Sears, B., *Rejuvenecer en la Zona,* Urano, Barcelona, 2001.

Spite, M., J. Clària y C. N. Serhan, «Resolvins, specialized proresolving lipid mediators and their potential roles in metabolic diseases», *Cell Metabolism,* 19: 21-36 (2014).

Wallace, S. S., «Biological consequences of free radical-damaged DNA bases», *Free Radic. Biol. Med.*, 33: 1-14 (2002).

Zhang, M. J., y M. Spite, «Resolvins: anti-inflammatory and proresolving mediators derived from omega-3 polyunsaturated fatty acids», *Annu. Rev. Nutr.*, 32: 203-227 (2012).

U. S. FDA. «FDA expands advice on statin risk.» www.fda.gov/forconsumers/consumerupdates/ucm293330.htm#2

CAPÍTULO 10: LOS POLIFENOLES Y LA LONGEVIDAD

Anderson, R. M. y R. Weindruch, «Metabolic reprogramming, caloric restriction and aging», *Trends Endocrinol. Metab.* 21: 134-141 (2010).

Ayissi, V. B., A. Ebrahimi y H. Schluesenner, «Epigenetic effects of natural polyphenols: A focus on SIRT1-mediated mechanisms», *Mol. Nutr. Food Res.*, 58: 22-32 (2014).

Bao, Y., J. Han, F. B. Hu, E. L. Giovannucci, M. J. Stampfer, W. C. Willett y S. C. Fuchs, «Association of nut consumption with total and cause-specific mortality», *N. Engl. J. Med.*, 369: 2001-2011 (2013).

Cassidy, A., K. J. Mukamal, L. Liu, M. Franz, A. H. y E. B. Eliassen, «High anthocyanin intake is associated with a reduced risk of myocardial infarction in young and middle-aged women», *Circulation,* 127: 188-196 (2013).

Chang, H. C. y L. Guarente, «SIRT1 and other sirtuins in metabolism», *Trends Endocrinol. Metab.*, 25: 138-145 (2014).

Chung, S., H. Yao, S. Caito, J. W. Hwang, G. Arunachalam y I. Rahman, «Regulation of SIRT1 in cellular functions: role of polyphenols», *Arch. Biochem. Biophys.*, 501: 79-90 (2010).

Fontana, L., «The scientific basis of caloric restriction leading to longer life», *Curr. Opin. Gastroenterol,* 25: 144-150 (2009).

Goldman, D. P., D. Cutler, J. W. Rowe, P. Michaud, J. Sullivan, K. Peneva y S. J. Olshansky, «Substantial health and economic returns from delayed aging may warrant a new focus for medical research», *Health Affairs,* 32: 1698-1705 (2013).

Holloszy, J. O. y L. Fontana, «Caloric restriction in humans», *Exp. Gerontol.*, 42: 709-712 (2007).

Hou, X., S. Xu, K. A. Maitland-Toolan, K. Sato, B. Jiang, Y. Ido, F. Lan, K. Walsh, M. Wierzbicki, T. J. Verbeuren, R. A. Cohen y M. Zang, «SIRT1 regulates hepatocyte lipid metabolism through activating AMP-activated protein kinase», *J. Biol. Chem.*, 283: 20015- 20026 (2008).

Hwang, J. T., D. Y. Kwon y S. H. Yoon, «AMP-activated protein kinase: a potential target for the diseases prevention by natural occurring polyphenols», *Nature Biotechnol.,* 26: 17-22 (2009).

McCay, C. M., M. F. Crowell, L. A. Maynard, «The effect of retarded growth upon the length of life span and upon the ultimate body size», *J. Nutr.*, 10: 63-79 (1935).

Sears, B., *Rejuvenecer en la Zona,* Urano, Barcelona, 2001.

Tennen, R. I., E. Michishita-Kioi y K. F. Chua, «Finding a target for resveratrol», *Cell,* 148: 387-389 (2012).

Tollefsbol, T., (ed.) *Epigenetics in Human Disease,* Academic Press, Nueva York, NY, 2012.

Zamora-Ros, R., M. Rabassa, A. Cherubini, M. Urpí-Sardà, S. Bandinelli, L. Ferrucci, C. Andrés-Lacueva, «High concentrations of a urinary biomarker of polyphenol intake are associated with decreased mortality in older adults», *J. Nutr.*, 143: 1445-1450 (2013).

CAPÍTULO 11: LA INDUSTRIALIZACIÓN DE LOS ALIMENTOS Y EL AUMENTO DE LA INFLAMACIÓN INDUCIDA POR LA DIETA

Avena, N. M., P. Rada y B. G. Hoebel, «Evidence for sugar addiction: behavioral and neurochemical effects of intermittent, excessive sugar intake», *Neurosci. Biobehav. Rev.*, 32: 20-39 (2008).

Bachmanov, A. A., y G. K. Beauchamp, «Taste receptor genes», *Annu. Rev. Nutr.*, 27: 389- 414 (2007).

Breslin, P. A. y G. K. Beauchamp, «Salt enhances flavour by suppressing bitterness», *Nature*, 387: 563 (1997).

Irie, F., A. L. Fitzpatrick, O. L. López, L. H. Kuller, R. Peila, A. B. Newman y L. J. Launer, «Enhanced risk for Alzheimer disease in persons with type 2 diabetes and APOE epsilon4: the Cardiovascular Health Study Cognition Study», *Arch. Neurol.*, 65: 89-93 (2008).

Lenoir, M., F. Serre, L. Cantin y S. H. Ahmed, «Intense sweetness surpasses cocaine reward», *PLoS ONE*, 2: e698 (2007).

Mehla, J., B. C. Chauhan y N. B. Chauhan, «Experimental induction of type 2 diabetes in aging-accelerated mice triggered Alzheimer-like pathology and memory deficits», *J. Alzheimer's Dis.*, 39: 145-162 (2014).

Moss, M., *Salt Sugar Fat: How the Food Giants Hooked Us*, Random House, NY, 2013.

Mozaffarian, D., T. Pischon, S. E. Hankinson, N. Rifai, K. Joshipura, W. C. Willett y E. B. Rimm, «Dietary intake of trans fatty acids and systemic inflammation in women», *Am. J. Clin. Nutr.*, 79: 606-612 (2004).

Mozaffarian, D., A. Aro y W. C. Willett, «Health effects of trans-fatty acids: experimental and observational evidence», *Eur. J. Clin. Nutr.*, 63: S5-21 (2009).

Profenno, L. A., A. P. Porsteinsson y S. V. Faraone, «Meta-analysis of Alzheimer's disease risk with obesity, diabetes, and related disorders», *Biol. Psychiatry*, 67: 505-512 (2010).

Siri-Tarino, P. W., Q. Sun, F. B. Hu y R. M. Krauss «Meta-analysis of prospective cohort studies evaluating the association of saturated fat with cardiovascular disease», *Am. J. Clin. Nutr.*, 91: 535-546 (2010).

Spangler, R., K. M. Wittkowski, N. L. Goddard, N. M. Avena, B. G. Hoebel y S. F. Leibowitz, «Opiate-like effects of sugar on gene expression in reward areas of the rat brain», *Brain Res. Mol. Brain Res.*, 124: 134-142 (2004).

Spetter, M. S., P. A. Smeets, C. de Graaf y M. A. Viergever, «Representation of sweet and salty taste intensity in the brain», *Chem. Senses*, 35: 831-840 (2010).

Xu, Y., L. Wang, J. He, Y. Bi, M. Li, T. Wang, L. Wang, Y. Jiang, M. Dai, J. Lu, M. Xu, Y. Li, N. Hu, J. Li, S. Mi, C. S. Chen, G. Li, Y. Mu, J. Zhao, L. Kong, J. Chen, S. Lai, W. Wang, W. Zhao y G. Ning, «Prevalence and control of diabetes in Chinese adults», *JAMA*, 310: 948-959 (2013).

Zhu, X., X. Tang, V. E. Anderson y L. M. Sayre, «Mass spectrometric characterization of protein modification by the products of nonenzymatic oxidation of linoleic acid», *Chem. Res. Toxicol*, 22: 1386-1397 (2009).

CAPÍTULO 12: A LA CAZA DE LOS FALSOS CULPABLES DE LA COMIDA

American Heart Association, «Dietary guidelines for healthy American adults», *Circulation*, 77: 721A-724A (1988).

Berg, J. M., J. L. Tymoczko y L. Stryer L., *Biochemistry, 5th edition*, W.H. Freeman, Nueva York, NY, 2002.

Beguin, P., A. Errachid, Y. Larondelle y Y. J. Schneider, «Effect of polyunsaturated fatty acids on tight junctions in a model of the human intestinal epithelium under normal and inflammatory conditions», *Food Funct.*, 4: 923-931 (2013).

Brouns, F., V. J. van Buul y P. R. Shewry, «Does wheat make us fat and sick?», *J. Cereal Sci.*, 58: 209-213 (2013).

Bray, G. A., S. J. Nielsen y B. M. Popkin, «Consumption of high-fructose corn syrup in beverages may play a role in the epidemic of obesity», *Am. J. Clin. Nutr.*, 79: 537-543 (2004).

Butterwoth, T., «Sweet and Sour: The media decided fructose was bad for America, but science had second thoughts», *Forbes*, 6 de febrero de 2014.

Carden, T. J. y T. P. Carr, «Food availability of glucose and fat, but not fructose, increased in the US between 1970 and 2009», *Nutr. J.*, 12: 130 (2013).

Cavalli-Sforza, L. T., A. Strata, A. Barone y L. Cucurachi, «Primary adult lactose malabsorption in Italy: regional differences in prevalence and relationship to lactose intolerance and milk consumption», *Am. J. Clin. Nutr.*, 45: 748-754 (1987).

Cook, H. W., «The influence of trans-acids on desaturation and elongation of fatty acids in developing brain», *Lipids*, 16: 920-926 (1981).

Cook, H. W. y E. A. Emken, «Geometric and positional fatty acid isomers interact differently with desaturation and elongation of linoleic and linolenic acids in cultured glioma cells», *Biochem. Cell Biol.*, 68: 653-660 (1990).

Crittenden, R. G. y L. E. Bennett, «Cow's milk allergy: A complex disorder», *Journal of the American College of Nutrition*, 24: 582S-591S (2005).

Cruz-Teno, C., P. Pérez-Martínez, J. Delgado-Lista, E. M. Yubero-Serrano, A. García-Ríos, C. Marín, P. Gómez, Y. Jiménez-Gómez, A. Camargo, F. Rodríguez-Cantalejo, M. M. Malagón, F. Pérez-Jiménez, H. M. Roche y J. López-Miranda, «Dietary fat modifies the postprandial inflammatory state in subjects with metabolic syndrome: the LIPGENE study», *Mol. Nutr. Food Res.*, 56: 854-865 (2012).

Davis, J. E., N. K. Gabler, J. Walker-Daniels y M. E. Spurlock, «TLR-4 deficiency selectively protects against obesity induced by diets high in saturated fat», *Obesity*, 16: 1248- 1255 (2008).

Davis, W., Wheat Belly: Lose the Wheat, *Lose the Weight, and Find Your Path Back to Health*, Rodale Books, Erasmus, PA, 2011.

De Lorgeril, M., S. Renaud, N. Mamelle, P. Salen, J. L. Martin, I. Monjaud, J. Guidollet, P. Touboul y J. Delaye, «Mediterranean alpha-linolenic acid-rich diet in secondary prevention of coronary heart disease», *Lancet*, 343: 1454-1459 (1994).

De Lorgeril, M., P. Salen, J. L. Martin, I. Monjaud, J. Delaye y N. Mamelle, «Mediterranean diet, traditional risk factors y the rate of cardiovascular complications after myocardial infarction: final report of the Lyon Diet Heart Study», *Circulation*, 99: 779-785 (1999).

Ebbeling, C. B., J. F. Swain, H. A. Feldman, W. W. Wong, D. L. Hachey, E. García-Lago y D. S. Ludwig, «Effects of dietary composition on energy expenditure during weight-loss maintenance», *JAMA*, 307: 2627-2634 (2012).

Enos, R. T., J. M. Davis, K. T. Velazquez, J. L. McClellan, S. D. Day, K. A. Carnevale y E. A. Murphy, «Influence of dietary saturated fat content on adiposity, macrophage behavior, inflammation, and metabolism: composition matters», *J. Lipid Res.*, 54: 152-163 (2013).

Fasano, A., *Gluten Freedom: The Nation's Leading Expert Offers the Essential Guide to a Healthy, Gluten-Free Lifestyle*, Wiley, Nueva York, NY, 2014.

Ghosh, S., E. Mocan, D. DeCoffe, C. Dai y D. Gibson, «Diets rich in n-6 PUFA induce intestinal microbioal dysbiosis in aged mice», *Brit. J. Nutr.*, 110: 515-523 (2013).

Harris, W. S., D. Mozaffarian, E. Rimm, P. Kris-Etherton, L. L. Rudel, L. J. Appel, M. M. Engler, M. B. Engler y F. Sacks, «Omega-6 fatty acids and risk for cardiovascular disease: a science advisory from the American Heart Association Nutrition Subcommittee of the Council on Nutrition, Physical Activity, and Metabolism; Council on Cardiovascular Nursing; and Council on Epidemiology and Prevention», *Circulation*, 119: 902- 907 (2009).

Hill, E. G., S. B. Johnson, L. D. Lawson, M. M. Mahfouz y R. T. Holman, «Perturbation of the metabolism of essential fatty acids by dietary partially hydrogenated vegetable oil», *Proc. Natl. Acad. Sci. USA*, 79: 953-957 (1982).

Holt, S. H. A., J. C. Brand-Miller y P. Petocz, «An insulin index of foods», *Am. J. Clin. Nutr.*, 66: 1264-1276 (1997).

Hoyt, G., M. S. Hickey y L. Cordain, «Dissociation of the glycaemic and insulinaemic responses to whole and skimmed milk», *Br. J. Nutr.*, 93: 175-177 (2005).

Host, A., «Frequency of cow's milk allergy in childhood», *Ann. Allergy Asthma Immunol.*, 89: 33-37 (2002).

Hokayem, M., E. Blond, H. Vidal, K. Lambert, E. Meugnier, C. Feillet-Coudray, C. Coudray, S. Pesenti, C. Luyton, S. Lambert-Porcheron, V. Sauvinet, C. Fedou, J. F. Brun, J. Rieusset, C. Bisbal, A. Sultan, J. Mercier, J. Goudable, A. M. Dupuy, J. P. Cristol, M. Laville y A. Avignon, «Grape polyphenols prevent fructose-induced oxidative stress and insulin resistance in first-degree relatives of type 2 diabetic patients», *Diabetes Care*, 2013 36: 1454-1461 (2013).

Jayashree, B., Y. S. Bibin, D. Prabhu, C. S. Shanthirani, K. Gokulakrishnan, B. S. Lakshmi, V. Mohan y M. Balasubramanyam, «Increased circulatory levels of lipopolysaccharide (LPS) and zonulin signify novel biomarkers of proinflammation in patients with type 2 diabetes», *Mol. Cell Biochem.*, 388: 203-210 (2014).

Johnston, C. S., S. L. Tjonn, P. D. Swan, A. White, H. Hutchins y B. Sears, «Ketogenic low-carbohydrate diets have no metabolic advantage over nonketogenic low-carbohydrate diets», *Am. J. Clin. Nutr.*, 83: 1055-1061 (2006).

Kennedy, A., K. Martínez, C. Chuang, K. LaPost y M. McIntosh,«Saturated fatty acid-mediated inflammation and insulin resistance in the adipose tissue», *J. Nutr.*, 139: 1-4 (2009).

Kien, C. L., J. Y. Bunn, C. L. Tompkins, J. A. Dumas, K. I. Crain, D. B. Ebenstein, T. R. Koves y D. M. Muoio, «Substituting dietary monounsaturated fat for saturated fat is associated with increased daily physical activity and resting energy expenditure and with changes in mood», *Am. J. Clin. Nutr.*, 97: 689-697 (2013).

Kuipers, R. S., D. J. de Graaf, M. F. Luxwolda, M. H. Muskiet, D. A. Dijck-Brouwer y F. A. Muskiet, «Saturated fat, carbohydrates and cardiovascular disease», *Neth. J. Med.*, 69: 372- 378 (2011).

Klurfeld, D. M., J. Foreyt, T. J. Angelopoulos y J. M. Rippe, «Lack of evidence for high fructose corn syrup as the cause of the obesity epidemic», *Int. J. Obes.*, 37: 771-773 (2013).

Liebman, B., «The changing American diet», *Nutritional Action Newsletter*, septiembre de 2013 (http: //cspinet.org/new/pdf/changing_american_diet_13.pdf).(2013).

López-García, E., M. B. Schulze, J. B. Meigs, J. E. Manson, N. Rifai, M. J. Stampfer, W. C. Willett y F. B. Hu, «Consumption of trans fatty acids is related to plasma biomarkers of inflammation and endothelial dysfunction», *J. Nutr.*, 135: 562-566 (2005).

López, S., B. Bermúdez, A. Ortega, L. M. Varela, Y. M. Pacheco, J. Villar, R. Abia y F. J. Muriana, «Effects of meals rich in either monounsaturated or saturated fat on lipid concentrations and on insulin secretion and action in subjects with high fasting triglyceride concentrations», *Am. J. Clin. Nutr.*, 93: 494-499 (2011).

Lowndes, J., D. Kawiecki, S. Pardo, V. Nguyen, K. J. Melanson, Z. Yu y J. M. Rippe, «The effects of four hypocaloric diets containing different levels of sucrose or high fructose corn syrup on weight loss and related parameters», *Nutr. J.*, 11: 55 (2012).

Lustig, R. H., *Fat Chance: Beating the Odds Against Sugar, Processed Food, Obesity, and Disease*, Hudson Street Press, Nueva York, NY, 2012.

Maric, T., B. Woodside y G. N. Luhenshi, «The effects of dietary saturated fat on basal hypothalamic neuroinflammation in rats», *Brain Behave. Immun.*, 36: 35-45 (2014).

Massoumi, R. y A. Sjolander, «The inflammatory mediator leukotriene D4 triggers a rapid reorganisation of the actin cytoskeleton in human intestinal epithelial cells», *Eur. J. Cell Biol.*, 76: 185-191 (1998).

Mensink, R. P. y M. B. Katan, «Effect of dietary trans fatty acids on high-density and low-density lipoprotein cholesterol levels in healthy subjects», *N. Engl. J. Med.*, 323: 439-445 (1990).

Moss, M., Salt *Sugar Fat: How the Food Giants Hooked Us, Random House*, Nueva York, 2013.

Mozaffarian, D., A. Aro y W. C. Willett, «Health effects of trans-fatty acids: experimental and observational evidence», *Eur. J. Clin. Nutr.*, 63: S5-S21 (2009).

Perlmutter, D., *Grain Brain: The Surprising Truth about Wheat, Carbs, and Sugar-Your Brain's Silent Killers*, Little, Brown and Company. Nueva York, NY, 2013.

Poledne, R., «A new atherogenetic effect of saturated fatty acids», *Physiol. Res.*, 62: 139-143 (2013).

Ramsden, C. E., J. R. Hibbeln, S. F. Majchrzak y J. M. Davis, «n-6 fatty acid-specific and mixed polyunsaturate dietary interventions have different effects on CHD risk: a meta-analysis of randomised controlled trials», *Br. J. Nutr.*, 104: 1586-600 (2010).

Ramsden, C. E., D. Zamora, B. Leelarthaepin, S. F. Majchrzak-Hong, K. R. Faurot, C. M. Suchindran, A. Ringel, J. M. Davis y J. R. Hibbeln, «Use of dietary linoleic acid for secondary prevention of coronary heart disease and death: evaluation of recovered data from the Sydney Diet Heart Study and updated meta-analysis», *BMJ*, 346: e8707 (2013).

Ratnesar, R., «Against the Grain», *Time*, 15 de diciembre de 1997.

Raz, O., A. Steinvil, S. Berliner, T. Rosenzweig, D. Justo y I. Shapira, «The effect of two iso-caloric meals containing equal amounts of fats with a different fat composition on the inflammatory and metabolic markers in apparently healthy volunteers», *J. Inflamm.*, 10: 3 (2013).

Rippe, J. M. y T. J. Angelopoulos, «Sucrose, high-fructose corn syrup y fructose their metabolism and potential health effects: What do we really know?», *Adv. Nutr.*, 4: 236- 245 (2013).

Roach, C., S. E. Feller, J. A. Ward, S. R. Shaikh, M. Zerouga y W. Stillwell, «Comparison of cis and trans fatty acid containing phosphatidylcholines on membrane properties», *Biochemistry,* 43: 6344-6351 (2004).

Sievenpiper, J. L., R. J. de Souza, A. Mirrahimi, M. E. Yu, A. J. Carleton, J. Beyene, L. Chiavaroli, M. Di Buono, A. L. Jenkins, L. A. Leiter, T. M. Wolever, C. W. Kendall y D. J. Jenkins, «Effect of fructose on body weight in controlled feeding trials: a systematic review and meta-analysis», *Ann. Intern. Med.*, 156: 291-304 (2012).

Sievenpiper, J. L., L. Chiavaroli, R. J. de Souza, A. Mirrahimi, A. I. Cozma, V. Ha, D. D. Wang, M. E. Yu, A. J. Carleton, J. Beyene, M. Di Buono, A. L. Jenkins, L. A. Leiter, T. M. Wolever, C. W. Kendall y D. J. Jenkins, «Catalytic doses of fructose may benefit glycaemic control without harming cardiometabolic risk factors: a small meta-analysis of randomised controlled feeding trials», *Br. J. Nutr.*, 108: 418-423 (2012).

Sievenpiper, J. L., R. J. de Souza, A. I. Cozma, L. Chavaroli, V. Ha y A. Mirrahimi, «Fructose vs. glucose and metabolism», *Current Opin. Lipidology,* 25: 8-19 (2014).

Silk, D. B., G. K. Grimble y R. G. Rees, «Protein digestion and amino acid and peptide absorption», *Proc. Nutr. Soc.*, 44: 63-72 (1985).

Siri-Tarino, P. W., Q. Sun, F. B. Hu y R. M. Krauss, «Meta-analysis of prospective cohort studies evaluating the association of saturated fat with cardiovascular disease», *Am. J. Clin. Nutr.*, 91: 535-546 (2010).

Sundram, K., T. Karupaiah y K. C. Hayes, «Stearic acid-rich interesterified fat and trans-rich fat raise the LDL/HDL ratio and plasma glucose relative to palm olein in humans», *Nutr. Metab.*, 4: 3 (2007).

Wang, D., J. L. Sievenpiper, R. J. de Souza, A. I. Cozma, L. Chiavaroli, V. Ha, A. Mirrahimi, A. J. Carleton, M. Di Buono, A. L. Jenkins, L. A. Leiter, T. M. Wolever, J. Beyene, C. W. Kendall y D. Jenkins, «Effect of fructose on postprandial triglycerides: A systematic review and meta-analysis of controlled feeding trials», *Atherosclerosis,* 232: 125-133 (2014).

White, J. S., «Challenging the fructose hypothesis», *Adv. Nutr.*, 4: 246-256 (2013).

CAPÍTULO 13: EPIGENÉTICA: LA CAJA DE PANDORA DE LA GENÉTICA

Ailhaud, G., F. Massiera, P. Weill, P. Legrand, J. M. Alessandri y P. Guesnet, «Temporal changes in dietary fats: role of n-6 polyunsaturated fatty acids in excessive adipose tissue development and relationship to obesity», *Prog. Lipid. Res.*, 45: 203-206 (2006).

Ailhaud, G., P. Guesnet y S. C. Cunnane, «An emerging risk factor for obesity: does disequilibrium of polyunsaturated fatty acid metabolism contribute to excessive adipose tissue development?», *Br. J. Nutr.*, 100: 461-470 (2008).

Ailhaud, G., «Omega-6 fatty acids and excessive adipose tissue development», *World Rev. Nutr. Diet*, 98: 51-61 (2008).

Alvheim, A. R., M. K. Malde, D. Osei-Hyiaman, Y. H. Lin, R. J. Pawlosky, L. Madsen, K. Kristiansen, L. Froyland y J. R. Hibbeln, «Dietary linoleic acid elevates endogenous 2-AG and anandamide and induces obesity», *Obesity*, 10: 1984-1994 (2012).

Alvheim, A. R., B. E. Torstensen, Y. H. Lin, H. H. Lillefosse, E. J. Lock, L. Madsen, L. Froyland, J. R. Hibbeln y M. K. Malde, «Dietary linoleic acid elevates the endocannabinoids 2-AG and anandamide and promotes weight gain in mice fed a low fat diet», *Lipids*, 49: 59-69 (2014).

Bayarsaihan, D., «Epigenetic mechanisms in inflammation», *J. Dent. Res.*, 90: 9-17 (2011).

Belfort, M. B., S. L. Rifas-Shiman, K. P. Kleinman, L. B. Guthrie, D. C. Bellinger, E. M. Taveras, M. W. Gillman y E. Oken, «Infant feeding and childhood cognition at ages 3 and 7 years: Effects of breastfeeding duration and exclusivity», *JAMA Pediatr.*, 167: 836-844 (2013).

Blasbalg, T. L., J. R. Hibbeln, C. E. Ramsden, S. F. Majchrzak y R. R. Rawlings, «Changes in consumption of omega-3 and omega-6 fatty acids in the United States during the 20th century», *Am. J. Clin. Nutr.*, 93: 950-962 (2011).

Chalon, S., S. Vancassel, L. Zimmer, D. Guilloteau y G. Durand, «Polyunsaturated fatty acids and cerebral function: focus on monoaminergic neurotransmission», *Lipids*, 36: 937-944 (2001).

Chong, S. y E. Whitelaw, «Epigenetic germline inheritance», *Curr. Opin. Genet. Dev.*, 14: 692-696 (2004).

Ding, Y., J. Li, S. Liu, L. Zhang, H. Xiao, J. Li, H. Chen, R. B. Petersen, K. Huang y L. Zheng, «DNA hypomethylation of inflammation-associated genes in adipose tissue of female mice after multigenerational high fat diet feeding», *Int. J. Obes.*, 38: 198-204 (2014).

Grayson, D. S., C. D. Kroenke, M. Neuringer y D. A. Fair, «Dietary omega-3 fatty acids modulate large-scale systems organization in the rhesus macaque brain.» *J. Neurosci.* 34: 2065-2074 (2014).

Hanbauer, I., I. Rivero-Covelo, E. Maloku, A. Baca, Q. Hu, J. R. Hibbeln y J. M. Davis, «The decrease of n-3 fatty acid energy percentage in an equicaloric diet fed to B6C3Fe mice for three generations elicits obesity.» *Cardiovasc. Psychiatry Neurol.* 2009: 867041 (2009).

Massiera, F., P. Saint-Marc, J. Seydoux, T. Murata, T. Kobayashi, S. Narumiya, P. Guesnet, E. Z. Amri, R. Negrel y G. Ailhaud, «Arachidonic acid and prostacyclin signaling promote adipose tissue development: a human health concern?» *J. Lipid Res.* 44: 271- 279 (2003).

Massiera, F., P. Barbry, P. Guesnet, A. Joly, S. Luquet, C. Moreihon-Brest, T. Moshen-Kanson, E. Z. Amri y G. Ailhaud, «A western-like diet is sufficient to induce a gradual enhancement in fat mass over generations.» *J. Lipid Res.* 51: 2352-2361 (2010).

Muhlauser, B. S., R. Cook-Johnson, M. James, D. Miljkovic, E. Duthoity R. Gibson, «Opposing effects of omega-3 and omega-6 long polyunsaturated fatty acids on the expression of lipogenic genes in omental and retroperitoneal adipose depots in the rat.» *J. Nutr. Metabol.* 2010: 1-9 (2010).

Mulhausler, B. S., y G. P. Ailhaud, «Omega-6 polyunsaturated fatty acid and the early origins of obesity.» *Curr. Opin. Endocrinol. Diabetes Obes.* 20: 55-61 (2013).

Olshansky S. J., D. J. Passaro, R. C. Hershow, J. Layden, B. A. Carnes, J. Brody, L. Hayflick, R. N. Butler, D. B. Allison y D. S. Ludwig, «A potential decline in life expectancy in the United States in the 21st century.» *N. Engl. J. Med.* 352: 1138-1145 (2005).

Ravelli, A. C., J. H. van der Meulen, C. Osmond, D. J. Barker y O. P. Bleker, «Obesity at the age of 50 y in men and women exposed to famine prenatally.» *Am. J. Clin. Nutr.* 70: 811-816 (1999).

Roseboom, T. J., J. H. van der Meulen, A. C. Ravelli, C. Osmond, D. J. Barker y O. P. Bleker, «Effects of prenatal exposure to the Dutch famine on adult disease in later life: an overview.» *Mol. Cell Endocrinol.* 185: 93-98 (2001).

Roseboom, T. J. y E. E. Watson,«The next generation of disease risk: are the effects of prenatal nutrition transmitted across generations?» *Placenta* 33: e40- e44 (2012).

Painter, R.C., S. R. de Rooij, P. M. Bossuyt, T. A. Simmers, C. Osmond, D. J. Barker, O. P. Bleker y T. J. Roseboom, «Early onset of coronary artery disease after prenatal exposure to the Dutch famine.» *Am. J. Clin. Nutr.* 84: 322-327 (2006).

Tollefsbol, T., (ed.) *Epigenetics in Human Disease.* Academic Press. Nueva York, NY (2012).

Tollefsbol, T. O., «Dietary epigenetics in cancer and aging.» *Cancer Treat. Res.* 159: 257-267 (2014)

CAPÍTULO 14: RECLAMEMOS NUESTRO FUTURO GENÉTICO

Bayarsaihan, D., «Epigenetic mechanisms in inflammation.» *J. Dent. Res.* 90: 9-17 (2011).

Crane, P. K., R. Walker, R. A. Hubbard, G. Li, D. M. Nathan, H. Zheng, S. Haneuse, S. Craft, T. J. Montine, S. E. Kahn, W. McCormick, S. M. McCurry, J. D. Bowen y E. B. Larson, «Glucose levels and risk of dementia.» *N. Engl. J. Med.* 369: 540-548 (2013).

Goldman, D. P., D. Cutler, J. W. Rowe, P. Michaud, J. Sullivan, K. Peneva y S. J. Olshansky, «Substantial health and economic returns from delayed aging may warrant a new focus for medical research.» *Health Affairs* 32: 1698-1705 (2013).

Hanbauer, I., I. Rivero-Covelo, E. Maloku, A. Baca, Q. Hu, J. R. Hibbeln y J. M. Davis, «The decrease of n-3 fatty acid energy percentage in an equicaloric diet fed to B6C3Fe mice for three generations elicits obesity.» *Cardiovasc. Psychiatry Neurol.* 2009: 867041 (2009).

Holmes, C., «Review: systemic inflammation and Alzheimer's disease.» *Neuropathol. Appl. Neurobiol.* 39: 51-68 (2013).

James, B. D., S. E. Leurgans, L. E. Hebert, P. A. Scherr, K. Yaffe y D. A. Bennett, «Contribution of Alzheimer disease to mortality in the United States», *Neurology* 82: 1045-1050 (2014).

Sears, B., *Dieta para estar en la Zona,* Urano, Barcelona, 1996.
Sears, B., *La revolucionaria dieta de la Zona,* Urano, Barcelona, 1998.
Sears, B., *Rejuvenecer en la Zona,* Urano, Barcelona, 2001.
Sears, B., *En la Zona con Omega 3 Rx,* Urano, Barcelona, 2005.
Sears, B., *La inflamación silenciosa,* Urano, Barcelona, 2007.
Sears, B. *Grasa tóxica,* Urano, Barcelona, 2008.
Spite, M., J. Clària y C. N. Serhan, «Resolvins, specialized proresolving lipid mediators and their potential roles in metabolic diseases.» *Cell Metabolism* 19: 21-36 (2014).
Tollefsbol, T., (ed.) *Epigenetics in Human Disease.* Academic Press. Nueva York, NY (2012).
Tollesfsbol, T. O., «Dietary epigenetics in cancer and aging.» *Cancer Treat. Res.* 159: 257- 267 (2014).

APÉNDICE B: LA CIENCIA DE LA INFLAMACIÓN INDUCIDA POR LA DIETA

Appel, S., V. Mirakaj, A. Bringmann, M. M. Weck, F. Grunebach y P. Brossart, «PPAR-gamma agonists inhibit toll-like receptor-mediated activation of dendritic cells via the MAP kinase and NF-kappaB pathways.» *Blood* 106: 3888-3894 (2005).
Arbo, I., C. Halle, D. Malik, H. R. Brattbakk y B. Johansen, «Insulin induces fatty acid desaturase expression in human monocytes.» *Scand. J. Clin. Lab. Invest.* 71: 330-339 (2011).
Blasbalg, T. L., J. R. Hibbeln, C. E. Ramsden, S. F. Majchrzak y R. R. Rawlings, «Changes in consumption of omega-3 and omega-6 fatty acids in the United States during the 20th century.» *Am. J. Clin. Nutr.* 93: 950-962 (2011).
Brenner, R. R., «Hormonal modulation of delta-6 and delta-5 desaturases: case of diabetes.» *Prostaglandins Leukot. Essent. Fatty Acids* 68: 151-162 (2003).
Chakrabarti, S. K., B. K. Cole, Y. Wen, S. R. Keller y J. L. Nadler, «12/15-lipoxygenase products induce inflammation and impair insulin signaling in 3T3-L1 adipocytes.» *Obesity* 17: 1657-1663 (2009).
Chapkin, R. S., D. N. McMurray, L. A. Davidson, B. S. Patil, Y. Y. Fan y J. R. Lupton, «Bioactive dietary long-chain fatty acids: emerging mechanisms of action.» *Br. J. Nutr.* 100: 1152- 1157 (2008).
Chen, C. T., A. Liu, M. Ouellet, F. Calon y R. P. Bazinet, «Rapid beta-oxidation of eicosapentaenoic acid in mouse brain: an in situ study.» *Prostaglandins Leukot. Essent. Fatty Acids* 80: 157-163 (2009).
Chen, C. T., Z. Liu y R. P. Bazinet, «Rapid de-esterification and loss of eicosapentaenoic acid from rat brain phospholipids: an intracerebroventricular study.» *J. Neurochem.* 116: 363-373 (2011).
El Boustani, S., J. E. Causse, B. Descomps, L. Monnier, F. Mendy y A. Crastes de Paulet, «Direct in vivo characterization of delta 5 desaturase activity in humans by deuterium labeling: effect of insulin.» *Metabolism* 38: 315-321 (1989).
Farooqui, A. A., «n-3 fatty acid-derived lipid mediators in the brain: new weapons against oxidative stress and inflammation.» *Curr. Med. Chem.* 19: 532-543 (2012).
Harris, W. S., J. V. Pottala, S. A. Varvel, J. J. Borowski, J. N. Ward y J. P. McConnell,

«Erythrocyte omega-3 fatty acids increase and linoleic acid decreases with age: observations from 160,000 patients.» *Prostaglandins Leukot. Essent. Fatty Acids* 88: 257-263 (2013).

Kawabata, T., S. Hirota, T. Hirayama, N. Adachi, C. Hagiwara, N. Iwama, K. Kamachi, E. Araki, H. Kawashima y Y. Kiso, «Age-related changes of dietary intake and blood eicosapentaenoic acid, docosahexaenoic acid, and arachidonic acid levels in Japanese men and women.» *Prostaglandins Leukot. Essent. Fatty Acids* 84: 131-137 (2011).

Li, Q., M. Wang, L. Tan, C. Wang, J. Ma, N. Li, Y. Li, G. Xu y J. Li, «Docosahexaenoic acid changes lipid composition and interleukin-2 receptor signaling in membrane rafts.» *J. Lipid Res.* 46: 1904-1913 (2005).

Martínez-Clemente, M., J. Clària y E. Titos, «The 5-lipoxygenase/leukotriene pathway in obesity, insulin resistance, and fatty liver disease.» *Curr. Opin. Clin. Nutr. Metab. Care* 14: 347-353 (2011).

Mori, T. A., V. Burke, I. B. Puddey, G. F. Watts, D. N. O'Neal, J. D. Best y L. J. Beilin, «Purified eicosapentaenoic and docosahexaenoic acids have differential effects on serum lipids and lipoproteins, LDL particle size, glucose, and insulin in mildly hyperlipidemic men.» *Am. J. Clin. Nutr.* 71: 1085-1094 (2000).

Pelikanova, T., M. Kohout, J. Base, Z. Stefka, J. Kovar, L. Kazdova y J. Valek, «Effect of acute hyperinsulinemia on fatty acid composition of serum lipids in non-insulin-dependent diabetics and healthy men.» *Clin. Chim. Acta* 203: 329-337 (1991).

Plourde, M. y S. C. Cunnane, «Extremely limited synthesis of long chain polyunsaturates in adults: implications for their dietary essentiality and use as supplements.» *Appl. Physiol. Nutr. Metab.* 32: 619-634 (2007).

Rahman, I., S. K. Biswa y P. A. Kirkham, «Regulation of inflammation and redox signaling by dietary polyphenols.» *Biochem. Pharmacol.* 72: 1439-1452 (2006).

Rizzo, A. M., G. Montorfano, M. Negroni, L. Adorni, P. Berselli, P. Corsetto, K. Wahle y B. Berra, «A rapid method for determining arachidonic: eicosapentaenoic acid ratios in whole blood lipids: correlation with erythrocyte membrane ratios and validation in a large Italian population of various ages and pathologies.» *Lipids Health Dis.* 9: 7 (2010).

Sánchez-Galán, E., A. Gómez-Hernández, C. Vidal, J. L. Martín-Ventura, L. M. Blanco-Colio, B. Muñoz-García, L. Ortega, J. Egido y J. Tuñón, «Leukotriene B4 enhances the activity of nuclear factor-kappaB pathway through BLT1 and BLT2 receptors in atherosclerosis.» *Cardiovasc. Res.* 81: 216-225 (2009).

Scapagnini, G., S. Vasto, V. Sonya, N. G. Abraham, A. G. Nader, C. Caruso, C. Calogero, D. Zella y G. Fabio, «Modulation of Nrf2/ARE pathway by food polyphenols: a nutritional neuroprotective strategy for cognitive and neurodegenerative disorders.» *Mol. Neurobiol.* 44: 192-201 (2011).

Schmitz, G. y J. Ecker, «The opposing effect of n-3 and n-6 fatty acids.» *Prog. Lipid Res.* 47: 147-155 (2008).

Sears, B., *Dieta para estar en la Zona,* Barcelona, 1996.

Sears, B., *Rejuvenecer en la Zona,* Urano, Barcelona, 2001.

Sears, B., *En la Zona con Omega 3 Rx,* Urano, Barcelona, 2005.

Sears, B., *La inflamación silenciosa*, Urano, Barcelona, 2007.

Sears, B., *Grasa tóxica,* Urano, Barcelona, 2008.

Sears, B. y C. Ricordi, «Role of fatty acids and polyphenols in inflammatory gene transcription and their impact on obesity, metabolic syndrome and diabetes.» *Eur. Rev. Med. Pharmacol. Sci.* 16: 1137-1154 (2012).

Sears, D.D., P. D. Miles, J. Chapman, J. M. Ofrecio, F. Almazán, D. Thapar y Y. I. Miller, «12/15-lipoxygenase is required for the early onset of high fat diet-induced adipose tissue inflammation and insulin resistance in mice.» *PLoS ONE* 4: e7250 (2009).

Stillwell, W. y S. R. Wassall, «Docosahexaenoic acid: membrane properties of a unique fatty acid.» *Chem. Phys. Lipids* 126: 1-27 (2003).

Tall, A. R., «C-reactive protein reassessed.» *N. Engl. J. Med.* 350: 1450-1452 (2004).

Umhau, J. C., W. Zhou, R. E. Carson, S. I. Rapoport, A. Polozova, J. Demar, N. Hussein, A. K. Bhattacharjee, K. Ma, G. Esposito, S. Majchrzak, P. Herscovitch, W. C. Eckelman, K. A. Kurdziel y N. Salem, «Imaging incorporation of circulating docosahexaenoic acid into the human brain using positron emission tomography.» *J. Lipid Res.* 50: 1259- 1268 (2009).

Zhang, M. J. y M. Spite, «Resolvins: anti-inflammatory and proresolving mediators derived from omega-3 polyunsaturated fatty acids.» *Annu. Rev. Nutr.* 32: 203-227 (2012).

APÉNDICE C: LA INFLAMACIÓN Y LA OBESIDAD

Ailhaud, G., P. Guesnet y S. C. Cunnane, «An emerging risk factor for obesity: does disequilibrium of polyunsaturated fatty acid metabolism contribute to excessive adipose tissue development?», *Br. J. Nutr.*, 100: 461-470 (2008).

Ailhaud, G., «Omega-6 fatty acids and excessive adipose tissue development», *World Rev. Nutr. Diet,* 98: 51-61 (2008).

Alvheim, A. R., M. K. Malde, D. Osei-Hyiaman, Y. H. Lin, R. J. Pawlosky, L. Madsen, K. Kristiansen, L. Froyland y J. R. Hibbeln, «Dietary linoleic acid elevates endogenous 2-AG and anandamide and induces obesity», *Obesity,* 10: 1984-1994 (2012).

Alvheim, A. R., B. E. Torstensen, Y. H. Lin, H. H. Lillefosse, E. J. Lock, L. Madsen, L. Froyland, J. R. Hibbeln y M. K. Malde, «Dietary linoleic acid elevates the endocannabinoids 2-AG and anandamide and promotes weight gain in mice fed a low fat diet», *Lipids,* 49: 59-69 (2014).

Batterham, R. L., H. Heffron, S. Kapoor, J. E. Chivers, K. Chandarana, H. Herzon, C. W. le Roux, E. L. Thomas, J. D. Bell y D. J. Withers, «Critical role for peptide YY in protein-mediated satiation and body-weight regulation», *Cell Metabol.*, 4: 223-233 (2006).

Benhamed, F., A. Poupeau y C. Postic, «The transcription factor ChREBP: a key modulator of insulin sensitivity?», *Med. Sci.*, 29: 765-771 (2013).

Beglinger, C. y L. Degen, «Gastrointestinal satiety signals in humans-physiologic roles for GLP-1 and PYY?», *Physiol. Behav.*, 89: 460-464 (2006).

Berg, J. M., J. L. Tymoczko y L. Stryer, *Biochemistry, 5th edition*, W.H. Freeman, Nueva York, NY, 2002.

Bilsborough, S. y N. Mann, «A review of issues of dietary protein intake in humans», *Int. J. Sport Nutr. Exerc. Metab.*, 16: 129-152 (2006).

Buckland, G., A. Bach y L. Serra-Majem, «Obesity and the Mediterranean diet: a systematic review of observational and intervention studies», *Obes. Rev.*, 9: 582-593 (2008).

Cai, D., «Neuroinflammation and neurodegeneration in overnutrition-induced diseases», *Trends Endocrinol. Metab.*, 24: 40-47 (2013).

Chaudhri, O. B., B. C. Field y S. R. Bloom, «Gastrointestinal satiety signals», *Int. J. Obes.*, 7: S28-31 (2008).

Clària, J., J. Dalli, S. Yacoubian, F. Gao y C. N. Serhan, «Resolvin D1 and resolvin D2 govern local inflammatory tone in obese fat», *J. Immunology,* 189: 2597-2605 (2012).

Cole, B. K., D. C. Lieb, A. D. Dobrian y J. L. Nadler, «12-and -15 lipoxygenases in adipose tissue inflammation», *Prostaglandins and Other Lipid Mediators,* 105: 84-92 (2013).

Czech, M. P., M. Tencerova, D. J. Pedersen y M. Aouadi M. «Insulin signaling mechanisms for triacylglycerol storage», *Diabetologia,* 56: 949-964 (2013).

Dentin, R., P-D. Denechaud, F. Benhamed, J. Girad y C. Postic, «Hepatic gene regulation by glucose and polyunsaturated fatty acids: a role for ChREBP», *J. Nutr.,* 136: 1145- 1149 (2006).

Dockray, G. J., «Cholecystokinin», *Curr. Opin. Endocrinol. Diabetes Obes.*, 19: 8-12 (2012).

Ebbeling, C. B., J. F. Swain, H. A. Feldman, W. W. Wong, D. L. Hachey, E. García-Lago y D. S. Ludwig, «Effects of dietary composition on energy expenditure during weight-loss maintenance», *JAMA,* 307: 2627-2634 (2012).

Flachs, P., O. Horakova, P. Brauner, M. Rossmeisl, P. Pecina, N. Franssen-van Hal, J. Ruzickova, J. Sponarova, Z. Drahota, C. Vlcek, J. Keijer, J. Houstek y J. Kopecky,. «Polyunsaturated fatty acids of marine origin upregulate mitochondrial biogenesis and induce beta-oxidation in white fat», *Diabetologia,* 48: 2365-2375 (2005).

González-Périz, A., R. Horrillo, N. Ferre, K. Gronert, B. Dong, E. Morán-Salvador, E. Titos, M. Martínez-Clemente, M. López-Parra, V. Arroyo y J. Clària, «Obesity-induced insulin resistance and hepatic steatosis are alleviated by omega-3 fatty acids: a role for resolvins and protectins», *FASEB, J.* 23: 1946-1957 (2009).

Gregor, M. F. y G. S. Hotamisligil, «Inflammatory mechanisms in obesity», *Ann. Rev. Immunol.*, 29: 415-445 (2011).

Hanbauer, I., I. Rivero-Covelo, E. Maloku, A. Baca, Q. Hu, J. R. Hibbeln y J. M. Davis, «The decrease of n-3 fatty acid energy percentage in an equicaloric diet fed to B6C3Fe mice for three generations elicits obesity», *Cardiovasc. Psychiatry Neurol.*, 2009: 867041 (2009).

Itariu, B. K., M. Zeyda, E. E. Hochbrugger, A. Neuhofer, G. Prager, K. Schindler, A. Bohdjalian, D. Mascher, S. Vangala, M. Schranz, M. Krebs, M. G. Bischof y T. M. Stulnig, «Long-chain n-3 PUFAs reduce adipose tissue and systemic inflammation in severely obese nondiabetic patients: a randomized controlled trial», *Am. J. Clin. Nutr.,* 96: 1137-1149 (2012).

Jin, C. y R. A. Flavell, «Innate sensors of pathogen and stress: linking inflammation to obesity», *J. Allergy Clin. Immunol.*, 132: 287-294 (2013).

Jornayvaz, F. R., M. J. Jurczak, H. Y. Lee, A. L. Birkenfeld, D. W. Frederick, D. Zhang, X. M. Zhang, V. T. Samuel y G. I. Shulman, «A high-fat, ketogenic diet causes hepatic insulin resistance in mice, despite increasing energy expenditure and preventing weight gain», *Am. J. Physiol. Endocrinol. Metab.*, 299: E808-15 (2010).

Kim, J., Y. Li y B. A. Watkins, «Fat to treat fat: emerging relationship between dietary PUFA, endocannabinoids, and obesity», *Prostaglandins Other Lipid Mediators*, 105: 32-41 (2013).

Kirkham, T. C., «Endocannabinoids and the non-homeostatic control of appetite», *Curr. Top Behav. Neurosci.*, 1: 231-253 (2009).

Lafontan, M. y D. Langin, «Lipolysis and lipid mobilization in human adipose tissue», *Prog. Lipid Res.*, 48: 275-297 (2009).

Le Roux, C. W., R. L. Batterham, S. J. Aylwin, M. Patterson, C. M. Borg, K. J. Wynee, A. Kent, R. P. Vincent, J. Gardiner, M. A. Ghati y S. R. Bloom, «Attenuated peptide YY release inobese subjects is associated with reduced satiety», *Endocrinology*, 147: 3-8 (2006).

Lennerz, B. S., D. C. Alsop, L. M. Holsen, E. Stern, R. Rojas, C. B. Ebbeling, J. M. Goldstein y D. S. Ludwig, «Effects of dietary glycemic index on brain regions related to reward and craving in men», *Am. J. Clin. Nutr.*, 98: 641-647 (2013).

Lumrn, C. N. y A. R. Saltiel, «Inflammatory links between obesity and metabolic disease», *J. Clin. Invest.*, 121: 2111-2117 (2011).

Massiera, F., P. Saint-Marc, J. Seydoux, T. Murata, T. Kobayashi, S. Narumiya, P. Guesnet, E. Z. Amri, R. Negrel y G. Ailhaud, «Arachidonic acid and prostacyclin signaling promote adipose tissue development: a human health concern?», *J. Lipid Res.*, 44: 271- 279 (2003).

Murphy, K. G. y S. R. Bloom, «Gut hormones and the regulation of energy homeostatsis», *Nature*, 444: 854-858 (2006).

Neuhofer, A., M. Zeyda, D. Mascher, B. K. Itariu, I. Murano, L. Leitner, E. E. Hochbrugger, P. Fraisl, S. Cinti, C. N. Serhan y T. M. Stulnig, «Impaired local production of proresolving lipid mediators in obesity and 17-HDHA as a potential treatment for obesity-associated inflammation», *Diabetes*, 62: 1945-1956 (2013).

Padwal, R. S., N. M. Pajewski, D. B. Allison y A. M. Sharma, «Using the Edmonton obesity staging system to predict mortality in a population-representative cohort of people with overweight and obesity», *CMAJ*, 183: E1059-1066 (2011).

Porte, D., D. G. Baskin y M. W. Schwartz, «Leptin and insulin action in the central nervous system», *Nutr. Rev.*, 60: S20-9 (2002).

Parks, B. W., E. Nam, E. Org, E. Kostem, F. Norheim, S. T. Hui, C. Pan, M. Civelek, C. D. Rau, B. J. Bennett, M. Mehrabian, L. K. Ursell, A. He, L. W. Castellani, B. Zinker, M. Kirby, T. A. Drake, C. A. Drevon, R. Knight, P. Gargalovic, T. Kirchgessner, E. Eskin y A. J. Lusis, «Genetic control of obesity and gut microbiota composition in response to high-fat, high-sucrose diet in mice», *Cell Metab.*, 17: 141-152 (2013).

Postic, C., R. Dentin, P. D. Denechaud y J. Girard, «ChREBP., a transcriptional regulator of glucose and lipid metabolism.» *Annu. Rev. Nutr.* 27: 179-192 (2007).

Ramel, P. D., N. Bandarra, M. Kiely, J. A. Marinez y I. Thorsdottir, «A diet rich in long chain omega-3 fatty acids modulates satiety in overweight and obese volunteers during weight loss.» *Appetite* 51: 676-680 (2008).

Ribet, C., E. Montastier, C. Valle, V. Bezaire, A. Mazzucotelli, A. Mairal, N. Viguerie y D. Langin «Peroxisome proliferator-activated receptor-alpha control of lipid and glucose metabolism in human white adipocytes.» *Endocrinology* 151: 123-133 (2010).

Reilly, S. M. y A. R. Satiel, «Obesity: A complex role for adipose tissue macrophages.» *Nat. Rev. Endocrin.* 10: 193-194 (2014).

Sadur, C. N. y R. H. Eckel, «Insulin stimulation of adipose tissue lipoprotein lipase. Use of the euglycemic clamp technique.» *J. Clin. Invest.* 69: 1119-1125 (1982).

Saltzman, E. y J. P. Karl, «Nutrient deficiencies after gastric bypass surgery.» *Annu. Rev. Nutr.* 33: 183-203 (2013).

Schwartz, M. W. y G. J. Morton, «Keeping hunger at bay.» *Nature* 418: 595-597 (2002).

Sears, B., *Grasa tóxica,* Urano, Barcelona, 2008.

Soria-Gómez, E., L. Bellocchio, L. Reguero, G. Lepousez, C. Martin, M. Bendahmane, S. Ruehle, F. Remmers, T. Desprez, I. Matias, T. Wiesner, A. Cannich, A. Nissant, A. Wadleigh, H. C. Pape, A. P. Chiarlone, C. Quarta, D. Verrier, P. Vincent, F. Massa, B. Lutz, M. Guzmán, H. Gurden, G. Ferreira, P. M. Lledo, P. Grandes y G. Marsicano, «The endocannabinoid system controls food intake via olfactory processes.» *Nat. Neurosci.* 17: 407-415 (2014).

Storlien, L., N. D. Oakes y D. E. Kelley, «Metabolic flexibility.» *Proc. Nutr. Soc.* 63: 363-368 (2004).

Sumithran, P., L. A. Prendergast, E. Delbridge, K. Purcell, A. Shulkes, A. Kriketos y J. Proietto J. «Long-term persistence of hormonal adaptations to weight loss.» *N. Engl. J. Med.* 365: 1597-1604 (2011).

Thaler, J. P. y M. W. Schwartz, «Minireview: Inflammation and obesity pathogenesis: the hypothalamus heats up.» *Endocrinology* 151: 4109-4115 (2010).

Thomas, J. G., D. S. Bond, S. Phelan, J. O. Hill y R. R. Wing, «Weight-loss maintenance for 10 years in the National Weight Control Registry.» *Am. J. Prev. Med.* 46: 17-23 (2014).

Titos, E. y J. Clària, «Omega-3-derived mediators counteract obesity-induced adipose tissue inflammation.» *Prostaglandins Other Lipid Mediators* 107: 77-84 (2013).

Todoric, J., M. Loffler, J. Huber, M. Bilban, M. Reimers, A. Kadl, M. Zeyda, W. Waldhausl y T. M. Stulnig, «Adipose tissue inflammation induced by high-fat diet in obese diabetic mice is prevented by n-3 polyunsaturated fatty acids.» *Diabetologia* 49: 2109-2119 (2006).

Unger, R. H., «Lipotoxic diseases.» *Annu. Rev. Med.* 53: 319-336 (2002).

Veldhorst, M., A. Smeets, S. Soenen, A. Hochstenbach-Waelen, R. Hursel, K. Diepvens, M. Lejeune, N. Luscombe-Marsh y M. Westerterp-Plantenga, «Proteininduced satiety: effects and mechanisms of different proteins.» *Physiol. Behav.* 94: 300-307 (2008).

Vincent, R. P., y C. W. le Roux, «Changes in gut hormones after bariatric surgery.» *Clin. Endocrinol.* 69: 173-179 (2008).

APÉNDICE D. LA INFLAMACIÓN Y LAS ENFERMEDADES CRÓNICAS

Arbo, I., C. Halle, D. Malik, H. R. Brattbakk y B. Johansen, «Insulin induces fatty acid desaturase expression in human monocytes.» *Scand. J. Clin. Lab. Invest.* 71: 330-339 (2011).

Baylin, A. y H. Campos, «Arachidonic acid in adipose tissue is associated with non-fatal acute myocardial infarction in the central valley of Costa Rica.» *J. Nutr.* 134: 3095- 3099 (2004).

Brenner, R. R., «Hormonal modulation of delta-6 and delta-5 desaturases: case of diabetes.» *Prostaglandins Leukot. Essent. Fatty Acids* 68: 151-162 (2003).

Cawood, A. L., R. Ding, F. L. Napper, R. H. Young, J. A. Williams, M. J. Ward, O. Gudmundsen,, R. Vige, S. P. Payne, S. Ye, C. P. Shearman, P. J. Gallagher, R. F. Grimble y P. C. Calder, «Eicosapentaenoic acid (EPA) from highly concentrated n-3 fatty acid ethyl esters is incorporated into advanced atherosclerotic plaques and higher plaque EPA is associated with decreased plaque inflammation and increased stability.» *Atherosclerosis* 212: 252-259 (2010).

El Boustani, S., J. E. Causse, B. Descomps, L. Monnier, F. Mendy y A. Crastes de Paulet, «Direct in vivo characterization of delta 5 desaturase activity in humans by deuterium labeling: effect of insulin.» *Metabolism* 38: 315-321 (1989).

Glass, C. K., y J. M. Olefsky, «Inflammation and lipid signaling in the etiology of insulin resistance.» *Cell Metab.* 15: 635-645 (2012).

Greenhough, A., H. J. Smartt, A. E. Moore, H. R. Roberts, A. C. Williams, C. Paraskeva y A. Kaidi, «The COX-2/PGE2 pathway: key roles in the hallmarks of cancer and adaptation to the tumour microenvironment.» *Carcinogenesis* 30: 377-386 (2009).

Greene, E. R., S. Huang, C. N. Serhan y D. Panigrahy, «Regulation of inflammation in cancer by eicosanoids.» *Prostaglandins and Other Lipid Mediators* 96: 27-36 (2011).

Holvoet, P., «Oxidized LDL and coronary heart disease.» *Acta Cardiol.* 59: 479-484 (2004).

Hotamisligil, G. S., P. Arner, J. F. Caro, R. L. Atkinson y B. M. Spiegelman, «Increased adipose tissue expression of tumor necrosis factor-alpha in human obesity and insulin resistance.» *J. Clin. Invest.* 95: 2409-2415 (1995).

Ishigaki, Y., Y. Oka y H. Katagiri, «Circulating oxidized LDL: a biomarker and a pathogenic factor.» *Curr. Opin. Lipidol.* 20: 363-369 (2009).

Jornayvaz, F. R., M. J. Jurczak, H. Y. Lee, A. L. Birkenfeld, D. W. Frederick, D. Zhang, X. M. Zhang, V. T. Samuel y G. I. Shulman, «A high-fat, ketogenic diet causes hepatic insulin resistance in mice, despite increasing energy expenditure and preventing weight gain.» *Am. J. Physiol. Endocrinol. Metab.* 299: E808-15 (2010).

Joslin Diabetes Reseach Center. www.joslin.org/docs/Nutrition_Guideline_Graded.pdfEPIC and Diabetes (2007).

Kratsovnik, E., Y. Bromberg, O. Sperling y E. Zoref-Shani, «Oxidative stress activates transcription factor NF-kB-mediated protective signaling in primary rat neuronal cultures.» *J. Mol. Neurosci.* 26: 27-32 (2005).

Krishnamoorthy, S. y K. V. Honn, «Eicosanoids in tumor progression and metastasis.» *Subcell Biochem.* 49: 145-168 (2008).

Leaf, C., *The Truth in Small Doses: Why We're Losing the War on Cancer-and How to Win It*, Simon and Shuster, Nueva York, NY, 2013.

Li, N. y M. Karin, «Is NF-kappaB the sensor of oxidative stress?» *FASEB J.* 13: 1137-1143 (1999).

Maruyama, C., K. Imamura y T. Teramoto, «Assessment of LDL particle size by triglyceride/HDL-cholesterol ratio in non-diabetic, healthy subjects without prominent hyperlipidemia.» *J. Atheroscler. Thromb.* 10: 186-91 (2003).

McLaughlin, T., G. Reaven, F. Abbasi, C. Lamendola, M. Saad, D. Waters, J. Simon y R. M. Krauss, «Is there a simple way to identify insulin-resistant individuals at increased risk of cardiovascular disease?» *Am. J. Cardiol.* 96: 399-404 (2005).

Meisinger, C., J. Baumert, N. Khuseyinova, H. Lowel y W. Koenig, «Plasma oxidized low-density lipoprotein, a strong predictor for acute coronary heart disease events in apparently healthy, middle-aged men from the general population.» *Circulation* 112: 651-657 (2005).

Miller, B. S. y D. Yee, «Type I insulin-like growth factor receptor as a therapeutic target in cancer.» *Cancer Res.* 65: 10123-10137 (2005).

Nazaryan, A., «Getting Cancer Wrong.» *Newsweek*. 20 e marzo de 2014.

Nielsen, M. S., M.-L. Gronholdt, M. Vyberg, K. Overvad, A. Andreasen, K.-M.Due y E. B. Schmidt, «Adipose tissue arachidonic acid content is associated with expression of 5-lipoxygenase in atherosclerotic plaques.» *Lipids in Health and Dis.* 12: 7 (2013).

Pelikanova, T., M. Kohout, J. Base, Z. Stefka, J. Kovar, L. Kazdova y J. Valek, «Effect of acute hyperinsulinemia on fatty acid composition of serum lipids in non-insulin-dependent diabetics and healthy men.» *Clin. Chim. Acta* 203: 329-337 (1991).

Rahman, I., P. S. Gilmour, L. A. Jiménez y W. MacNee, «Oxidative stress and TNF-alpha induce histone acetylation and NF-kappaB/AP-1 activation in alveolar epithelial cells: potential mechanism in gene transcription in lung inflammation.» *Mol. Cell Biochem.* 235: 239-248 (2002).

Rhee, J. W., K. W. Lee, D. Kim, Y. Lee, O. H. Jeon, H. J. Kwon y D. S. Kim, «NF-kappaB-dependent regulation of matrix metalloproteinase-9 gene expression by lipopolysaccharide in a macrophage cell line RAW 264.7.» *J. Biochem. Mol. Biol.* 40: 88-94 (2007).

Sears, B., *La inflamación silenciosa,* Urano, Barcelona, 2007.

Sears, B., *Grasa tóxica,* Urano, Barcelona, 2008.

Tabues, G., «Prosperity's Plague.» *Science* 325: 256-260 (2009).

Terrando, N., M. Gómez-Galán, T. Yang, M. Carlstrom, D. Gustavsson, R. E. Harding, M. Lindskog y L. I. Eriksson, «Asprin-triggered resolvin D1 prevent surgery-induced cognitive decline.» *FASEB J.* 27: 3564-3571 (2013).

Thies, F., J. M. Garry, P. Yaqoob, K. Rerkasem, J. Williams, C. P. Shearman, P. J. Gallagher, P. C. Calder y R. F. Grimble, «Association of n-3 polyunsaturated fatty acids with stability of atherosclerotic plaques: a randomised controlled trial.» *Lancet*. 361: 477-485 (2003).

Wassink, A. M., Y. Van Der Graaf, S. S. Soedamah-Muthu, W. Spiering y F. L. Visseren, «Metabolic syndrome and incidence of type 2 diabetes in patients with manifest vascular disease.» *Diab. Vasc. Dis. Res.* 5: 114-122 (2008).

Wierzbicki, A. S., S. D. Purdon, T. C. Hardman, R. Kulasegaram y B. S. Peters, «HIV lipodystrophy and its metabolic consequences: implications for clinical practice.» *Curr. Med. Res. Opin.* 24: 609-624 (2008).

Williams, E. S., A. Baylin y H. Campos, «Adipose tissue arachidonic acid and the metabolic syndrome in Costa Rican adults.» *Clin. Nutr.* 26: 474-482 (2007).

Zhang, X., G. Zhang, H. Zhang, M. Karin, H. Bai y D. Cai, «Hypothalamic IKKbeta/NF-kappaB and ER stress link overnutrition to energy imbalance and obesity», *Cell,* 135: 61-73 (2008)

APÉNDICE E: LA INFLAMACIÓN Y EL ENVEJECIMIENTO

Ambati, J., J. P. Atkinson y B. D. Gelfand, «Immunology of age-related macular degeneration.» *Nat. Rev. Immunol.* 13: 438-451 (2013).

Bjorntorp, P., «Hormonal control of regional fat distribution.» *Hum. Reprod. 12 Suppl.* 1: 21-25 (1997).

Borg, M., S. Brincat, G. Camilleri, P. Schembri-Wismayer, M. Brincat y J. Calleja-Agius, «The role of cytokines in skin aging.» *Climacteric* 16: 514-521 (2013).

Casado-Díaz, A., R. Santiago-Mora, G. Dorado y J. M. Quesada-Gómez, «The omega-6 arachidonic fatty acid, but not the omega-3 fatty acids, inhibits osteoblastogenesis and induces adipogenesis of human mesenchymal stem cells: potential implication in osteoporosis.» *Osteoporos Int.* 24: 1647-1661 (2013).

Gao, L., D. Faibish, G. Fredman, B. S. Herrera, N. Chiang, C. N. Serhan, T. E. Van Dyke y R. Gyurko, «Resolvin E1 and chemokine-like receptor 1 mediate bone preservation.» *J. Immunol.* 190: 689-694 (2013).

Garza, L. A., Y. Liu, Z. Yang, B. Alagesan, J. A. Lawson, S. M. Norberg, D. E. Loy, T. Zhao, H. B. Blatt, D. C. Stanton, L. Carrasco, G. Ahluwalia, S. M. Fischer, G. A. FitzGerald y G. Cotsarelis, «Prostaglandin D2 inhibits hair growth and is elevated in bald scalp of men with androgenetic alopecia.» *Sci. Transl. Med.* 4: 126ra34 (2012).

Georgiou, T., A. Neokleous, D. Nikolaou y B. Sears, «Pilot study for treating dry age-related macular degeneration (AMD) with high-dose omega-3 fatty acids.» Pharma*Nutrition* 2: 8-11 (2014).

Guertin, D. A., y D. M. Sabatini, «Defining the role of mTOR in cancer.» *Cancer Cell* 12: 9-22 (2007).

Jenkins, G., «Molecular mechanisms of skin ageing.» *Mech. Ageing Dev.* 123: 801-810 (2002).

Li, F., Y. Yin, B. Tan, X. Kong. y G. Wu, «Leucine nutrition in animals and humans: mTOR signaling and beyond.» *Amino Acids* 41: 1185-1193 (2011).

Nieves, A. y L. A. Garza, «Does prostaglandin D2 hold the cure to male pattern baldness?», *Exp. Dermatol.*, 23: 224-227 (2014).

Norton, L. E., G. J. Wilson, D. K. Layman, C. J. Moulton y P. J. Garlick, «Leucine content of dietary proteins is a determinant of postprandial skeletal muscle protein synthesis in adult rats.» *Nutr. Metab*. 20: 67 (2012).

Rahman, I., S. K. Biswas y P. A. Kirkham, «Regulation of inflammation and redox signaling by dietary polyphenols.» *Biochem. Pharmacol*. 72: 1439-1452 (2006).

Scapagnini, G., S. Vasto, N. G. Abraham, C. Caruso, D. Zella y G. Fabio, «Modulation of Nrf2/ARE pathway by food polyphenols: a nutritional neuroprotective strategy for cognitive and neurodegenerative disorders.» *Mol. Neurobiol*. 44: 192-201 (2011).

Sears, B., *Rejuvenecer en la Zona*, Urano, Barcelona 2001.

Shi, Y., L. F. Luo, X. M. Liu, Q. Zhou, S. Z. Xu y T. C. Lei, «Premature graying as a consequence of compromised antioxidant activity in hair bulb melanocytes and their precursors.» *PLoS One* 9: e93589 (2014).

Shinto, L., G. Marracci, S. Baldauf-Wagner, A. Strehlow, V. Yadav, L. Stuber y D. Bourdette, «Omega-3 fatty acid supplementation decreases matrix metalloproteinase-9 production in relapsing-remitting multiple sclerosis.» *Prostaglandins Leukot. Essent. Fatty Acids* 80: 131-136 (2009).

Tanaka, K., K. Asamitsu, H. Uranishi, A. Iddamalgoda, K. Ito, H. Kojima y T. Okamoto, «Protecting skin photoaging by NF-kappaB inhibitor.» *Curr. Drug Metab11*: 431-435 (2010).

Wang, F., S. E. Mullican, J. R. DiSpirito, L. C. Peed y M. A. Lazar, «Lipoatrophy and severe metabolic disturbance in mice with fat-specific deletion of PPARγ.» *Proc. Natl Acad. Sci. US* A110: 18656-18661 (2013).

APÉNDICE F: LOS MARCADORES CLÍNICOS DEL BIENESTAR

Bierhaus, A., D. M. Stern y P. P. Nawroth, «RAGE in inflammation: a new therapeutic target?», *Curr. Opin. Investig. Drugs*, 7: 985-991 (2006).

Carson, A. P., C. S. Fox, D. K. McGuire, E. B. Levitan, M. Laclaustra, D. M. Mann y P. Muntner, «Low hemoglobin A1c and risk of all-cause mortality among US adults without diabetes», *Circ. Cardiovasc. Qual. Outcomes*, 3: 661-667 (2010).

Campbell, B., T. Badrick, R. Flatman y D. Kanowshi, «Limited clinical utility of high-sensitivity plasma C-reactive protein assays», *Ann. Clin. Biochem*., 39: 85-88 (2002).

Campbell, B., R. Flatman, T. Badrick y D. Kanowshi, «Problems with high-sensitivity C-reactive protein», *Clin. Chem*., 49: 201 (2003).

Endres, S., R. Ghorbani, V. E. Kelley, K. Georgilis, G. Lonnemann, J. W. van der Meer, J. G. Cannon, T. S. Rogers, M. S. Klempner, P. C. Weber, E. J. Schafter, S. M. Wolff y C. A. Dinarello, «The effect of dietary supplementation with n-3 polyunsaturated fatty acids on the synthesis of interleukin-1 and tumor necrosis factor by mononuclear cells», *N. Engl. J. Med*., 320: 265-271 (1989).

Harris, W. S., J. V. Pottala, S. A. Varvel, J. J. Borowski, J. N. Ward y J. P. McConnell, «Erythrocyte omega-3 fatty acids increase and linoleic acid decreases with age: observations from 160,000 patients», *Prostaglandins Leukot Essent Fatty Acids,* 88: 257-263 (2013).

McLaughlin, T., G. Reaven, F. Abbasi, C. Lamendola, M. Saad, Waters D., J. Simon y R. M. Krauss, «Is there a simple way to identify insulin-resistant individuals at increased risk of cardiovascular disease?», *Am. J. Cardiol.*, 96: 399-404 (2005).

D. Mozaffarian, R. N. Lemaitre, I. B. King, X. Song, H. Huang, F. M. Sacks, E. B. Rimm, M. Wang y D. S. Siscovick, «Plasma phospholipid long-chain ω-3 fatty acids and total and cause-specific mortality in older adults: a cohort study», *Ann. Intern. Med.*, 158: 515- 525 (2013).

Murguía-Romero, M., J. R. Jiménez-Flores, S. C. Sigrist-Flores, M. A. Espinoza-Camacho, M. Jiménez-Morales, E. Pina, A. R. Méndez-Cruz, R. Villalobos-Molina y G. M. Reaven, «Plasma triglyceride/HDL-cholesterol ratio, insulin resistance, and cardiometabolic risk in young adults», *J. Lipid. Res.*, 54: 2795-2799 (2013).

Ramasamy, R., S. J. Vannucci, S. S. Yan, K. Herold, S. F. Yan y A. M. Schmidt, «Advanced glycation end products and RAGE: a common thread in aging, diabetes, neurodegeneration, and inflammation», *Glycobiology,* 15: 16R-28R (2005).

Sears, B., *En la Zona con Omega 3 Rx*,Urano, Barcelona, 2005.

Tall, A. R., «C-reactive protein reassessed», *N. Engl. J. Med.*, 350: 1450-1452 (2004).

APÉNDICE G: LOS VALORES DE ORAC DE LOS POLIFENOLES

Pérez-Jiménez, J., V. Neveu, F. Vos y A. Scalbert, «Identification of the 100 richest dietary sources of polyphenols», *Eur. J. Clin. Nutr.*, 64: S112-S120 (2010).

Prior, R. L., G. Cao, R. L. Prior y G. Cao, «Analysis of botanicals and dietary supplements for antioxidant capacity: a review», *J. AOAC Int.*, 83: 950-956 (2000).

Índice temático

Y

Z

ECOSISTEMA DIGITAL

NUESTRO PUNTO DE ENCUENTRO

www.edicionesurano.com

2 AMABOOK
Disfruta de tu rincón de lectura y accede a todas nuestras **novedades** en modo compra.
www.amabook.com

3 SUSCRIBOOKS
El límite lo pones tú, **lectura sin freno**, en modo suscripción.
www.suscribooks.com

DISFRUTA DE 1 MES DE LECTURA GRATIS

AB

SB suscribooks

quieroleer

1 REDES SOCIALES:
Amplio abanico de redes para que **participes activamente**.

4 QUIERO LEER
Una App que te permitirá leer e **interactuar con otros lectores**.

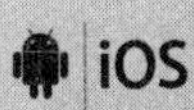

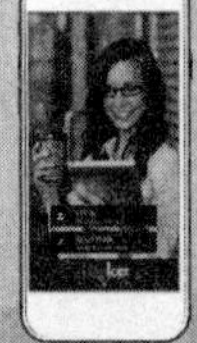